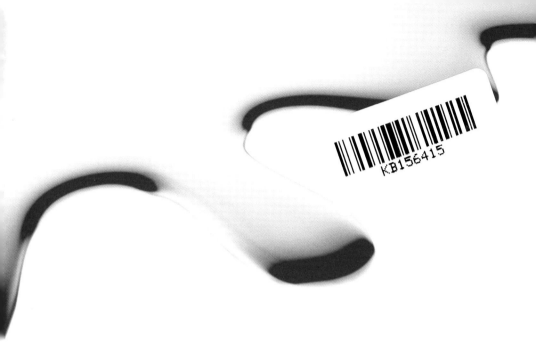

Mercury Poisoning
the Undiagnosed Epidemic

수은중독

DAVID HAMMOND

옮긴이 **이정현**

Mercury poisoning undiagnosed epidemic
수은중독

1판 1쇄 인쇄 | 2020년 2월 20일
1판 1쇄 발행 | 2020년 2월 28일

저   자   David Hammond
옮 긴 이   이정현
발 행 인   장주연
출 판 기 획   김도성
출 판 편 집   안경희
표 지 디 자 인   김재욱
편 집 디 자 인   김수진
발 행 처   군자출판사(주)
            등록 제4-139호(1991. 6. 24)
            본사 (10881) **파주출판단지** 경기도 파주시 회동길 338(서패동 474-1)
            전화 (031) 943-1888   팩스 (031) 955-9545
            www.koonja.co.kr

ISBN 979-11-5955-538-1

정가 30,000원

Disclaimer

수은이 알츠하이머, 자폐증, ADHD, 알레르기, 만성피로와 같은 질병에 미치는 영향을 보여주는 과학적 근거와 사례들을 보여주고 그리고 그것을 체내에서 제거하는 방법을 소개한다.

나는 의사가 아니다. 이 책에 개재된 내용들은 내가 중금속중독을 겪고 이후 킬레이션을 하면서 경험한 것들을 나의 개인적인 입장과 의견을 가지고 적어나간 것이다. 이것은 정보를 제공할 뿐 의학적인 조언을 무시하거나 대체하기 위한 것은 아니다. 인간은 모두 제각각 다른 특성을 가지고 있고 그래서 개인마다 이로운 것이 다를 수 있다. 누군가에게 좋은 결과를 가져온 것이 다른 이에게는 이롭지 않을 수 있다. 의학적인 진단과 치료는 의사에게 상담해야할 것이며, 저자에 의해 제공된 정보는 믿는 것은 어디까지나 본인의 책임이 뒤따라야 한다.

Introduction

나는 만 5세 발달장애 아동의 엄마이고 응급의학과 의사이다. 나는 의사로 일을 하면서 아이 셋을 키우고 있다. 막내 아이가 돌쯤 되었을 때 둘째 아이가 30개월이었고 그때쯤에야 둘째에게 발달상의 문제가 있다는 것을 확실히 느끼게 되었다. 둘째는 태어나서부터 잦은 호흡기 감염에 의한 폐렴으로 수차례 입원을 반복하였고, 인플루엔자도 쉽게 넘어가지 못했다. 병치레로 발달이 좀 늦는 것이라 생각했으나, 30개월쯤 되었을 때는 간단히 하던 몇 가지 단어들마저도 하지 못하게 되어버렸다. 다른 가족들에게 관심이 없고, 늘 혼자 놀았으며, 호명에도 별다른 반응이 없었다.

내 아이에게 발달에 장애가 있다는 사실을 처음에는 받아들이기가 참 힘들었다. 아직까지 현대의학으로는 근본적인 치료가 없다는 것을 알고 있었기 때문이다. 의사로서 또 엄마로서 너무나 큰 자괴감을 느껴야 했다. 인지행동치료를 조기에 하는 것이 효과가 있다는 것을 알고 ABA 특수교육을 시작하였다. 우리나라에서 우리아이와 같은 아이들을 조기에 교육해주는 공공기관은 없다. 상당한 비용이 들지만 보통은 어쩔 수 없이 사설기관을 찾게 될 수밖에 없고, 나도 그랬다.

2년에 걸쳐 여러 사설기관을 다니다보니, 내 아이와 비슷한 발달장애 아이들을 많이 만나게 되었다. 그러면서 내가 의사로서 그리고 발달장애 아동을 키우는 엄마로서 몇 가지 느낄 수 있는 것들이 있었다. 현 의학계에서는 이 아이들이 타고난 뇌에 문제가 있는 것으로 단정 짓고 있다. 그런데 아이들은 뇌의 문제만을 가지고 있는 상태가 아닌 것 같았다. 물론 뇌의 문제로 인해 생길 수도 있겠지만, 신체 전반에 걸쳐 수많은 기능적 이상 증상들을 가지고 있다는 것을 알게 되었다. 발달장애 아이들이 공통적으로 흔하게 가지고 있는 문제들이 있었다. 첫째로 면역력의 문제였다. 그리고 둘째로 위장관 문제, 소화기능의 문제를 가지고 있었다. 셋째로 수면장애, 넷째로 섭식장애를 가진 아이들도 많았다(이 외에도 너무나 많지만 소개글인만큼 간단히 내 아이의 주증상 위주로 설명해본다).

물론, 이런 문제들도 뇌가 이상해서 생기는 증상이라고 설명하면 증명할 길은 없기때문에 할 말이 없긴 하다. 그러나 뇌의 문제가 있다고 해서,

적어도 이런 증상들을 가벼히 여기고 대수롭지 않게 볼 문제는 아니다. 두뇌에 이상이 있다고 해서, 다른 문제들을 치료받을 가치가 없는 존재는 아니기 때문이다. 그러나 현재 우리나라에서 발달장애를 진단하는 의사는 있지만, 대부분의 아이들이 가진 이런 증상들에 대하여 관심을 가지고 있는 의사는 드물다. 나는 같은 의사로서 실망스럽기도 하고, 섭섭하기도 하고, 때론 화가 나기도 했다. 그래서 원인을 알아내거나 근본적 치료를 찾아내기는 힘들더라도, 이러한 증상의 개선 방법이라도 스스로 찾아야겠다고 생각했다.

내 아이의 면역력 문제는 태어나 100일도 되기 전에 드러났다. 소화기능도 부족하다는 것을 알 수 있었다. 변을 보면 무엇을 먹었는지 항상 알 수 있을 정도로 소화가 되지 않은 상태였다. 하루에 묽은 변을 4~5회 심한날은 6번까지도 보는 날도 있었다. 정상적인 장운동을 제대로 하지 못하는 것이다. 그리고 밤이면 잠을 재우는 것이 너무나 힘들었다. 겨우 잠을 재워도, 얼마 지나지 않아 새벽 2~3시정도가 되면 어김없이 뒤척이기 시작하다가 깨곤 했다. 그리곤 마치 대낮처럼 몇 시간 놀다가 아침이 다 돼서야 다시 지쳐 잠이 들었다. 그리고 시간이 갈수록 자기가 먹고 싶은 몇 가지 음식 이외에는 입에 대려고 하지도 않을 정도로 편식이 심해져 갔다.

먼저 내 아이에게 몇 가지 검사를 해보았다. 일단 혈액검사에서 갑상선 기능이 T3, T4는 정상 레벨 안에 있으나 TSH는 8 μU/mL 이상으로 높아져있었다. 아이는 또한 철분이 부족한 빈혈을 가지고 있었다. 혈구 중 보통은 중성구가 가장 많은 프로티지를 차지하는데 반해 아이는 림프구가 항상 증가되어 있었다. 그리고 콜레스테롤 레벨은 비정상적으로 낮은 상태였고, 비타민 D 레벨도 너무 낮은 상태였다. 유기산 검사에서는 미토콘드리아 기능이상, 항산화 능력과 메틸레이션(methylation) 기능 이상을 확인할 수 있었다.

또, 장내세균불균형이 심했고, 곰팡이균이 정상보다 높은 수준으로 증식되어 있는 상태인 것을 알 수 있었다. 아미노산 검사에서는 글루타치온의 레벨이 비정상적으로 낮아져있었다. 이러한 결과들은 아이의 컨디션에 따라 일시적일 수 있기 때문에 몇 차례 반복적으로 검사를 진행하였다. 그러나 결과에는 일관성이 있었다. 나는 이런 이상한 결과치가 우리 아이에게만 있는 상태인지 확인하기 위해 주변의 다른 발달장애 아이들의 검사 소견도 같이 살펴보았다. 놀랍게도 그 아이들 역시 마찬가지로 비슷한 결과를 가지고 있었다. 여러 연구 논문들을 찾아보니 이 검사소견들은 발달장애 아이들에게 흔하게 보이는 검사결과라는 것을 알 수 있었다.

나는 약물과 보충제, 식이 등을 통해 말하자면 대증적인 방법으로 이 검사 소견들을 교정하고자 노력해 보았다. 부족한 부분을 보충해주는 방식의 노력을 해본 것이다. 그러나 이 노력의 결과는 너무나 허무했다. 밑이 빠진 독에 물을 붓듯이 아무리 채우려 노력해도 채워지지 않았고, 아이의 발달에도 아무런 도움을 받지 못했다. 그러나 한 가지는 반응을 보였는데, 그것은 식이 조절이었다. 발달장애 아이들 대상으로 효과가 있어 미국에도 실제로 많이 하고 효과를 어느 정도 인정받고 있는 방법이다. GF CF SF (gluten free, casein free, soy free), 즉 밀가루와 우유, 콩을 제한하는 식이방법이다. 그것들을 제거한 식단을 진행하고 나서 내 아이는 그토록 힘들었던 수면장애가 어느 정도 해결되었다. 새벽에 잠을 깨지 않고 평균 9시간 정도를 자기 시작했다. 그것만으로도 나는 조금 살 것 같았다. 이것은 소화력에 문제가 있는 아이에게 난소화성 음식을 제거해서 체부담을 덜어주어 생겼던 변화가 아닐까 생각한다. 그러나 그 이상의 변화는 없었다. 발달 상태는 여전했다. 1년 정도 이러한 대증치료에 노력을 쏟았으나 무언가 넘을 수 없는 벽의 존재를 느꼈다.

어떤 이유로 우리 아이들은 이런 각기 관련도 없어 보이는 다양한 증상들이 나타나는 것일까? 부족한 부분을 채우려 노력을 해도 왜 채워지지 않는 것일까? 왜 이렇게 어린 아이들이 마치 오랜 세월 혹사당한 늙은 노인의 몸처럼 각종 기능들이 다 떨어지게 되고, 또 마치 치매 노인들과 같은 행동들을 보이는 것일까? 무엇이 이 증상들의 원인을 한꺼번에 설명해 줄 수 있을까? 이런 고민에 빠지게 되었다. 고민하면서 여기저기를 찾다가 수은 중독에 대해 알게 되었다. 수은에 중독된 엄마의 체내 수은은 탯줄을 통해 아이에게 흐를 수 있다. 발달하는 아이에게 수은은 치명적일 수 있고 수은 자체가 일으키는 증상들은 신경학적 증상뿐 아니라 동시에 다른 장기들에도 증상을 나타낼 수 있다. 발달장애 아이들이 가지고 있는 증상들을 모두 한꺼번에 설명할 수 있는 이유가 되기에 충분했다.

그렇다면 나의 경우가 어떤지 생각해보았다. 나에게 수은 중독이 있을 수 있는지 생각해보게 되었다. 현재 사람에게 수은 중독을 일으킬 수 있는 원인으로 WHO에서는 아말감을 꼽은 바 있다.

나는 세 아이를 가지고 있고 세 아이 중에 유일하게 둘째아이만 발달장애를 가지고 있다. 나는 10대 초반 아랫니 5개, 윗니에 4개에 아말감 충전 치료를 받았다. 그것들을 20년 정도 유지하고 살다가, 하필 둘째를 임신하기 전 아랫니에 있던 아말감 5개를 미용상의 이유로 컴포짓 레진 필링으로 바꾸었다. 당시에는 이것이 어떤 문제를 일으킬 수 있다고 전혀 예상하지 못했다. 바로 나는 그해 갑상샘 기능 저하가 생겨 씬지로이드(T4 합성형태의 호르몬제)를 복용하게 되었다. 이 당시부터 나는 귀에서 이명이 생겼고 얼굴에는 눈떨림이 시작되었다. 새벽에 소변을 보기 위해 3~4번은 일어나야했고, 수면장애가 생겼다. 여러 차례 곰팡이감염을 겪었고, 이후 나는 굉장히 신경이 예민해져 남편에게 왜 그렇게 분노 조절을 못하냐는 말까지 들어야했다(나는 그 전까지 어떤 사람에게도 그런 말을 들어본 적이 없다). 그러다 둘째가 임신이 되었다. 임신 중에는 갑상샘 호르몬이 많이 요구되기 때문에 씬지로이드의 용량을 더 올려 복용하면서 아이를 출산했다. 이후 셋째를 낳을 때 쯤 갑상샘 기능도 정상으로 돌아와 셋째는 갑상샘 호르몬 복용 없이 출산하였다. 세 아이 중에 둘째에게만 문제가 생겼던 것은 둘째 임신 당시 아마도 아말감을 제거하면서 극도로 높은 농도의 수

Introduction

은에 한꺼번에 노출이 되는 사고(아말감을 갈아낼 때 발생하는 수은 증기는 다시 엄청난 양의 수은이 체내 유입되는 결과를 가져올 수 있다.)가 있었기 때문이 아닐까 생각한다. 다른 두 아이들은 그 정도의 높은 농도의 수은에 노출된 상태는 아니었기 때문에 정상 신경학적 발달은 할 수 있었던 것이라고 나는 생각하고 있다.

수은이 원인이라면 아이들의 증상들을 모두 설명가능하다. 그리고 자폐가 일난성 쌍둥이에게도 100프로 동일하게 나타나지 않는 이유도 설명가능하다. 유전적으로 문제가 있어 자폐가 발생한다고 주장하는 사람들도 이 대목에 가서는 설명이 상당히 부자연스럽다. 유전적인 정보가 동일한 아이들이 하나는 자폐를 겪고 하나는 자폐를 겪지 않는다면 유전적으로 자폐가 생기는 것이라고 주장하기가 상당히 껄끄럽기 때문이다. 물론 여기에 환경적 요인도 일부 작용한다는 부연 설명을 덧붙이고 있기는 하다. 그러나 나는 여기서 유전적인 취약성에 더하여 환경적 원인이 더 많은 부분 작용을 한 것이 아닐까라고 추정하고 있다. 수은에 의한 경우라면 모체에서 탯줄을 타고 수은이 태내로 유입되더라도 두 아이에게 정말 똑같은 양이 분포하기란 쉽지 않다. 대체로 비슷하게 분포할 수도 있겠지만 정말 다른 양이 분포되는 상황도 가능하다. 그렇다면 한 아이는 증상이 있는데 반해 다른 아이는 정상일수 있는 경우를 설명가능하다. 이것으로 발달장애의 원인이라고 증명된 것은 아니지만, 나는 여러 케이스에서 킬레이션(수은을 제거하는 과정)을 통해 자폐나 발달장애의 진단에서 벗어난 아이들을 확인했다. 유전적인 원인으로 생각하는 주장도 역시 증명된 바가 없는 가설에 불과하다. 나의 가설도 충분히 생각할 수 있는 주장이라 생각한다.

수은 중독에 대한 확신이 생긴 나는 체내 수은을 제거할 만한 안전한 킬레이션 방법을 찾기 시작했다. 앤디 커틀러(Andy Cutler) 박사의 low dose frequent chelation(낮은 용량을 자주 복용하는 방법의 킬레이션) 방법을 알게 되었다. 그것은 킬레이션 방법 중에 가장 합리적이고 안전한 방법이라고 생각되었다. 나는 나름대로 가장 확실한 치료 방법이 될 것이라 기대하면서, 이 때 그동안 미뤄왔던 아이의 장애진단을 받았다. 이 방법을 통해 우리 아이를 회복시키겠다는 의지를 가지게 되었다. 그래서 이 시점에서 내 아이의 시작점을 확인해두자는 생각으로 진단을 받았다. 내 아이는 자폐장애 2급을 무리 없이(?) 받아냈다. 또 ATEC score(나중에 설명된다.)도 미리 체크해두었다. 시작 당시 ATEC 99점을 확인하고, 이후 킬레이션을 시작했다. 2년에 걸쳐 수많은 교육치료를 하였으나 발달이 지지부진하고 진척이 없던 아이였다. 그러나 킬레이션을 시작하고 6개월쯤 뒤 ATEC는 54점까지 떨어졌다(정상발달의 경우는 0점이다). 아무리 2년 동안 시도해도 성공하지 못했던 배뇨, 배변훈련도 완성할 수 있었다. 이후 현재 아이는 stall period(정체기, dump phase, 본격적으로 중금속을 체내에서 버리는 시기)에 와 있고 앞으로 더 많은 발전을 나는 기대하고 있다.

사실 나는 발달장애가 있는 내 아이 때문에 시작한 여정이기 때문에, 아이들의 킬레이션에 도움이 되는 'fight autism and win, 자폐와 싸워 이기자' 라는 책을 먼저 번역하고 싶었으나, 저자와 이야기가 잘 진행되지 않았다. 이 책은 성인의 킬레이션 내용을 주로 담고 있지만 자폐에 대해서도 많은 내용을 포함하고 있다. 다행히 이 책의 저자인 David Hammond 가 흔쾌히 번역을 허락해주어 이 책을 먼저 소개한다. 이 책을 보고 킬레이션을 시작하지는 못하더라도, 수은중독의 증상과 비슷한 증상을 가지고 있다면 본인의 증상을 이해하는데 도움을 받았으면 좋겠다. 더 나아가 실제로 본인의 증상들을 치료하는 데에도 도움이 되었으면 하는 바람이다.

끝으로 David Hammond와 Andy Cutler에게 무한한 감사의 말을 전하고 싶다.

이정현 M.D.

•• 역자

이정현
- 중앙대학교 의과대학 졸업
- 서울 성모병원 수련의 수료
- 서울 아산병원 응급의학과 전공의 수료
- 전 IS 한림병원 응급의학과 과장
- 전 H+양지병원 응급의학과 과장
- 현 한림대 성심병원 평촌 성심병원 응급의학과 임상 조교수

Contents

Contents

서문

1970년대 후반 나는 남호주의 Whyalla의 사막도시에 있는 철강공장에서 일을 했다. 100톤가량의 용해된 강철을 10톤의 주괴에 쏟아붓는 과정들을 반복했다. 그 작업 현장에서 나는 그리 멀지 않은 곳에서 일을 했고 두꺼운 모직 자켓과 플라스틱 얼굴 보호대만이 뜨거운 열기와 금속 파편으로부터 나를 보호해주었다.

주괴들은 열에 의해 갈라지곤 해서 이 틈으로 용해된 강철이 새어나오지 않도록 갈라진 틈에 나는 점토를 발랐다. 어느 날 근무시간 중 갑작스럽게 굉장한 피곤함을 느끼고 건물기둥 뒤쪽에 쪼그려 앉았다. 그때 그 혼란스러운 곳에서 나는 바로 잠이 들었다. 내가 30분쯤 자고 깨었을 때 매니저는 생산이 중단된 상황을 보고 대단히 격노하다가 나의 얼굴을 보더니 어찌나 아파보였던지 그냥 곧장 집으로 돌려보냈다.

다음날 아침 내 목과 입안에는 수십 개의 통증이 심한 궤양이 생기고 겨드랑이와 사타구니쪽의 림프절들이 심하게 부어올라 있는 것을 확인했다. 내 두 발에 심하게 타는듯한 느낌이 있었다. 입안에서는 금속 맛이 느껴졌고, 하루에 10~12회 정도의 설사를 했다.

이 증상이 잦아들기까지 무려 6개월이 걸렸다. 이후에도 증상이 오르락내리락 했었는데, 증상이 다시 심하게 시작되려 할 때면 입안의 금속 맛이 나는 것으로 시작되었고, 통증이 심한 구강 궤양과 염증성의 림프절들이 생기면서 진행하였다. 나는 정말 끝없는 무기력함을 느꼈고, 2주 동안이면 그중 열흘은 우울증에 시달렸다. 잠을 잘 수도 없었고, 자다가도 빈번하게 잠에서 깨었다. 잠을 자는 중에도 마치 머릿속에서 끝없는 레슬링이 진행되는 것처럼 느껴졌다. 이런 싸이클이 4주에서 6주 간격으로 반복되었다.

그 후 나는 30년 동안 수많은 의사들과 그리고 수많은 대체 의학 전문의들과도 상담을 해왔지만 어느 누구도 내게 진단이나 치료법을 제시하지 못했다.

나는 직접 조사를 할 수밖에 없었고, 그러다 결국 중독의 가능성을 고려하게 되었다. 특히 나의 증상들이 수은의 중독과 많은 부분이 일치하고 있어 수은 중독에 대해 파헤치기 시작했다. 그런데 내가 다루었던 금속들은 철강이었고, 기본적으로 철과 탄소로 이루어진 금속인데 어떻게 철강을 다루는데 수은의 중독이 될 수 있는지에 대해서는 도저히 이해가 되지 않았다.

몸이 아프기 시작한지 약 10년 후 내 몸에 있는 수은을 제거하기위해 치아의 모든 아말감(사람들은 이것을 silver filling이라 하는데, 사실 실제로 아말감의 50%는 수은으로 이뤄져있다.)을 컴포짓 레진(composite resin)으로 바꾸었다. 그러나 그때는 나는 어떤 증상의 변화를 느끼지 못했다. 또한 나는 수은의 소스만을 제거하는 것만으로 충분하지 않고 뇌, 신장, 갑상선 등 다른 장기에 옮겨가 꼭꼭 숨겨진 수은까지도 제거해야한다는 사실을 그때는 알지 못했다.

나이가 들면서 궤양이 생기는 빈도와 정도는 서서히 줄어드는 느낌이 있었다. 그러나 나는 심한 만성적인 피로감을 겪기 시작했다. 하루 중 오후쯤이 되면 나는 아무것도 할 수가 없을 만큼 에너지가 없고, 극도로 피곤했다. 불면증은 더욱 심해졌고, 심지어 점차 균형감각에도 이상이 오기 시작했다. 걸을 때마다 불안정감을 느꼈다. 만성적인 부비동염으로 내 얼굴의 한쪽은 항상 통증이 느껴졌다. 점점 더 나는 짜증스럽고 불안하게 변해갔고, 그러면서 점점 더 사회와는 동떨어진 사람이 되어갔다. 혼자지내는 시간을 더 선호하게 되었고 말을 하는데 너무 많은 노력이 필요했다.

나는 갈증이 심했다. 보통 하루 4리터 이상의 음료를 마셨다. 밤중에도 2~3번은 일어나 소변을 보고 물을 마셨다. 나는 항상 기진맥진한 상태로 지쳐 늘어져 있었고 삶이 별 가치가 없게 느껴졌다. 당시 나의 주변 사람들은 대부분 나의 내면 상태나 나의 신체적인 상태를 알지 못했다. 왜냐면 밖에 있는 동안이나 일하는 동안 사람들과 관계를 그대로 유지하려고 상당한 노력을 기울여 행동했기 때문이다.

마침내, 2010년에 인터넷을 검색하다가, 나는 우연히 다음과 같은 기사를 보게 되었다. 강철을 생산할 때 낡은 자동차의 고철을 사용한다는 내용이었다. 강철을 만들 때, 약 25~35%는 고철을 가지고 만드는데 고철은 주로 폐차된 자동차들이 대부분이었다. 지금은 미국정부는 자동차에 사용되는 수은 스위치를 고물차가 용해된 철강에 들어가기 전에 대기 중으로 휘발되는 수은이 생기지 않도록 미리 제거하도록 하고 있다.

분명 내가 일한 강철공장 주변의 대기 중에는 수은 증기가 다량 분포했을 가능성이 충분히 있었다. 특히 강철이 주괴에 들이 부어지는 장소 주변에서라면 더욱 높은 양의 수은증기가 있었을 것이다.

그제야 나는 깨닫게 되었다. 고철에 들어있는 수은이 강철에 녹아들면서 생긴 수은증기를 내가 흡입했을 것이고, 아마도 그것이 나의 증상들의 원인이었을 것이다.

그래서 나는 내 자신을 해독시킬 방법을 찾기 시작했다. 수은을 제거하고 내 건강을 되찾을 수 있는 방법을 찾아야 했다. 나는 나와 비슷한 증상을 겪은 사람들의 포럼을 알아냈다. 그들에게 수은중독의 원인이 되었던 소스는 대부분 치과에서 사용하는 아말감이거나, 혹은 백신에 의한 경우 (2000년대 초까지는 수은 보존제가 들어가 백신을 사용했기 때문에) 등이 대부분이었다. 그들 대부분에게, 가장 어려웠던 일은 가지고 있는 증상들의 원인이 무엇인지 알아내는 일이었다. 대부분의 의사는 저 용량의 수은에 만성적으로 노출이 되었을 때 생길 수 있는 독성효과를 전혀 알지 못했기 때문에 진단을 받지 못했, 그들 또한 나의 경우처럼 수은에 노출이 되고 몇 년 혹은 몇 십 년이 지날 때까지도 수은중독의 증상이라고 알아차리지 못했던 것이다.

이 책에서 나는 아래와 같은 내용을 이야기해 볼 예정이다.

- 인간은 지금 산업화이전과 비교했을 때 엄청나게 많은 중금속에 노출되고 있다.

- 치아 아말감에 있는 수은은 서서히 흘러나와 전신에 두루 축적이 되며, 특히 뇌(brain)에 축적이 된다.

- 매우 낮은 수준의 수은의 노출도 시간이 흘러 체내 축적이 되면, 심각한 건강상의 문제를 일으킨다.

- 우리는 수은 하나만에 노출이 되고 있는 것도 아니다.; 다른 금속류들도 우리주변에 도처에 깔려있기 때문에, 그것들이 수은과 함께 축적이 되면 독성효과에 시너지를 일으킨다. 건강을 다루는 전문가들은 이런 현상에 대한 지식을 갖추지 못하고 있다.

- 수은의 중독이 많은 질환을 일으킬 수 있다는 것을 보여주는 의학저널로 부터의 사례(case histories)들이 있다.

- 체내 수은을 제거하고 건강을 회복할 수 있는 방법이 있다.

Chapter 1

수은중독 후 증상이 나타나기까지 상당한 시간이 걸릴 수 있다는 것을 보여주는 사례

A case history which demonstrates the delayed effects of mercury

　수은중독을 진단하는 데 어려움이 있는 이유는 항상 그런 것은 아니지만 증상이 나타나기까지 상당한 기간이 걸리는 경우가 많기 때문이다.

　1964년 매독 때문에 수은이 포함되어 있는 합성약제로 치료받은 이탈리아 한 남성의 예를 보자. 이 후 10년이 지날 때까지는 아무런 증상이 없었다. 10년 후 약 2주 동안 이 남성은 이유 없이 심한 전신의 추위와 떨림, 위약감, 창백함 등의 증상을 겪었다. 그리고 그것은 약 2년에 한 번 정도씩 반복이 되었다.

　당시 그의 주치의는 간 비대(hepatomegaly)가 있고, 신기능이 떨어져 있는 것을 발견했다. 1984년에는 3차례에 걸쳐 경련을 하기도 했다.

　이후 17년이 지나 그는 두통, 진전(tremor, 잔떨림), 어지러움(vertigo), 기억력 감퇴, 불안, 우울증, 불면증, 근육경련, 빈맥(rapid heart beat)등을 겪었고, 어지러운 증상이 심해서 종종 침대에서 나오려다 넘어지는 경우도 생겼다.

　이렇게 다양하고 많은 증상들을 보이는 이유가 단 한 가지일 것이라고 생각하는 의사는 거의 없었다. 대부분의 의사들은 아마도 그의 불안감과 우울증에 대해서는 항우울제를 처방하고, 진전증상에는 프로프라놀올을 처방했을 것이며, 수면장애에 대해서는 수면제를 처방하고, 그의 빈맥증상에 베타 블록커를 처방하였을 것이다.

　2004년 9월 수은에 노출이 된 지 40년 후 그가 수은에 중독이 되었을 것이라고 의심하는 한 의사를 만났다. 처음 그는 혈액과 소변을 받아 검사를 했다. 보통 수은의 노출이 오래되었을 경우에 나타나는 검사 결과대로 그의 혈액과 소변의 수은 농도는 정상범위 안에 있었다. 그러나 그의 모발검사에서는 수은이 확인이 되었는데 정상 범위 최대치의 3배에 해당하는 수치가 확인되었다.

다음 표는 연속해서 시행한 그의 모발검사 결과를 보여주고 있다. 첫 번째 검사는 2004년 9월 시행되었고 수은 수치는 3.2 μg/g (gram 당 마이크로그램 - 1 마이크로그램은 1그램의 백만분의 1에 해당하는 수치이다) 이었다. 또 다른 금속인 비스무스(bismuth)도 높았다.

그는 1년간 일주일에 한 번 킬레이터(chelating agent, 중금속 배출을 돕는 약물)를 처방받았다. 2005년 9월에 다시 시행한 모발검사를 보면 수은레벨이 드라마틱하게 올라가있는 결과를 확인할 수 있다. 11 μg/g 까지 급격히 증가했다. 여기서 중요한 것은 모발검사에서 보여주는 중금속은 체내 존재하는 양(body burden-체내 장기나 조직, 뼈, 혈액 내 존재하는 전체양)을 보여주는 것이 아니라 배출되는 중금속의 양을 보여준다는 것이다. 즉, 이 검사는 킬레이터(chelating agent) 가 수은의 배출량을 증가시켰다는 것을 보여주는 것이다.

Toxic Elements	Values (μg/g)	Normal Range	Percentile 68th	95th
Aluminum	2.5	< 7.0		
Antimony	0.025	< 0.066		
Arsenic	0.063	< 0.080		
Beryllium	< 0.01	< 0.020		
Bismuth	0.023	< 0.060		
Cadmium	0.061	< 0.15		
Lead	0.98	< 2.0		
Mercury	3.2	< 1.1		
Platinum	< 0.003	< 0.005		
Thallium	0.001	< 0.010		
Thorium	< 0.001	< 0.005		
Uranium	0.008	< 0.060		
Nickel	0.09	< 0.40		
Silver	0.10	< 0.12		
Tin	0.17	< 0.30		
Titanium	0.54	< 1.0		
Index of total toxicity				

Hair test September 2004

Toxic Elements	Values (µg/g)	Normal Range	Percentile 68th	95th
Aluminum	2.2	< 7.0		
Antimony	0.011	< 0.066		
Arsenic	0.055	< 0.080		
Beryllium	< 0.01	< 0.020		
Bismuth	0.021	< 0.060		
Cadmium	0.012	< 0.15		
Lead	0.43	< 2.0		
Mercury	11	< 1.1		
Platinum	< 0.003	< 0.005		
Thallium	0.002	< 0.010		
Thorium	< 0.001	< 0.005		
Uranium	0.022	< 0.060		
Nickel	0.10	< 0.40		
Silver	0.03	< 0.12		
Tin	0.05	< 0.30		
Titanium	0.41	< 1.0		
Index of total toxicity				

Hair test September 2005

바로 모발 중금속 검사의 해석을 조심스럽게 해야 하는 이유이다. 어떤 경우는 킬레이션을 하는 동안 모발검사에서 중금속의 수치가 상승할 수 있고, 또 어떤 경우는 감소할 수도 있다(체내 존재하던 수은이 본격적으로 배출될 시 수은 수치가 상승할 수 있고, 킬레이션을 계속해서 배출될 수 있는 전체양이 줄어들 경우 점차 배출되는 양도 줄어가면서 수은수치는 낮게 보여질수 있다).

다음을 보면 마지막 검사는 1년 후 좀 더 킬레이션을 시행한 뒤에 실시되었다 비스무스는 매우 낮은 수준으로 감소했고, 수은은 이제 거의 정상범위에 있게 된다.

Toxic Elements	Values (µg/g)	Normal Range	Percentile 68th	95th
Aluminum	2.5	< 7.0		
Antimony	0.038	< 0.066		
Arsenic	0.055	< 0.080		
Beryllium	< 0.01	< 0.020		
Bismuth	0.051	< 0.060		
Cadmium	0.017	< 0.15		
Lead	0.55	< 2.0		
Mercury	1.6	< 1.1		
Platinum	< 0.003	< 0.005		
Thallium	< 0.001	< 0.010		
Thorium	< 0.001	< 0.005		
Uranium	0.026	< 0.060		
Nickel	0.11	< 0.40		
Silver	0.04	< 0.12		
Tin	0.13	< 0.30		
Titanium	0.42	< 1.0		
Index of total toxicity				

Hair test September 2006

01. 수은중독후 증상이 나타나기까지 상당한 시간이 걸릴 수 있다는 것을 보여주는 사례

치료 시작 후 6개월 정도 지나고 나서, 이 이탈리아 남성의 신경학적 증상은 나아지기 시작했다. 기억력도 좋아졌고, 그는 더 이상 침대에서 떨어지지 않았다. 2년간 고생했던 그의 불안증, 불면증, 우울증은 완전히 해결되었다. 근육 경련도 개선되었다. 그의 신장 기능 또한 향상되었다. 그리고 그의 글루타치온(수은에 의해 감소되는 체내 항산화물질)의 수치는 두 배가 되었다.

이 사람은 운이 좋게도 수은중독의 증상을 알고 있는 몇 안 되는 의사 중 한 사람을 만나 진단을 받았다. 그렇지 못했다면 아마도 그는 증상을 줄인다는 그 많은 약들을 몽땅 처방받아 복용하면서도 아마도 증상은 호전되지 않고 악화되어 갔을 것이다.

이라크에서 발생했던 대중적 중독사례(Mass poisoning in Iraq)

1956년, 1960년, 1971년 이라크에서 일어난 사고는 사람에게 수은의 중독이 미칠 수 있는 영향에 대해 많은 정보를 쌓게 해주었다. 1971년의 재난으로 병원에 6천 명이 넘는 환자들이 입원했고, 459명의 사망자가 나왔다. 실제 사망자는 아마도 그것보다 몇 배였을 수도 있다. 작물로 재배하기 위해 이라크 농부들에게 배포된 밀에 분홍색의 곰팡이제거제인 메틸수은이 코팅이 되어 있었다. 자루에 영어와 스페인어로 경고문이 쓰여 있었으나 농부들은 이해하지 못했다. 농부들은 작물로 심지 않고 분홍색 가루를 그냥 씻어낸 뒤 빵을 만들어 먹었다. 처음 먹었을 때는 특별한 증상이 없었다.

이 마을 사람들은 메틸수은에 대해서는 꿈에도 생각지 못했다. 먹은 당시에는 아무런 증상이 없었기 때문이다. 사람들은 그것을 먹은 지 2주에서 60일 정도가 지나서야 증상을 나타내기 시작했다. 처음에는 팔다리의 저린 증상(numbness)으로 증상이 시작되었다. 후에는 걷는 것조차 불안정해졌고, 시력이 흐릿해지고, 말이 어눌해졌으며 청력도 떨어졌다.

수은중독으로 사망한 어느 화학과 교수의 사례
(Chemistry professor die due to mercury poisoning)

수은의 영향이 나타나기까지 걸리는 시간(latency)은 수은의 양과 형태에 따라 달라진다. 48세의 뉴햄프셔의 다트머스 대학(Dartmouth College in new hampshire)의 화학과 교수가 5일간 점차 악화되는 균형감각과 걸음걸이 그리고 어눌한 말 등의 증상으로 병원에 입원하였다. 그녀는 지난 두 달 동안 7kg의 체중 감소가 있었고, 여러 차례 설사와 메스꺼움을 심하게 겪었다.

입원하기 몇 달 전 교수는 실험을 하는 중에 디메틸수은(dimethylmercury) 몇 방울을 그녀의 장갑 위에 쏟았다. 디메틸수은은 수은의 매우 독성이 강한 형태이다. 그래서 라텍스, PVC, 네오프렌과 같은 소재를 빠르게 투과한다. 교수는 쏟은 곳을 깨끗이 청소하고 보호 장갑을 벗었다. 이후 154일이 지나서야 그녀는 신경학적 증상을 보이기 시작했다. 그녀의 의사들은 노출 후 168일에 수은을 배출시키기 위해 경구 킬레이션을 시작했으나 소용이 없었다. 노출 후 176일째 그녀는 혼수상태에 빠졌고 결국 디메틸수은을 쏟은 사고가 있은 지 298일 후에 사망하였다.

이 케이스와 이라크의 대중적인 중독 사례는 상대적으로 고용량의 수은에 노출된 사례이다. 연구에 의하면 만성적으로 저 용량의 수은에 노출된 경우는 증상이 나타나기까지 몇 년이 걸릴 수 있다고 한다. 실제로 수은의 노출이 된 이후 몇 년간은 아무런 증상이 없을 수도 있다. 이런 코스를 보이는 특징 때문에 수은에 의한 중독은 원인이 무엇인지 확인하고 진단하기까지 상당한 어려움을 겪게 된다.

원숭이에서 세월이 지나 발생한 운동 기능이상
(Delayed motor dysfunction in monkeys)

캐나다 오타와 독성학 연구과(the Toxicology Research Division in Ottawa, Canada)의 연구원인 데보라 라이스(Deborah rice)는 원숭이 다섯 마리에게 태어나서부터 7살이 될 때까지 소량의 메틸수은을 노출시켰다. 노출이 중단된 지 6년 후 13살이 된 원숭이들을 조사하였을 때 그들 중 일부가 일상 활동을 하는데 어색하고 서투른 느낌이 있었다. 이 원숭이들은 같은 연령의 대조군 원숭이에 비해 건포도를 찾은 실험에서 건포도를 찾아내는 데 오랜 시간이 소요되었다.

인간은 원숭이에 비해 수명이 훨씬 길다. 중금속에 의해 나타나는 나쁜 효과

들이 세월이 흘러 점점 나타나는 것이라면, 원숭이는 더 이상 증상이 진행되기
도 전에 수명을 다하는 반면, 인간은 그 증상이 뚜렷하게 나타나기에 충분한
수명을 산다. 그로 인해 나중에는 장애를 가지고 살아가야 할 수도 있다. 나는
이 책을 통해서 작은 치아의 아말감에서 새어 나오는 아주 미미한 양의 수은증
기만으로도 지속적으로 누적이 된다면 얼마나 다양한 신경학적, 신체적 질병
을 일으킬 수 있는지에 대한 증거를 제시할 것이다.

Footnotes

1. Serafina Corsello, Alessandro Fulgenzi, Daniele Vietti and Maria Elena Fer-
   rero. The usefulness of chelation therapy for the remission of symptoms
   caused by previous treatment with mercury-containing pharmaceuticals: a
   case report. BioMed Central Open Access. Cases Journal 2009, 2:199.
2. Methylmercury poisoning in Iraq. Bakir F, Damluji SF, Amin-Zaki L,
   Murtadha M, Khalidi A, al-Rawi NY, Tikriti S, Dahahir HI, Clarkson TW,
   Smith JC, Doherty RA. Science, 181, 4096, 230-241, Jul 73.
3. David W. Nierenberg, Richard E. Nordgren, Morris B Chang, Richard W.
   Siegler, Michael B Blayney, fred Hochberg, Taft Y. Toribara, Elsa Cer-
   nichiari, and Thomas Clarkson. Delayed cerebellar disease and death af-
   ter accidental exposure to dimethylmercury. N Engl J Med 1998; 338:1672-
   1676, June 4, 1998.
4. Rice DC. Delayed neurotoxicity in monkeys exposed developmentally to
   methylmercury. Neurotoxicology. 1989 Winter; 10(4):6450-50.

Chapter 2

과거에도 수은중독이 유행이었던 적이 있다.

previous epidemics of mercury poisoning

아크로디니아(Acrodynia, Pink disease, 핑크병)

수은중독이 지금처럼 유행병(undiagnoed epidemic)과 같았던 적은 이전에도 있었다.

1890년도에 호주에서 그리고 1898년 스위스에서 주로 아이들에게 발생하는 새로운 질병이 등장했다. 손과 발에 빨갛게 염증이 생기면서 피부가 벗겨졌고, 심한 통증이 동반되었다. 손은 만져보면 차가웠지만 아이들은 불이 난 것처럼 타들어가는 느낌이라고 했다. 그들은 굉장히 예민하게 안절부절 못하는 상태이다가도 또 어떤 때는 아무런 반응이 없는 모습을 보였다. 또한 불면증과 과도한 땀 분비, 피부 발진, 빈맥, 빛에 대한 공포증(photophobia, 빛에 예민한 증상, sensitivity to light), 가려움증, 침분비가 많아지는 증상, 치아손실, 복통, 요실금, 낮은 근육긴장도 등이 나타났다. 때때로 아이들은 이상한 자세를 취하기도 했다. 또는 진전(tremor, 잔떨림)과 머리를 흔들어대는 증상을 보이기도 했다. 스위스에서는 trophodermatonurose(영양성피부신경증), 호주에서는 의사들이 그들의 손발의 색깔 때문에 erythroedema(적혈구부종) 또는 pink disease(핑크병)이라고 불렀다.

고통스러운 손발이라는 의미의 그리스어에서 유래된 이름인 아크로디니아의 첫 번째 사례는 1920년경 미국과 영국에서 나타났다. 1920년경부터 갑자기 아크로디니아는 많은 수가 보고되기 시작했고 대부분 9개월에서 두 살 사이의 아이들이었다. 약 5~10%의 아이들이 사망하였다.

이후 몇십 년간, 이 병에 대해서 비타민 결핍, 만성 감염, 부신 기능이상, 신경계의 이상 등의 다양한 원인을 추정하는 이론들이 있었다.

1948년부터 수은을 검출하는 검사법의 발전이 있으면서 신시내티 대학(the University of Cincinnati)의 조세프 와르카니 박사(Dr. Josef Warkany)와 화학자인 도날드 허바드(Donald Hubbard)는 아크로디니아 환자의 28명 중의 25명의 소변에서 수은이 검출되는 것을 확인하였다. 아틀란타 조지아의 리 바이빙스(Lee Bivings)박사도 31명의 아크로디니아 케이스 중 28명에서 수은을 검출하였다. 9장에서 설명하겠지만, 소변에서 수은의 수치가 낮다고 해서 수은중독을 완전히 배제할 수는 없다(특히 오래전에 수은에 노출이 되었을수록). 개인에 따라 수은을 잘 배출하지 못하고 수은이 장기 내 훨씬 더 많이 남게 되는 경우도 있다(이런 경우도 소변으로 수은이 낮게 검출될 수 있다).

곧 수은의 소스가 되는 곳은 칼로멜로 알려진 염화수은이었다는 것이 밝혀졌다. 칼로멜은 영국과 미국, 호주에서 유아들에게 치아의 통증(teething pain, 치아가 나면서 생기는 통증)을 줄여 주기 위해 유아들에게 제공되는 가루제제였다. 스위스에서는 구충제로 사용되기도 했다.

와카니와 허바드가 수은이 아크로디니아의 원인이라고 주장한 이후 칼로멜은 시장에서 퇴출되었다. 와카니와 허바드의 결정적인 증거에도 일부 의사들은 아크로디니아에서 수은이 원인이라는 사실을 의심하는 사람도 있긴 했다. 칼로멜이 시장에서 퇴출 된 지 10년 뒤 1963년에 제이브이 브래이스웨이트(JV Braithwaite)박사는 1953년 이후에 아크로디니아의 케이스는 단 한 건밖에 발생하지 않았는데도 불구하고 브리티쉬 저널 오브 메디슨(the British Journal of Medicine)에 칼로멜이 원인이라는 주장은 타당하지 않다고 메일을 보냈다.

영 신드롬(Young's syndrome)
1970년대에 아크로디니아의 속편과 같은 이야기가 있었다.

1972년 리버풀의 비교기과전문의 데이비드 영(David Young)은 그에게 의뢰된 환자들 중에 여러 다양한 증상들을 한꺼번에 가지고 있는 비슷한 사람들 여럿을 발견했다. 그들은 기관지확장증(폐에서 기관지가 넓어지고 많은 점액을 분비하게 되는 상태), 기관지염, 부비동염, 가지고 있었고 동시에 생식기능의 이상을 가지고 있었다. 이런 증상을 가진 사람들을 이르러 영 신드롬이라고 불렀다.

후에 생식기능의 문제로 치료를 받고 있는 남성 환자들의 데이터를 분석했다. 남성들을 칼로멜의 노출이 있었던 1955년 이전과 이후 출생자로 분류하였다 (1950년대 초반까지도 칼로멜이 금지되지 않았다). 칼로멜에 포함된 수은이 영 신드롬의 원인인자라면 칼로멜이 중단되기 이전의 그룹에서 훨씬 영신드롬이 많이 발생하는 결과를 기대해 볼만했다. 1955년 이전에 태어난 그룹에서는 생식 기능저하로 치료받는 사람의 반이 영신드롬을 가지고 있었고, 1955년 이후 출생 자는 17%만이 영신드롬을 가지고 있는 것을 확인하였다.

만약 수은이 영신드롬을 유발하는 것이라면, 1955년 이후 출생자들 중 17%는 어떻게 어떤 경로로 수은에 노출이 된 것일까? 1950~1980년대 아이들은 메틸수 은이 포함되어 있는 보존제인 씨메로살이 들어있는 백신을 3~4개를 필수 접종 으로 당시 맞고 있었다. 게다가 머큐로크롬(mercurochrome, 우리나라에선 빨간 약, 일본식 명칭으로 아까징끼라고 불리기도 했다)이 당시에는 소독약으로 일반 적으로 쓰였고, 라텍스 안쪽에 바르는 페인팅물질, 수은 체온계 또는 형광등에 서도 수은이 사용되었다. 당시에는 의약품을 포함해 수은이 사용되는 곳이 지금 보다 훨씬 많았다(칼로멜이 사라진 이후에도 여전히 수은의 영향은 완전히 사라 진 것은 아니라는 것이다).

이후 아크로디니아를 이기고 살아남은 사람들은 생존은 하였으나 이들도 마 찬가지로 수은중독이 시간이 지나 가져오는 잠복 증상들을 후에 모두 겪어야만 했다.

가와사키병(Kawasaki's disease)

아크로디니아와 유사한 증상을 가진 이병은 1967년에 일본에서 처음 보고되 었다. 보통 가와사키를 겪는 아이들은 처음에 열이 나고 염증성 증상으로 시작 해서 손, 발, 코와 항문 등의 피부가 허물처럼 벗겨져 나갔다. 저명한 성격변화 가 있고 심하게 안절부절 못하는 모습을 보이기도 했다. 만성적 피로감과 빛에 대한 예민도도 높고 소화기증상이 동반되었다. 이 모든 증상이 아크로디니아의 케이스에서도 비슷하게 나타난다. 가와사키의 미국 내 발생률은 1985년과 1990

02. 과거에도 수은중독이 유행이었던 적이 있다.

9

년 사이에 10가지 정도의 요소들과 밀접하게 관계성을 가지고 증가하였다. 그 10가지 요소 중의 하나가 백신의 사용이며, 씨메로살(수은의 함량이 49.6%)의 사용이 대단히 증가했던 역사적인 시기와 가와사키의 발병이 증가하는 시기가 맞물린다. 1985년에서 1997년사이에 씨메로살의 사용은 20배가 증가했었다.

제임스 올로우스키(James Orlowski)와 로버트 머서(Robert Mercer)는 클리브랜드 클리닉에서 가와사키 환자 6명의 소변 분석을 했다. 그중 3명은 수은레벨이 상승되어 있었다. 그중에 한명은 13세 소녀였는데 처음에는 목이 아팠고 발진과 열이 있었다. 이틀 뒤 관절통이 발생했고, 뒷목이 뻣뻣했으며(stiff neck), 열이 41도(106°F)까지 치솟았다. 소녀는 전신의 근육통과 피로로 지쳤고 침대에서 2주간이나 쓰러져 지냈다. 처음 증상이 있고 26일 후에 뇌수막염이 의심되어 병원에 입원하였다. 그러다 임상적으로 위중하여 2번째 병원으로 전원 되었다. 체온이 40도에 이르렀고 심박수는 140대를 달렸다. 소녀는 얼굴과 몸통에 발진이 있었고 손가락 끝의 스킨이 벗겨져 있었다.

4일 뒤에도 여전히 중한 상태는 이어졌고 프레드니손(스테로이드제)은 소녀의 컨디션에 일시적인 호전만 가져올 뿐이었다. 더 이상의 호전이 없자 지금은 사용하지 않는 킬레이터이지만 페니실라민이 소변의 수은 배출을 높이기 위해 처방 되었다. 킬레이션 후 일주일 뒤 소녀는 병원에서 퇴원할 수 있었다.

아크로디니아와 비슷한 증상을 가지고 있으면서 킬레이션에 반응을 보이는 가와사키의 케이스였다. 가와사키병이 발병하는데 수은의 역할이 있을 가능성이 있다는 것을 생각해 볼 필요가 있을 것 같다.

정신이상자의 전신마비증상(General palalysis of the insane)

수은 때문에 유행했을 수 있는 질병이 댄 옴스테드(Dan Olmsted)와 마크 블락실(Mark Blaxill)에 의해 하나 더 이야기되고 있다. 그들은 매독환자의 전신마비(GPI)가 19세기에서 20세기 초기 매독치료제로 일반적으로 쓰이던 mercury chloride(염화수은)에 의해 발생했을 가능성에 대해 조사하였다. GPI는 신경매독(3차 매독의 형태)이었다. GPI를 겪는 환자들은 성격의 심각한 변화, 두통, 기억력의 이상(건망증), 위약감, 진전(tremor, 잔떨림) 등을 경험했다.

이 이론에 따르면 랜돌프 처칠, 프란츠 슈베르트, 프리드리히 니체 같은 역사적인 인물들의 죽음이 3차 매독의 신경매독 때문이 아니라 실제로는 수은 중독에 의한 잠복 효과 때문이었다는 것이다. 랜돌프 처칠은 죽기 전에 말이 어눌해지고, 균형감각의 이상, 어지러운 증상, 두근거림, 팔다리의 간헐적인 이상 감각을 호소했다고 한다. 그는 굉장히 성미가 급하게 되고 다혈질이 되었다. 이 모든 증상은 수은의 중독에서 보이는 흔한 증상과 일치하고 있다.

에밀 크라펠린(Emil Kraepelin)은 독일의 정신과 의사로, 현대 정신의학의 선구자로 일컬어지는 사람이기도 하다. 그는 정신질환이 생물학적이고 유전적인 기능장애에 의한 것이라고 믿었다. 크라펠린은 술이 매독의 증상을 악화시키고 GPI를 일으킨다는 이론을 주장했다. 1925년에 크라펠린은 그의 이론을 연구하기 위해 매독을 가진 아메리카 원주민 인디안이 있는 South Dakota의 Hiawatha Asylosia로 이동했다. 인디안 보호구역에는 알콜중독자들이 많았기 때문에 그의 이론을 뒷받침해줄 많은 GPI의 케이스들이 있을 것으로 생각했다.

그런데 사실은 생각과는 다르게 GPI환자 자체를 단 하나의 사례도 찾기 못했다. 반면 매독으로 고생하는 유럽인들과 코카시안 미국인 사이에서는 GPI는 흔하게 발생했다. 옴스케드와 브락실은 그 이유가 미국 원주인인 인디안들은 매독을 로벨리아(lobelia)라는 허브를 이용해서 치료를 했고, 유럽인과 코카시안 미국인들은 염화수은으로 치료를 했기 때문이라고 주장했다. 즉 인디언들은 수은으로 치료하지 않기 때문에 겪지 않는 수은중독 후 시간이 지나 나타나는 잠복 증상을 겪지 않고, 유럽인과 코카시안 미국인들만 그 증상을 겪었다는 이야기다. 두 곳에 매독은 똑같이 존재하지만 치료법이 서로 달랐던 것이다. 그래서 치료의 차이가 병세의 코스를 다르게 했다는 것이다. 수은을 치료제로 사용하였던 지역에서만 GPI가 발생했기 때문에 가능한 결론이었다.

아크로디니아나 아말감에 의한 병증, 수은 보존제로 인해 겪게 되는 증상들과도 GPI의 패턴은 딱 맞아떨어진다. GPI가 수은에 노출이 되고 시간이 지나 지연성으로 생기는 만성적인 중독 상태의 증상이라면 아크로디니아나 아말감병증, 백신의 수은보존제로 인해 겪는 증상들도 마찬가지로 수은에 의해 발생한 증상일 수 있을 것이다.

- 수은 노출
- 때로는 즉각적인 효과를 보인다(특히 고용량에 한꺼번에 노출이 될수록).
- 기타 신체적 및 신경학적 증상들이 노출 이후 수십 년 동안 나타난다.
- 이런 특징 때문에, 이 질병이 수은이 아닌 다른 문제 때문인 것으로 오해될 수 있다.

이런 단계적인 추측을 여러 연구와 사례들을 통해 증명하겠다.

Footnotes

1. Bilderback JB. Acrodynia. The Journal of the American Medical Association. Feb 14, 1925. vol 84, 495-498.

2. Warkany, J., & Hubbard, D. M. (1953). Acrodynia and mercury. The Journal of Pediatrics, 42(3), 365-386.

3. Braithwaite JV, Mercury and Pink Disease (letter). British Medical Journal, May 4, 1963. p 1230-1231.

4. Hendry W, A'hern RP, Cole PJ. Was Young's syndrome caused by exposure to mercury in childhood? British Medical Journal, 1993 vol 307, 1579-1582.

5. J Mutter, D Yeter. Kawasaki's Disease, Acrodynia, and Mercury. Current Medicinal Chemistry, 2008,15, 3000-3010.

6. JP Orlowski, RD Mercer. Urine mercury levels in Kawasaki disease. Pediatrics Vol. 66 No. 4 October 1, 1980 pp. 633-636.

7. Olmstead D, M Blaxill (2010) The Age of Autism. New York, Thomas Dunne Books, St. Martin's Press.

Chapter 3

역사 속에서 수은은 약물로 사용이 되어왔다.

History of Mercury in medicine

중국인들은 수 세기 동안 수은을 약에 사용해 왔다. 4세기경 연금술사들은 사물을 물 위에 뜰 수 있게 하기 위해 물건에 수은을 문질러 놓았고, 도둑을 물리치기 위해 문간에 그것을 발라놓았으며, 자손을 얻기 위해서 나이 든 남성에게 라스베리와 그것을 섞어 마시게도 하였다. 중국인들의 이런 생각은 계속되었는데, 첫 번째 황제인 진시황은 그것이 자신에게 영원한 삶을 줄 것이라고 믿었고, 기원전 210년 수은을 마셨다. 얼마 후 그는 죽음을 맞았다.

고대 이집트인들은 화장품에 수은을 사용했다(그리고 그것은 여전히 동양에서는 스킨 화이트닝 로션에 사용되고 있고, 서양에서는 마스카라에 사용되고 있다). 그리고 문신에 사용되는 빨간색 잉크 안에도 수은이 종종 포함된다.

16세기부터 20세기 초까지 수은은 매독의 일차 치료제로 쓰였다. 호흡기로 흡입시키기도 했고, 상처에 바르기도 했다. 혹은 먹는 약으로 복용하기도 하였다. 종종 치료를 하는 것이 오히려 그 병 자체보다 더 심한 상태를 가져왔다. 과다한 침분비(salivation), 염증, 목과 입안의 궤양, 극심한 피로, 초조함과 불안감 등의 증상들을 가져왔다.

1800년대부터 20세기 중반까지, 아이들에게 칼로멜(염화수은)이 함유된 "이가날 때 통증을 가라앉히는 파우더"가 사용되었다. 이것은 아크로디니아(acrodynia)가 전염병처럼 퍼지는 결과를 낳았고, 일명 핑크병으로 불렸다. 핑크병에 걸린 아이들은 손발에 통증이 생기면서 색은 핑크빛으로 변했다. 그들은 굉장히 짜증이 많고, 많이 울었으며, 식욕부진을 보였다. 빠른 심박수(빈맥)를 보였고, 과한 땀 분비와 잇몸에 염증이 나타났다. 그리고 머리카락이 빠졌다. 그것의 사망률은 5~10%에 이르렀다.

수은(대개 보존제 씨메로살의 형태로)은 여전히 일부 컨텍트렌즈 용액, 안약, 비강스프레이 등에 사용이 된다.

머큐로크롬(Mercurochrome)은 20세기 후반에 흔하게 사용되는 살균제였고 2% 정도 유기수은이 포함되어 있었다. 미국과 영국, 케나다에서 영유아의 배꼽탈장(복벽의 결함으로 복강 내 장기가 몸 밖으로 나와 있는 상태)에 사용되었으며 당시 많은 사망자가 보고되었다. 이후 1990년대 미국에서, 그리고 2000년대에 몇몇의 유럽 국가들에서 판매가 금지되었다. 그러나 여전히 많은 국가에서 사용이 가능하다.

페닐머큐리 아세테이트(Phenylmercury acetate)는 1970년대까지 임신을 막기 위한 질내 살정제(vaginal spermicides)와, 임질(gonorrhea)를 막기 위한 질정제로 사용되었다.

수은은 20~30년 전까지만 해도 설사제(laxatives)와 이뇨제로 사용되었다. 미국내에서 씨메로살은 2000년 전까지 알려지 주사의 보존제로 사용되었고 그리고 여전히 인플루엔자 백신에 사용되고 있다(2000년에 다른 백신에는 사용이 금지됨). 그리고 제3세계 국가들에서는 여전히 다른 백신에도 사용하고 있다.

Rh- 혈액을 가진 임산부들은 보통 로감(Rhogam)백신을 맞는다. Rh 양성인 태아 혈액에 대한 항원항체 반응을 막기 위해 임신 바로 직후와 이후 임신 중에도 백신을 맞게 된다(엄마가 Rh- 이고 아이가 Rh+ 인 경우 모체에서 아이의 혈액에 대한 항체가 생성되어 아이가 사망할 수 있게 된다. 그것을 막기 위해 맞는 백신이다). 2001년까지 이 백신에 씨메로살이 포함되었다. 씨메로살은 빠르게 체내에서 에틸수은으로 분해되어 태반을 통과하게 되고 태아의 BBB(blood- brain-barrior , 혈뇌장벽)를 통과하여 뇌 안으로 들어가게 된다.

미국정부는 과거에 약물에 수은 사용을 막는 것을 항상 주저해왔다. 그리고 치과의사들이 명백히 독성을 가지고 있는 금속(아말감)을 사람들의 입안에 지금까지도 아무렇지 않게 넣어 왔는데, 이것을 허용하다가 갑자기 금지하려 할 것 같지도 않다. 따라서 현재 수은을 몸에 이식하는 것(치아에 아말감을 넣는)을 허락할 것인지는 오로지 환자자신의 결정에만 달려있는 상태이다.

Footnotes

1. Yeh TF, Pildes RS, Firor HV. Mercury poisoning from mercurochrome therapy of an infected omphalocele. Clin Toxicol. 1978;13(4):463-7.

Chapter 4

의료용 약물 이 외 다른 수은의 노출원(Non-medical source of mercury)들은 무엇이 있나?

약물과 아말감을 통한 수은의 노출 외에도 수은에 중독이 될 만한 소스들은 도처에 놓여있다.

수은(페닐머큐리 아세테이트 형태)은 최근까지 페인트에서 사용되었고, 실내와 실외 모두에서 쓰이는 항 곰팡이제로 사용되었다. 1991년에 오하이오의 연구원들은 3개월 안에 수은이 함유된 페인트가 칠해진 21개의 집 중에 6개의 집에서 실내 공기의 수치가 독성물질연구기관(the Agency for Toxic Substances and Disease Registry)에서 권장하는 허용치를 초과했다.

이 연구는 Michigan 인근에서 4살짜리 아이의 중독 사건이 발생한 이후 시행되었다. 집안을 라텍스 페인트칠을 하고 10일 후 그 아이는 다리의 경련과 전신의 발진, 땀, 빈맥, 간헐적으로 발생하는 경미한 열, 저명한 성격 변화, 손과 발, 코의 피부 벗겨짐. 신경계 기능장애 등이 나타났다. 소변검사에서 권장수치한계의 3배에 이르는 수은이 검출되었다. 그리고 네 명의 다른 가족들도 소변에서 수은의 수치가 상승되어 있었다. 사용되지 않고 남아있는 페인트의 샘플이 분석이 되었고 수은이 검출되었는데 그 수치는 EPA (Environmental Protection Agency, 환경보호국) 권장 수치의 3배에 달하는 수준이었다.

마리 에이곡스(Mary Agocs)와 그녀의 동료들은 최근에 이 브랜드의 라텍스 페인트를 사용한 19개 가구의 74명의 사람들을 조사했다. 노출이 된 사람들 중 65명의 소변 샘플이 채취되었다. 평균 수은의 수치는 대조군의 4배에 달했다. 그중 한 사람은 대조군의 66배에 달하는 수치를 보였다. 미국의 또 다른 연구원인 시버트(Sibbert)와 모이어(Moyer)는 이 라텍스 페인트를 사용한 건물은 7년 반

동안 심각한 수준으로 계속해서 수은을 뿜어내는 것을 확인했다.

이 결과를 비롯해 여러 연구들의 결과로 미국은 1991년에 페인트 내에 수은 사용을 금지하였다. 이것이 금지되기 전까지는 라텍스 페인트의 25~30%에서 수은이 사용되었다. 다른 국가에서는 상황은 다르다. 호주의 근무지 건강과 안전에 대한 퀸즈랜드(Workplace Health and Safety Queensland) 수은 모니터링 가이드라인(Mercury Health Monitoring Guidelines, 2012년)에 따르면 근로자들이 라텍스 페인트를 통해 수은에 노출이 될 수 있다고 언급했다.

국제 수은 평가(Global Mercury Assessment, UNEP, 2002년)에서 태국의 페인트 공장 25% 정도가 여전히 수은 화합물을 첨가물로 사용하고 있고, 양적으로 따지면 전체 무게의 0.5%가 안 된다. 코스타리카에서는 페인트의 납과 수은에 대해 규정을 하고 있는데, 최대한도를 50 ppm (0.005%)으로 설정하였다. 호주, 가나, 인도, 아일랜드, 사모아, 트리니다드 및 토바고 등에서는 최근까지 페인트에서 수은의 사용이 계속되어 왔다(UNEP, 2002년, 대부분 현재는 중단됨).

모리셔스, 카메룬, 코스타리카, 일본, 노르웨이, 스위스는 이것의 사용을 완전히 중단했다. 그러나 페인트 제조사들은 보통 페인트 통에 성분들을 일일이 나열할 의무가 없다. 그러다 보니 페인트가 어떤 성분을 포함하고 있는지 실제로는 도저히 알기 어렵다.

비록 대부분의 나라에서 금지되었지만, 페닐머큐리 아세테이트는 2002년 UNEP 조사에 의하면 여전히 호주, 인도, 아일랜드, 그리고 몇몇의 아프리카 국가에서 살충제로도 사용이 되고 있었다. 수십 년에 걸쳐서 수많은 농부들 그리고 그들의 가족, 노동자들을 이 독성에 노출이 되어 왔다는 말이 된다. 이 화학물질들이 금지되는 그 순간까지도 이것이 얼마나 인간에게 장기적으로까지 영향을 줄 수 있는지에 대한 연구는 한 개도 없었다. 아직도 확실히 알 수 없다는 이야기다.

수은은 체온계와 기압계, 혈압계, 온도조절장치(thermostat), 스위치와 릴레이, 그리고 배터리에 사용이 되어 왔다. 2004년 국제적 배터리 생산이 총 수은 수요의 3분의 1을 차지했다.

그러나 오늘날 미국에서는 mercury oxide 배터리와 버튼 셀 배터리 말고는 다른 배터리에는 수은은 없다. 7년이 조금 넘는 기간 동안 원통형 배터리와 버튼형

04. 의료용 약물이외 다른 수은의 노출원(Non-medical source of mercury)들은 무엇이 있나?

17

배터리를 삼킨 케이스가 2,382건이 미국 독성센터(National Capital poison Center)에 보고되었다. 형광등(fluorescent tube)과 콤팩트형 형광등(compact fluorescent light bulb, CFLs)은 모두 수은을 가지고 있다. 그것들은 만약 깨진다면 중독을 일으키기에 충분한 양의 수은 증기를 방출할 수 있다. 메인주의 환경보호국(the Maine Department of Environmental Protection)은 형광등이나 CFL이 보통 방안에서 깨지면 어느 정도의 수은이 방출되는지 측정하였다.

그들은 한 개의 CFL의 파손으로 수은의 농도가 최대 50,000 ng/m³에 도달할 수 있으며, 100,000 ng/m³까지도 넘어갈 수 있다는 것을 확인하였다. 메인주의 공기 중 수은의 가이드라인은 300 ng/m³이다. 의학저널에도 케이스 보고가 있는데 형광등이 부서지고 수은에 노출이 된 이후 23개월 된 아이에게 아크로디니아가 발생한 사례이다. 형광등 CFL이 파손되면 어떻게 정리해야 하는지에 대한 자세한 내용이 부록에 실려 있다.

수은을 이용하는 산업 종사자들은 심각한 양의 수은을 신발과 옷가지에 묻혀 집으로 실어 나르고 가족들까지 오염시킬 수 있다.

수은은 또한 예전 할아버지들 시계의 밸러스트로 사용되었고 가끔 유출이 발생하기도 했다.

원소 수은 오염으로 휴교를 한 학교
(Elemental mercury contamination closes a school)

원소 수은은 세대에 걸쳐 아이들의 마음을 사로잡는 액체인 것 같다. 그래서 많은 중독사례가 발생했다. 2004년 11월 10일 켄터키에 있는 한 고등학교 관계자들은 15명의 아이들이 학교 카페테리아에서 액체 수은을 가지고 놀고 있는 것을 발견하였다. 학교 관계자는 수은과 그들의 오염된 옷가지들을 몰수하고 카페테리아의 문을 닫았다. 주 보건부 직원과 미국 EPA (Environmental Protection Agency)의 추가 조사에 의하면, 15세의 한 소년이 스쿨버스를 타고 학교에 수은을 가지고 왔고, 일 년이 넘게 그 소년이 가지고 다녔다는 것을 알게 되었다.

EPA 관계자들은 학교 카페테리아의 수은 수치가 5,380 ng/m³에서 36,600 ng/m³ 정도인 것으로 확인하였다(허용한계는 〈1,000 ng/m³이다). 학교는 2일간 휴교

했고, 2일간 환기와 청소를 진행하였다. 이후에야 카페테리아가 사용하기에 안전한 것으로 확인되었다.

수은을 가지고 있던 남학생의 가족들의 집안 물건들은 아주 심각하게 오염이 되어 집안 물건들이 폐기되어야 했다. 가지고 있던 이동식주택 밴(승합차)은 다시 사용할 수 있었으나 친구의 소유로 되어있던 자동차는 복구할 수 없을 만큼 오염되어 EPA에 의해 폐기처분되었다.

수은의 사건이 밝혀지기 전에 몇몇 아이들은 가려운 발진과 두통을 경험했다. 13세였던 한 소녀는 몇 달 동안 수은중독과 일치하는 증상을 겪었다. 그녀의 증상은 빈맥, 고혈압, 손바닥과 발바닥의 피부 벗거짐, 발진, 과도한 땀, 근육통, 불면증, 구토, 행동과 정신이상적인 변화들이었다. 그녀는 30일간 입원하는 동안 수은 중독에 대한 상황은 병원에서 전혀 고려되지 않았다.

수은을 가지고 있던 남학생과 7명의 가족에게 혈중수은이 측정되었다. 그 남학생은 혈중 농도가 72 mcg/L(우려 수준의 한계가 5.8 mcg/L)로 가장 높았고 다른 가족들은 32 mcg/L 으로 측정되었다. 5명의 가족과 그 학생은 DMSA 킬레이션이 진행되었다(킬레이션은 후에 35장에서 논한다).

남학생이 학교에 가지고 왔던 작은 수은병 하나는 그 남학생이 치과에 방문했을 때 본인이 몰래 가져온 것으로 인정했다. 그 작은 수은병 하나 때문에 주택의 소유물들을 모두 폐기해야 했고, 학교는 문을 닫아야 했으며, 자동차도 역시 폐기되었다. 게다가 가족들까지 중독이 되었고, 그 중 한 사람은 정신병적 증상도 발생했다. 대부분 그럴 수밖에 없겠지만 이들 모두 처음 그들이 증상을 각자 호소할 당시 수은 중독에 대해서는 전혀 고려되지 않았다(수은이 발견되고 나서야 수은중독의 가능성을 알고 치료를 하게 된 것이다).

석탄 화력 발전소(Coal- fired power plant)

석탄 화력 발전소에서 나오는 수은의 양은 전 세계 사람들이 배출하는 수은량의 거의 4분의 1을 차지한다. 그래서 석탄 화력 발전소 근처에 사는 사람들은 특히나 수은 중독에 크게 노출이 될 가능성이 높다.

인도의 싱구라울리(Singurauli)에는 대규모 석탄 화력 발전소가 있다. 여기서

04. 의료용 약물이외 다른 수은의 노출원(Non-medical source of mercury)들은 무엇이 있나?

19

사용되는 석탄은 수은 함량이 톤당 0.09 ppm에서 0.487 ppm 정도에 이른다. 그래서 1톤의 석탄이 사용될 때마다 0.09 g에서 0.487 g 사이의 수은이 대기 중으로 방출된다. 일 년이면 이 공장 하나가 적어도 500 kg의 수은을 방출할 것으로 추정된다. 수은뿐만이 아니라 석탄 연료는 독성물질인 비소를 상당량 방출한다.

11장에서 우리는 두 가지 이상의 독성 금속에 노출이 될 경우 각각 한 가지 독성 물질에 노출된 것보다 그 독성 효과는 합이 훨씬 크고 몇 배가 될 수 있음을 확인할 것이다.

싱구라울리에 사는 사람들은 이 영향에 그대로 노출이 된 피해자들이다. 전직 광부였던 60세의 사라주 니샤(Saraju Nisha)는 수년간 위통, 관절통, 감각 이상과 과도한 침분비로 고생을 했다. 이 지역에서는 사라주 니샤와 같은 건강 문제가 흔하게 발생하였다. 그 지역 사람들은 사산, 월경불순, 불임, 과다색소 침착(Hy-per-pigmentation), 빈혈과 고혈압 발생률이 높다고 주장했다. 그 지역 사람들은 2008년 이래로 경찰과 지방 판사에게 지속적으로 항의를 해왔지만 아무런 조치도 받지 못했다.

8세에서 63세 사이의 12명의 여성과 7명의 남성의 혈중 레벨을 검사하였다. 수은의 평균 수치가 34.3 ppb로 EPA의 안전 한계인 5.8 ppb의 6배에 달하는 수치를 보였다. 인근의 다른 마을에서 검출된 혈액 샘플 중에는 113.48 ppb로 한계치의 20배에 달하는 수치도 있었다. 특히 이 사람은 사지에 타는 듯한 이상 감각(burning sensation)을 호소하였는데, 전신이 마치 전기에 감전이 된 것 같은 이상 감각이 있었고, 관절통, 근육 경련 등에 시달렸다. 그는 일주일에 세 번 정도는 생선을 먹었다. 인근 지역의 생선들은 축적된 메틸수은이 0.505 ppm에 달했다. 0.03 mg/m³에서 0.05 mg/m³에 이르는 대기 오염에 노출이 되고 있는 사람이 높은 농도의 수은을 함유한 생선을 자주 먹게 되면, 중독이 되기에 충분한 수은을 흡수한 셈이다. EPA는 공기 중의 수은의 안전 한계수준은 설정하지는 않았지만 LOAFL (Lowest observable adverse effect, 관찰을 통해 측정한 역효과를 가져오는 가장 낮은 한계 값)는 8장에서 언급이 되겠지만 주 40시간 노출이 발생한 경우 0.009 mg/m³ 이다. 싱구라울리에 사는 사람들은 LOAFL의 3배에서 5.5

배에 이르는 환경에 노출이 된 셈이다. 게다가 그들은 주 40시간이 아니라 주당 168시간의 노출을 겪고 있다고 치면 그들의 총 노출 양은 12~20배에 이르게 된다. 그 지역 주민들이 수많은 만성질환을 겪고 있는 것은 전혀 이상한 일이 아니다.

개발 도상국에서만 석탄 화력 발전의 영향으로 위험에 처해 있는 것은 아니다. 텍사스 대학의 건강과학센터(Health Science Center)의 레이먼드 팔머(Raymond Palmer)와 그의 동료들은 대기 중에 수은을 방출하는 산업시설과 자폐의 발생과 관련된 데이터를 분석하였다. 그들은 59개의 산업시설과 39개의 석탄 화력 발전소 주변 지역을 조사했다. 산업시설에서 454 kg의 수은이 방출될 때마다 2.6% 자폐 발생율이 상승하였다. 그리고 석탄화력 발전소 인근에서는 3.7% 자폐 발생율이 상승하였다. 그리고 이런 시설로 부터의 거주지의 거리가 자폐발생률과 관련이 있었다. 이런 산업시설로부터 10마일 멀어지면 멀어질수록 자폐 발생률이 2%에서 1.4% 가량 떨어졌다. 연구자들은 산업시설로부터의 오염이 좀 더 인근에 지역화될 수 있고, 화력 발전소의 경우는 좀 더 먼 거리까지 퍼지기 쉽다고 언급했다. 그리고 발전소의 경우는 비소와 같은 다른 독성성분들이 포함되어 그 독성효과를 높일 수도 있다.

그리고 일단 수은 입자들이 지구 표면에 떨어지게 되면 더 많은 문제들이 있을 수 있다. 식물성 플랑크톤(보통 눈에 보이지 않는 작은 표류생물)들은 수은으로 오염된 물에서 수은을 흡수하게 되고 이것은 메틸수은으로 전환이 된다. 이 과정에서 수은의 농도가 농축이 된다. 이 식물성 플랑크톤은 동물성 플랑크톤(해파리나 갑각류와 같은 표류 생물)의 먹이가 된다. 먹이 사슬의 윗 단계로 올라갈수록 수은은 더욱 농축이 된다. 이 동물성 플랑크톤은 작은 물고기가 먹게 되고 작은 물고기는 큰 물고기가 먹게 된다. 상어나 황새치와 같은 물고기의 체내에는 물에 있는 수은 농도 보다 1,000만 배 농축이 되어 있다. 인간이 이 물고기를 소비하게 되면 약 95%의 메틸수은이 그대로 흡수가 되고 체내 남게 된다.

이 모든 잠재적인 노출원들을 살펴보면, 노출이 되고 있는지 알 수도 없고 피할 수도 없는 경우들이 많다. 수은의 노출이 되었을 때 발생하는 증상들에 대해서 알고 있는 의사들은 거의 없다. 그리고 그 증상이 수은의 노출된 직후가 아니라 수십 년까지 증상이 지연될 경우, 게다가 불안과 초조나 불면증 등의 애매한

04. 의료용 약물이외 다른 수은의 노출원(Non-medical source of mercury)들은 무엇이 있나?

21

증상이 흔하기 때문에 진단이 매우 어려울 수 있다. 그래서 수은 중독에 의해 증상을 겪는 사람들은 별다른 치료를 받지 못하고 수십 년간 대증적인 완화치료나 받으면서 원인을 알지 못한 채 고생을 하게 된다. 이제까지 설명한 대로 인간은 그 어느 때보다도 많은 양의 수은에 현재 노출이 되고 있다. 그 양은 어쩌면 생각보다 심각한 수준일 수 있으며, 더욱 문제가 될 수 있는 것은 그것에 노출이 되고 있다는 사실조차 인지하지도 못하고 있다는 사실이다.

Footnotes

1. Kathy M. Beusterien, Ruth A. Etzel, Mary M. Agocs, Grace M. Egeland, Edward M. Socie, Indoor air mercury concentrations following application of interior latex paint. Archives of Environmental Contamination and Toxicology July 1991, Volume 21, Issue 1, pp 62-64.

2. Sibbett DJ, Moyer R, Milly G. Emission of mercury from latex paints. In: Proceedings of the Division of Water, Air, and Waste Chemistry of the American Chemical Society, Boston, April 1972. Washington, D.C.: American Chemical Society, 1972.

3. Global Mercury Assessment, United Nations Environment Programme, Chemicals.

4. Maine Department of Environmental Protection. Maine Compact Fluorescent Lamp Breakage Study Report. February, 2008. http://www.maine.gov/dep/ home-owner/cflre-port.html

5. Mercury Exposure - Kentucky, 2004, Morbidity and Mortality Weekly Report (MMWR) August 19, 2005 / 54; (32)797-799.

6. India's Minamata, Down to Earth, October 31, 2012. http:// www.downtoearth.org.in/content/india-s-minamata

7. RF Palmer, S Blanchard, R Wood, Proximity to point sources of environmental mercury release as a predictor of autism prevalence. Health and Place, 15 (2009) 18-24.

Chapter 5

환경으로부터 노출되는 수은의 양이 많아졌다.

Our increasing background exposure to mercury

현대인들은 산업화되기 전의 사람들에 비해 훨씬 높은 수준의 수은에 노출이 되고 있다. 환경에서 우리가 노출되는 수은(Background exposure to mercury) 의 양은 화산에서 방출되는 양, 산업 환경에서 노출되는 양의 합이다. 금 생산, 석탄연료, 시멘트 생산 현장에서 수은이 방출되는데, 이곳에서 방출되는 수은의 양이 인간이 방출하는 수은량의 75%를 차지한다.

아래 표는 지난 3세기 동안 미국 와이오밍주에 있는 프레몬트 빙하상층부에 서 대기로부터 침전된 수은의 양을 측정한 것이다.

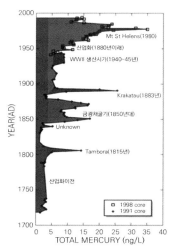

270년간 인류의 대기내 수은축적량을 빙하속 성분을 분석하여 추정함.
출처 USGS Fact Sheet FS-051-02,2002년 6월

산업화 이전에는 거대한 환산 폭발 때문에 잠깐 치솟았던 것 이외에는 오늘날의 기준에서 보면 아주 전반적으로 낮은 수준임을 알 수 있다. 산업화 이전과 비교하면 대기에서 침전이 된 수은량이 현재는 그 시절의 3배 정도에 이른다. 1950년을 기점으로 가파르게 상승되고 있음을 주목해보자. 20세기 후반에 하락 추이를 보이는 것은 아마도 주로 미국에서 청정 공기법(Clean Air Act)을 도입한 것 때문일 것이다. 이것은 미국 내 인공적인 수은의 방출 양을 45% 줄인 결과를 가져왔다.

심지어 남 중국의 외딴 용글아피플레고(Yongle archpleago) 산호모래에서 수은의 오염도를 측정한 연구에서도 아주 높은 수치의 수은의 침전을 확인할 수 있었다. 여기서 20세기 말 침전 양이 산업화 이전의 9배에 이르는 수치를 확인하였다.

이 수은들 중 얼마만큼이 우리 몸에 들어오게 될까?

앞장에서 보았듯이 대기의 수은은 메틸화가 되고 먹이사슬의 상위로 올라갈수록 농축이 되면서 유기체에 흡수가 된다.

많은 연구들이 북극지방 사람과 동물에게서 수은 레벨을 측정했다. 그 연구는 800년이 넘는 세월 동안 살아있는 동물과 인간 그리고 유기물들을 표본을 관찰했다. 유기물이라는 것은 인간의 치아, 바다표범과 벨루가 고래의 치아, 북극곰의 털, 매의 깃털 등이 포함된다. 덴마크의 Aarhus대학의 룬 디아즈(Rune Dietz)는 데이터를 분석했고, 산업화 이전 표본보다 현대의 표본들은 3배에서 10배정도 수은을 많이 가지고 있었다.

즉, 치과적인 치료에서, 백신에서, 현대적인 제품들에서 얻는 것 말고도 현대인간은 단순히 대기를 통해 숨 쉬는 것 물과 음식을 먹는 것만으로도 환경으로부터 기본적으로 상당양의 수은을 흡수하고 있는 것이다.

Footnotes

1, UNEP, 2012 Global Mercury Assessment 2013: Sources, Emissions, Releases and Environmental Transport. UNEP chemicals Branch, Geneva, Switzerland.

2. Liu X, Xu L, Chen Q, Sun L, Wang Y, Yan H, Liu Y, Luo Y, Huang J. Historical change of mercury pollution in remote Yongle archipelago, South China Sea. Chemosphere. 2012 Apr;87(5):549-56.

3. Dietz, Rune; Outridge, Peter M.; Hobson, Keith A. Anthropogenic contributions to mercury levels in present-day Arctic animals-A review. Science of the Total Environment, Vol. 407, No. 24, 2009, p. 6120-6131.

05. 환경으로부터 노출되는 수은의 양이 많아졌다.

Chapter 6

수은은 3가지 형태를 가지고 있다.

Three forms of mercury

수은은 원소, 무기물, 유기물의 세 가지 기본 형태를 가지고 있다. 각각은 체내 흡수되는 방법과 독성 정도가 다르다. 그리고 우리 몸에 들어와 어떤 곳에 어떻게 축적이 되는지도 모두 다르다.

원소 수은(Elemental mercury)은 체온계에 사용되는 순수하게 빛나는 액체 금속이다. 이것은 삼킨다 해도 크게 흡수가 되지 않는다.

그렇지만 그것의 증기형태는 다른 문제가 된다. 원소수은은 대략 치과아말감의 50% 정도에 포함되어 있다. 이것은 아주 소량씩 계속해서 증기형태로 변화가 된다. 그렇게 되면 그것은 들이마실 수 있는 형태가 된다. 게다가 일부는 침과 반응을 하여 용해가 되어 그것을 삼키게 된다. 증기로 마신 수은의 80%와 용해가된 무기수은의 10%는 혈류 내로 흡수가 되고 이후 장기에 침전이 된다. 또한 입안의 침에 있는 박테리아는 무기수은을 메틸 수은으로 전환할 수 있다. 메틸수은의 95%는 흡수되어 하루에 2에서 3마이크로그램 정도가 체내 축적되게 된다.

원소 수은은 쉽게 BBB (Blood-brain-barrior-혈뇌장벽, 일종의 뇌의 보호 장치로 외부물질들이 뇌 안에 최소한으로 들어올 수 있게 장벽을 가지고 있다.)와 태반을 통과한다. 실험적으로는 호흡을 통해 들이마셔진 수은 증기의 10프로가 뇌로 들어가는 것이 확인되었다. 원소 수은은 몇 분 안에 무기수은이온으로 산화가 된다. 이런 무기수은의 형태는 BBB를 통과하지 않는다. 그래서 뇌 안에 갇혀 버리게 된다. 원숭이에게 시행된 실험에서 모든 뇌의 부분에서 무기수은이 230에서 540일 정도의 반감기를 가지는 데 반해 시상(thalamus)과 뇌하수체(pituitary)는 상당히 더 길었다. 타카하타(Takahata)는 퇴직한 광부의 시신을 부검하였는데, 반감기가 무려 수십 년이 되는 것을 확인할 수 있었다.

무기수은(Inorganic mercury-탄소를 포함하지 않는 수은 화합물)은 주로 두 가지 형태로 존재한다. Mercurous형태와 mercuric형태이다. Mercuous chloride(칼로멜, calomel)는 1950년대까지 치아 돌출시기에 통증완화제(teeth-ing powder)로 쓰였었다. 그리고 설사제(완하제)로도 사용되었다. 이것은 일반적으로 잘 흡수가 되지 않지만 2장에서 우리가 본대로 이것을 사용한 사람의 일부가 핑크병(pink disease)을 앓았다. Mercuous chloride 는 일부 나라에서는 여전히 스킨 화이트닝 제품에 쓰이고 있다. 그것은 피부를 통해 흡수되어 잔떨림(tremor, 진전), 입안에서 금속 맛이 나는 증상, 침 분비 과다, 망상과 편집증을 일으킬 수 있다.

무기수은 중 두 번째 형태인 mercuric 형태는 훨씬 더 잘 녹는 편이고 mercu-ous 형태보다 일반적으로 훨씬 독성이 강하다. mercuric chloride의 1그램 정도만 먹게 되도 사람은 사망할 수 있다. 디지털 시기 이전 사진 기술에 이미지 인텐시파이어(이미지를 선명하게 하는 기술)로 사용되었다. 그리고 인류학 생물학의 표본의 보존제로 사용되었었고, 매독의 치료제로도 사용되었다.

유기수은(Organic mercury- 탄소를 포함하는 수은화합물)은 사람들이 주로 노출이 되는 두 가지 주요 형태가 있다. 한 가지는 메틸수은(methylmercury)으로 주로 오염된 물고기에서 찾을 수 있다. 그리고 두 번째는 에틸수은(ethylmer-cury)인데 보존제인 씨메로살에 들어있는 형태이며, 백신과 의료제품 그리고 마스카라에 들어가 있는 형태이다. 씨메로살과 메틸수은 모두 BBB를 쉽게 통과할 수 있다.

체내 유입된 메틸수은의 95%가 혈류 내로 흡수가 되며 상당한 양이 뇌 안으로 들어가게 된다. 메틸수은은 체내에서 메틸기가 떨어져 나가면서 무기수은 이온의 형태(신경세포에 독성효과가 더 강하다)로 바뀌면서 체내에서 반감기가 약 44일이 되고 뇌 안에서는 37일이 된다. 이것은 어째서 메틸수은의 독성효과가 시간지나 늦게 나타나는 지에 대한 설명이 된다. 작은 생선들은 메틸수은이 0.01 ppm (parts per milion)정도로 낮게 나타난다. 반면에 상어와 같은 큰 생선의 경우는 먹이사슬 최상위에 있기 때문에 4 ppm 정도로 높은 수준을 보인다. 1930년에서 1956년 사이 일본 미나마타에서 수천의 일본 시민들이 메틸수은에 중독되는 사건이 있었다. 치소 회사 공장(Chisso Corporation factory)의 폐기물인 메틸수은이 방출이 되고 지역 강을 통해 바다로 흘러가 생태계의 오염을 가져왔다. 강에서 잡힌 물고기에서 6~ 36 ppm 이 메틸수은이 확인이 되었다. 이 시기 희생자들은 보행실조(ataxia, 수의근을 조절하는 조정능력의 손상), 손과 발의 감각의 상실, 시각과 청각의 이상 등을 겪었다. 치료되지 않을 시 중독자는 의식을 잃게 되고 사망하기도 했다.

두 번째의 대규모 발생은 1장에서 언급했듯이 이라크에서 1970년대 발생한 에틸수은을 포함한 곰팡이 제거제에 의한 중독 때문에 생겼던 대규모 중독사례이다.

메틸수은의 효과가 많이 조사되고 있는 동안에도 1930년대 이래로 의약품에 계속 사용되고 있는 에틸수은에 대해서는 연구가 별로 이뤄지지 않았다.

FDA 웹사이트에서 씨메로살(ethyl mercury, 에틸수은)의 안전성에 대한 보고서 내용이다.

인체에 미치는 씨메로살의 영향에 대한 연구가 1931년(powell 과 Jamieson)에 보고되었다. 이 보고서에 의하면 22명의 사람들이 치료적인 목적으로 혈관내로 1% 농도의 씨메로살이 투여되었다. 스터디 대상들은 특별한 독성반응 없이 킬로그램당 26밀리그램까지(1밀리그램은 1000마이크로그램이다) 투여되었다. 2명의 대상자만 혈관염과 피부의 국소적인 염증반응으로 고생하였다. 이 스터디는 독성을 조사하기 위해 디자인된 연구가 아니었고 22명 중 7명은 단 하루만 관찰되었다. 특별한 인상적인 평가도 없었고 실험실적인 연구도 보고되지 않았다. Powell 과 Jamieson은 이 대상자가 모두 뇌수막염을 앓고 있는 환자라는 것을 언급하기를 꺼렸던 것으로 보인다. 확실하지는 않지만 그 이유라면 대상자가 이미 몸이 매우 좋지 않은 상태에 사람들이었기 때문일 것이다. 그리고 이 대상자들이 다음날 바로 사망하지 않았다고 해서 씨메로살이 안전하다는 충분한 증거가 되지 않는다. 이것은 안전성에 대한 그 어떤 증거도 되어주지 못한다. 엘리 릴리(Eli Lilly)는 그런데도 씨메로살이 이 스터디를 통해 정당성을 증명했다고 설명하고 씨메로살을 백신에 사용해왔으며 자체적인 MSDS (meterial safty data sheet, 물질의 안전성 데이터시트)에 다음과 같이 문구를 적어두었다.

자손에게 가벼운 정도에서 심각한 정도까지 정신지체를 포함한 신경계 영향과 운동 조절 장애를 일으킬 수 있다.

반감기

반감기란 체내에서 물질(약물, 영양소, 독 등)의 원래의 농도가 반으로 되는 데까지 걸리는 시간을 말한다.

일단 체내 유입이 되면 메틸수은은 44일이 지나면 처음 농도의 반으로 그 레벨이 감소한다. 44일이 반감기가 되는 것이다.

우리가 나중에 이 책에서 언급할 킬레이션 제제도 마찬가지로 반감기를 가지고 있다. 예를 들면 ALA (alpha lipoic acid, 알파리포산)의 반감기는 3시간이다.

Footnotes

1. Lorscheider FL, Vimy MJ, Summers AO. Mercury exposure from "silver" tooth fillings: emerging evidence questions a traditional dental paradigm. FASEB J. 1995 Apr;9(7):504-8.

2. Heintze U, Edwardsson S, D-rand T, Birkhed D. Methylation of mercury from dental amalgam and mercuric chloride by oral streptococci in vitro. Scand J Dent Res. 1983 Apr;91(2):150-2.

3. Opitz H, Schweinsberg F, Grossman T, Wendt-Gallitelli MF, Meyermann R Demonstration of mercury in the human brain and other organs 17 years after metallic mercury exposure. Clinical Neuropathology, 1996 May-Jun; 139-44.

4. FDA, Vaccines, Blood and Biologics. Thimerosal in Vaccines. http://www.fda.gov/BiologicsBloodVaccines/SafetyAvailability/VaccineSafety/UCM096228UCM096228

Chapter 7

어떻게 수은중독은 그렇게 다양한 증상을 보일 수 있을까?

How can mercury be responsible for so many different symptoms?

수은중독을 진단하기가 어려운 이유 중의 하나는 그것의 결과로 나타나는 증상들이 너무나 다양하기 때문이다.

이것은 수은의 형태에 따라서도 달라지고(원소 형태인지, 무기수은 또는 유기수은 형태인지에 따라) 그리고 내 몸에 유입이 된 경로에 따라서도 달라질 수 있다. : 입으로 먹게 된 것인지, 호흡기로 흡입이 된 것인지, 또는 피부를 통한 것인지, 주사제를 통한 것인지에 따라도 달라질 수 있다. 그리고 이것의 발현은 먹는 식이에 따라서도 달라질 수 있다(특히 단백질 섭취량이 중요하다). 또는 항생제가 사용이 되었는지 여부에 따라서도 달라지고 환자의 성별에 따라 또는 환자의 유전형에 따라서도 다르게 나타날 수 있다.

수은은 세포 내외의 물질 이동을 방해한다. 분자가 우리 세포 안팎으로 드나드는 과정을 방해하는 것이다. 이것은 세포 내 다양한 물질의 농도를 변화시킨다. 많은 화학작용에 변화가 생기고 우리의 건강에 영향을 미친다. 이런 세포 내 수송과정의 이상한 변화는 모발분석 테스트에서 확인을 할 수 있다. 필수 미네랄의 이상 변화를 읽어내는 것이 수은중독 진단의 한 방법이다. 13장에서 설명이 될 예정이다.

수은은 신체 각 부위에서 서로 관련이 없어 보이는 다른 부위에 동시에 다양한 영향을 줄 수 있다. 세포 수준의 기본적인 화학작용 단계에 영향을 주기 때문에 거의 모든 시스템에 영향을 가져올 수 있다.

수은은 sulfur hydrogen(황화수소, thiol기로 불린다.)과 황화합물(sulfur-sulfur compound)에 높은 친화성을 보인다. 이것들은 우리 몸에 많은 단백질과 아미노산 및 효소의 구성성분이다. 예를 들면 세포골격(세포의 형태를 지지하는 구조, 그것이 단백질로 이뤄져 있다)의 형성을 방해함으로써 신경세포의 성장을 저해하게 된다. 신경세포의 단백질 성분인 튜불린(tubulin)의 분해를 일으키고 마치 알츠하이머 질환에서 보이는 것과 비슷한 뇌의 손상을 가져온다.

호르몬, 신경전달물질, 그리고 다른 신호분자들은 세포에서 각각의 특정 리셉터(receptor, 특정 화학물질이 들어갈 수 있는 통로)를 가지고 있어 그것을 통해 세포내로 유입되고 기능을 수행하게 된다. 수은과 다른 중금속들은 이 리셉터들을 차단하여 분자들이 리셉터와 반응하는 것을 막아 제 기능을 못 하게 한다. 수은은 도파민과 노르에피네프린의 업테이크(uptake, 세포내 유입)를 막는다. 그것은 운동의 기능을 떨어뜨리고, 불안감을 상승시킨다. 또한 세로토닌 리셉터도 방해하여 세로토닌의 업테이크를 감소시킨다. 세로토닌은 노화, 학습, 기분(mood) 와 관련된 호르몬이다. 이것은 불안과 공격성으로 이어질 수 있다.

수은은 많은 조직에 필수적인 글루타치온의 양을 감소시킨다. 이것 때문에 활성산소(free radical)에 의해 야기되는 세포 손상이 증가하게 된다. 글루타치온의 레벨이 낮은 소견은 자폐, 알츠하이머, 다른 신경질환 등에서 흔하게 나타나는 소견이다.

수은은 갑상선호르몬의 저장형태인 T4에서 활성형태인 T3 로 전환되는 것을 방해한다. 많은 사람들이 체내 수은 때문에 갑상샘 기능 저하 증세를 보인다. 갑상샘 기능 저하는 수은에 의해 생길 수 있는 증상 중에 하나이며, 그 증상은 다양하게 나타난다.

수은 증기에 노출이 된 근로자들은 과산화물 분해 효소(superoxide dismutase)의 활성도가 상당히 낮았다. superoxide dismutase는 아주 중요한 항산화제이다. 이것이 감소되는 것은 알츠하이머나 파킨슨병, 암, 뎅기열 등의 발생에 중요한 역할을 할 수 있다고 알려져 있다.

수은의 중독은 신경세포의 글루탐산(glutamic acid)의 업테이크를 방해하여 세포 밖, 신경세포 주변부의 농도를 높인다. 세포의 주변에 글루탐산의 농도가 많이 상승하면 이것 또한 독성이 되어 세포에 손상과 괴사를 일으킬 수 있다. 과도한 글루타메이트(글루탐산의 한 형태) 농도는 자폐와 알츠하이머병 환자의 뇌에서 흔히 나타난다.

지금까지 수은이 망가뜨릴 수 있는 생물학적 과정 중 단 가지를 열거해 보았다. 실제로 수은은 세포 단계에서부터 생물학적 기능에 영향을 주기 때문에 수은중독의 증상이 단일한 특정 증상만 나타나는 것이 아니다. 증상 자체가 다양하게 나타날 수밖에 없다. 그리고 그 각각의 증상들이 서로 아무런 관련이 없어 보이기도 한다. 같은 정도의 수은에 노출이 되어도 사람마다 서로 다른 증상을 호소할 수도 있다. 이 책에서 언급하는 질환들은 특히 신경학적 증상을 가진 질환들이며 그 원인이 밝혀지지 않는 것들이 많다. 또한 알츠하이머, 자폐, 파킨슨, 운동신경질환과 같은 것은 현재까지 명확한 치료법도 밝혀지지 않은 질환들이다. 과학자들은 이것들이 신경세포 안에서 과도하게 반복되는 산화스트레스가 이런 질환들을 가져온다고 보고 있다. 많은 신경 독들이 신경세포 안에서 산화스트레스를 만들어 낸다. 수은의 경우는 다른 어떤 신경 독보다도 현대인들에게 많이 노출이 되고 있는 신경 독에 해당한다.

그래서 명확하지 않은 원인에 의해 생긴 질환의 경우 증상들을 보고 킬레이션 치료를 통해 그것이 혹 수은의 중독에 의해 생긴 것이 아닐지를 신중히 고민해보아야 할 수도 있다. 35장에서 킬레이션은 어떻게 하는지에 관하여 설명하겠다.

주의할 원칙

무언가가 위험하다고 의심이 된다면, 그것이 과학적인 컨센서스가 부족하더라도 그것을 피하는 것이 우선이다.

이것은 환경 과학에서 널리 적용되는 원칙이다. 사람들의 건강과 관련된 문제라면 반대의 경우도 마찬가지다.

어떤 일을 하지 않는 것이 계속 위험을 가져오는 것이라고 생각된다면, 마찬가지로 그것을 하는 것이 우선이다.

Chapter 8

수은이 우리에게 해롭다면 왜 수은은 치아 아말감에 여전히 사용되고 있는가?

Why is mercury still used in amalgam fillings?

수은은 가장 독성이 강한 비방사성 성분이다. 수은은 비소나 납보다도 독성이 강하다. 만약 당신의 치과의사가 당신의 치아에 비소나 납을 채워 넣는다면, 그는 아마 자격을 정지당하게 될 것이다. 그러나 매년 수백만 개의 수은아말감은 누군가의 치아에 계속해서 채워지고 있다. 어떻게 이런 일이 일어날 수 있을까?

어이없게 들릴 수도 있겠으나, 부분적인 이유로는 대부분의 사람들이 그들의 입안에 무엇이 있는지를 잘 모르기 때문이다. 2006년에 Zogby international은 1,216명의 미국인을 대상으로 조사를 했다. 76%의 사람들이 그들이 생각하는 "은 충전(silver fillings- 아말감을 사람들은 은 충전이라고 부른다.)" 내에 수은이 50%를 차지하고 있다는 사실을 모르고 있었다.

또한, 수은이 어떤 독성을 얼마나 가지고 있는지는 일반적으로 잘 알려져 있지 않은 것도 한가지 이유이다. 미국 환경보호국(Environmental Protection Agency)은 LOAEL(부작용이 나타나는 가장 낮은 수치, lowest observed adverse effect level)을 계산했다. 1입방 미터당 0.009 mg의 수은 증기가 있는 공간에서 주 40시간 이상 숨을 쉬게 되는 경우로 나타났다. 이 용량은 매우 작은 용량이지만 손 떨림 증상, 기억력 손상, 자율신경계의 기능이상 등이 나타났다. EPA는 NO-AEL(전혀 관찰되는 부작용이 없는 레벨, no observed adverse effect level-위험이 없는 레벨)을 정할 수가 없었다. 수은에 노출이 되는 것은 아무리 작은 용량에 노출이 될지라도 안전하지 않다는 이야기이다.

이런 지식들은 널리 알려지지 않았다. 아말감에 대한 정부의 경고도 없을뿐더러 매체를 통해 거론이 되는 일도 흔하지 않다. 치과적인 치료에 사용되는 아말감의 처리(누출방지 용기, 안전한 운반을 위해 눈에 띄는 위험경고문을 명확하게 보이도록 하고 있다.)에는 엄청 엄격한 가이드라인이 적용되는데 비해, 같은 물질을 입안에 넣는 데에는 별다른 규제가 없다는 사실은 굉장히 특이한 상황인 것 같다.

아말감이 무해하다는 가정에 일부 기여하는 사실 중의 하나가 150년이 넘게 사람들의 입안에 사용이 되어왔다는 사실이라는 것이다. 무해하기 때문에 정부가 가만히 있는 것이라는 설명이다. 지금 큰 무리 없이 150년간 그들 말대로 사용해 왔는데 아말감이 만약 유해한 것을 알았다 한들, 정말로 정부가 그것을 과감하게 잘못되었다고 인정하고 이제와서 금지를 시킬 수 있을까? 뚜렷하고 명백한 증거가 나오지도 않았는데, 누군가 이것은 완전히 잘못된 것이다. 밝혀내지 않는 이상 과감하게 잘못을 인정 할 수 있을까?

처음 수은 아말감이 사용되기 시작하였을 당시 약물이나 물질들이 안전한지를 결정할만한 조직 자체가 없었다. FDA가 생겨났을 때에야 비로소 새로운 약물이나 물질들을 감독할만한 충분한 장치가 처음 생겼다. 그때가 1930년대였다. 아말감은 이미 그전 80년간 사용되어왔고, 정착이 된 상태였기 때문에 그것은 당연한 듯이 자동승인이 되었다.

그러나 150년 전 아말감이 막 도입이 되었을 때, 수은을 사람들의 입안에 적용하는 것이 현명한 일인가에 대해 치과의사들 사이에서 큰 충돌이 있었다. 1845년에 미국의 최초의 치과의사 협회인 American Society of Dental Surgeon의 멤버들은 수은 아말감을 사용하지 않기로 서약서에 서명을 하였다. 수은이 환자와 치과의사 모두를 해할 수 있는 독성물질로 생각되기 때문에 그런 물질의 사용은 "malpractice, 잘못된 진료"라고 생각했다. 그러나 아말감은 값이 싸고 이용하기 좋은 물질이었다. 그래서 점차 협회의 많은 사람들이 스물 스물 빠져나가기 시작했고 1856년에는 협회가 해체되었다. American Dental Association이 그 뒤를 이었고, 이 협회는 친 아말감 협회의 성격을 가지고 있었다. 그것이 이후 그대로 이어져 내려왔다.

수은 아말감이 계속해서 사용되는 또 다른 이유는 환자들이 아말감을 사용해도 즉각적으로 별다른 반응이 없기 때문이다. 소량씩 지속적으로 유입되는 수은은 건강상에 영향이 나타나기까지 일반적으로 많은 시간(때론 세월?)이 걸리기 때문이다. 그리고 그 영향이 아주 조금씩 나타나면, 그것의 원인과 결과를 연결 짓기가 어려워진다. 20세기 초 미국의 평균수명은 47세밖에 되지 않았다. 수은의 부작용이 명확하게 드러나기에는 수명이 너무 짧았다. 지금은 80대까지 수명이 늘어났고, 수은이 꾸준히 인체에 손상을 가할 시간이 몇십 년이나 늘어난 셈이다.

이전 아말감 지지자들은 수은이 일단 은, 니켈, 구리와 섞이면 비활성화 상태가 되고 아무것도 방출하지 않는다고 주장했다. 지금은 기술이 발달하여 아주 적은 양의 수은도 측정이 가능하다. 아말감에서는 심각한 양의 수은이 방출이 된다. 수은은 체내에 유입이 되면 몇 가지 다른 경로를 따라가게 된다.

(i) 소량의 원소 수은 증기가 아말감 충전재에서 방출이 되어 폐에 흡수가 된다.

(ii) 아말감이 마모되면서 아말감 입자가 장을 통과하면서 일부 수은이 흡수가 된다.

(iii) 상당한 양의 수은이 침(saliva)에 의해 분해가 되고 수은의 흡수율을 높인다.

이런 경로를 따라 수은이 체내 유입이 되더라도 문제가 드러나기까지 시간이 상당히 걸릴 수 있다. 초기 효과는 매우 애매할 수 있다. 예를 들면 서서히 생겨나는 사회공포증과 인지적 결함, 불안 등이 있을 수 있다.

지난 세기에 드러났던 수은의 독성들은 대규모로 중독이 발생하기도 했고, 가시적으로 드러나는 효과가 좀 더 명확했기 때문에 약물에서의 사용은 확실히 줄어들 수밖에 없었다. 대부분의 국가에서 어떤 의약품에도 수은을 사용하는 것은 더 이상 합법화되어 있지 않다.

스칸디나비아를 제외한 다른 정부들은 수은 아말감을 금지하는 것을 주저한다. 치과협회로부터의 압박이 일부 작용할 가능성이 일을 것으로 보인다. 아말감이 인체에 해롭다는 것을 인정하게 되면 제기될 소송이 수준을 감당하기 어려울 수 있을 것이다.

즉, 소비자들이 보호나 조언을 받기 위해 정부에 의존할 수만은 없다는 것을 의미한다. 담배와 관련된 40년 전의 케이스처럼, 아말감의 문제도 현재로서는 소비자 스스로 깨어나서 스스로를 보호하고 선택해야 하는 문제인 것이다.

Chapter 9

수은 아말감의 독성

The toxicity of mercury amalgam

몸 전체에 분포하게 되는 수은(Mercury's distribution throughout the body)

치아의 아말감에 의한 수은의 독성에 대해 주류의학 전문가들이 회의적인 태도를 보이고 있기 때문에, 우리는 수은이 인체에 미치는 효과를 따지기 전에 먼저 실제로 치아에 있는 아말감이 혈류 내로 빠져나가 신체 전반에 걸쳐 분포하게 된다는 것이 확실하다는 것을 확인할 필요가 있다.

치과에서 사용하는 아말감은 50%가 수은이고 20~25%는 주석, 20~25% 정도가 은, 그리고 소량의 구리와 니켈로 이루어져 있다. 150년간 치과의사들은 수은이 다른 금속들과 함께 매우 안정적인 형태의 합금상태가 된다고 믿어왔다. 그래서 체내로 아무것도 흘러 들어오지 않는다고 믿었다. 1970년대에 치과의사들은 구리의 비율이 좀 더 높은 아말감을 사용하기 시작했다. 이런 타입의 아말감은 이전에 구리 함량이 낮은 아말감보다 더 많은 수은 증기를 발산한다고 한다.

아말감으로부터 얼마나 많은 수은이 체내 축적이 되는지 알아내기 위해 캘거리 대학(University of Calgary)의 프릿츠 로슈아이더 박사(Dr Fritz Lorscheider)와 그의 동료들은 양 한 마리의 치아에 12개의 아말감을 넣었다. 이 아말감은 일반 아말감이 아니라 방사성을 띄는 동위원소가 부착된 수은이 사용되었다. 양의 체내 다양한 장기에 축적이 되는 수은의 양을 측정하기위해 감마선카메라(gamma camera)를 사용한 Scintigraphy 가 사용되었다(수은이 퍼져있는 분포를 이미지로 확인한다).

양의 몸무게는 61킬로그램이었다(평균 키의 성인 남성의 몸무게보다는 조금 작았다). 아말감을 넣고 29일 후 촬영을 하였다. 단 한 달 정도 후였지만 수은은 전신에 퍼져있었다. 양은 스터디를 위해 희생되었고 신체조직의 1그램 당 나노그램으로(ng/g) 수은은 측정이 되었다. 아래와 같은 위치에서 측정하였다.

Blood	9
Urine	4.7
Oral/nasal tissue	323
Liver	772
Stomach	929
Kidney	7439

Mercury levels in nanograms per gram in various tissues one month after 12 mercury amalgams were implanted in a sheep. A nanogram is one billionth of a gram. Hahn, L.J., R. Kloiber, M. J. Vimy, Y. Takahashi and F.L. Lorscheider. 1989. Dental "silver" tooth fillings: a source of mercury exposure revealed by whole-body image scan and tissue analysis. FASEB J. 3:2641-2646.

이 수치들은 세 가지 중요한 사항을 보여준다.

첫 번째, 장기에 수은이 쌓이는데 얼마의 시간이 걸리는지에 대한 정보를 준다. 한 달 만에 상당한 양이 축적이 되는 것을 확인한 것이다.

두 번째는 신체의 특정기관이 다른 기관보다 어떻게 훨씬 더 많은 양의 수은의 가지고 있는지에 대한 정보를 준다(특정장기에 더 많이 분포한다).

세 번째로는 혈액이나 소변에서 보여 지는 수은의 수치가 체내 수은이 어느 정도 있는지에 대한 정보와 얼마나 관련이 없는지를 보여준다. 체내 쌓여있는 수은의 양을 알기 위해서는 혈류나 소변 내 수은 양을 측정해서는 알 수 없다는 말이다. 그럼에도 수은 중독에 대해 검사를 해본 적이 없는 대부분의 임상 의료진들은 환자가 수은중독인지 아닌지를 결정하는 방법으로 혈액이나 소변검사를 택한다. 이 검사법은 급성 중독 환자의 경우에는 유용할 수 있다. 예를 들면 심각한 산업사고 이후 아주 많은 양의 수은에 한꺼번에 노출이 된 경우 많은 양의 수은이 혈류 내 남아있을 것이고 소변으로 배출이 될 것이다. 그러나 아말감이나 백신에 의한 노출과 같이 아주 낮은 용량에 만성적으로 노출이 된 경우에는 진단적으로 가치가 없다. 마치 그것은 얼마나 그 사람이 은행에 돈을 많이 가지고 있는지를 검사하기 위해 그 사람의 지갑을 뒤져보는 것과 같은 경우이다.

표를 보면 심지어 혈중레벨에서도 9 ng/g로 EPA 최대허용치인 5.8 ng/g를 초과하고 있다. EPA가 30만 명의 신생아들을 조사하여 자궁 내에서 메틸수은 5.8 ng/g 이상으로 노출이 된 아이들이 학습장애를 일으킬 위험도가 증가하는 것을 확인하기도 했었다.

캘거리 연구를 비판하는 사람들은 양이 계속해서 저작 활동을 쉬지 않고 하는 성질이 사람과는 많이 다르다고 지적을 했다. 그래서 양에서 측정되는 수은의 농도가 사람의 아말감에 의해 측정되는 농도보다 훨씬 높을 수 있다고 주장했다. 1990년, 오슈아이더 박사와 그의 동료들은 한 가지 연구를 더 시작했다. 이번에는 원숭이를 이용했다. 평균 중량 186 mg의 아말감을 16개의 치아에 넣었다. 28일 뒤 원숭이는 역시 희생되어 체내 분포도가 분석되었다.

Blood	6
Urine	18
Liver	133
Feces	3,490
Gums	4,190
Tooth alveolar bone	7,756
Pituitary	84
Once again, all figures are in nanograms per gram	

Mercury level in nanograms/gram in various tissues one month after 16 amalgams of 186 mg were placed in the teeth of a monkey. L J Hahn, R Kloiber, R W Leininger, M J Vimy and F L Lorscheider. Whole-body imaging of the distribution of mercury released from dental fillings into monkey tissues. FASEB J. 1990 Nov;4(14):3256-60.

얼굴 쪽에 상당히 많은 양의 수은이 분포하는 것으로 확인되었다. 노출이 된 지 얼마 되지 않아 대부분의 수은은 간과 장을 통해 배설되었다. 배설물에는 갓 부스러진 아말감의 입자들이 포함되어 있었고 시간이 지날수록 배출되는 변/소변의 비율은 떨어졌다. 즉 변으로 배출되는 양은 줄어갔다.

이 연구는 사람이 양보다 씹는 활동을 적게 하기 때문에 아말감 충전재에서 방출되는 수은량이 적을 것이라는 반대의견에 답이 되었다. 원숭이(과학적으로 인간과 상당히 흡사한 동물로 간주한다.)에서도 많은 양의 수은이 방출이 되었고, 상당한 부분이 신장을 통해 배설이 되었으나 또한 많은 부분이 체내 남겨졌다.

주변 환경에서도 공기, 음식, 물 등을 포함해서 수은의 소스가 될 수 있는 것들이 많이 있다. 그러나 WHO (World Health Organization, 세계 보건 기구)의 보고서에서는 1990년 사람에게서 검출되는 주된 수은의 소스는 치과용 아말감이라고 명백히 밝혔다.

WHO 보고서는 사람들이 주변에서 다양한 소스로부터 받는 총 수은 흡수량을 측정했다. 아래에서 보여주는 첫 번째 수치는 일일 흡수량을 보여준다. 괄호 속의 수치는 인체에 남게 되는 양을 보여주고 있다. 치과용 아말감을 가지고 있는 사람은 다른 어떤 소스보다도 그들이 가진 치아 충전재 아말감으로부터 수은을 대부분 흡수하게 된다.

Exposure	Elemental mercury vapor	Inorganic mercury compounds	Methylmercury
Air	0.030 (0.024)	0.002 (0.00I)	0.008 (0.0064)
Food			
Fish	0	0.600 (0.042)	2.4 (2.3)
Non-fish	0	3.6 (0.25)	0
Drinking-water	0	0.050 (0.0035)	0
Dental amalgams	3.8-21 (3-17)	0	0
Total	3.9-21 (3.1-17)	4.3 (0.3)	2.41 (2.31)

Estimated average daily intake and retention (μg/day = micrograms/day) of total mercury and mercury compounds in the general population not occupationally exposed to mercury From: Environmental Health Criteria I O I : Methylmercury (WHO, 1990). Values given are the estimated average daily intake; the figures in parentheses represent the estimated amount retained in the body of an adult.

미국에서 EPA는 메틸수은의 안전한 일일 섭취량을 설정했다. 그것은 70 kg의 성인의 경우 하루에 7 microgram 정도로 일일 안전최대치로 설정되었다. 이 수치를 보면 평균적인 개수의 치과용 아말감을 가지고 있는 사람들을 이 수치를 쉽게 훌쩍 넘을 수밖에 없게 된다.

1990에 발표한 이 수치는 수은 노출의 전체적인 그림을 완벽히 말해주고 있지는 않다, 그들은 High fructose corn sysrup (HFCS, 고 과당 콘시럽)에 대해서는 전혀 고려하고 있지 않기 때문이다. 이 고 과당 콘 시럽에 경우 그 출처에 따라서는 때때로 치아 아말감보다도 훨씬 많은 수은의 소스가 되기도 한다(18장에서 설명하기로 한다).

WHO의 수치는 또한 아말감이 침에 녹아있는 형태의 수은은 고려하지 않았다. 2001년 핀랜드의 National Public Health Institute(국민건강연구국)의 연구 결과 치아 아말감을 가지고 있는 사람들은 아말감을 가지고 있지 않은 사람들에 비해 침 속에 3배나 많은 양의 수은을 가지고 있다고 보고했다.

1997년 핀랜드 연구에서는 치아에 아말감을 가진 사람들의 침 속에서 수은을 32 mcg/kg(침1 kg당 32 mcg) 정도로 측정하였다. 이 수치는 아말감을 제거한 후 2달 정도 뒤에는 160분의 1로 떨어졌다.

핀란드 연구원들은 아말감을 가진 그룹 사람들의 20%에서 침 속의 수은의 농도가 하수오물처리기준 보다도 높다는 사실을 알아냈다. - 이 기준은 유럽경제 커뮤니티(European Economic Community)가 정한 0.05 mg/L이다.

EEC의 환경보호국(Environmental Protection Agency)은 대중들이 사용하는 하수 파이프에도 이 정도 수준의 수은 레벨의 오물이 흐르는 것을 허용하지 않고 있다. 그런데도 치과 관련 협회는 환자의 입안의 수은의 안전 농도에 관해서 관심이 전혀 없다.

이렇게 위의 WHO의 발표대로 침 속에 수은(32 mcg/kg)이 포함되어있다면 우리는 하루에 0.75 L에서 1.5 L의 침을 생산하는데 하루 침을 통해 우리몸에 쏟아지는 수은의 양은 35.9 mcg에서 53 mcg이 된다. 하루에 침을 통해 몸에 주어지는 수은의 양이 평균 약 45 mcg이 된다.

WHO가 발표한 수치는 상대적으로 대상이 적은 수의 스터디였다. 평균보다 훨씬 많은 양의 수은에 노출이 되는 사람들도 분명히 많이 있을 것으로 생각된다. 라스 바레가드(Lars Barregard)는 일반사람들보다 5배에서 10배가량 혈류 내 수은량을 가진 세 사람을 조사했다. 이 세 사람은 이를 가는 증상(Bruxism)을 가지고 있거나 유난히 껌을 씹었다. 아마 그런 증상은 높은 혈류 내 수은량과 관련이 있을 것으로 생각된다. 그들 중 두 사람은 아말감을 제거하자마자 드라마틱하게 혈류 내 수은 레벨이 대조군과 거의 비슷한 정도로 떨어졌다. 이 사람들의 피로감과 집중력 문제를 포함한 만성적인 건강 문제에도 전반적인 향상이 있었다. 세 번째 사람은 그녀의 아말감을 제거하는 것에 관심이 없었다. 그래서 그녀의 치과의사는 밤에 착용할 수 있는 치과용 가드(보호 장구)를 그녀에게 주었다. 그 결과 그녀의 혈류 내 수은 농도는 23 mcg/L에서 9.5 mcg/L로 줄었지만 그래도 여전히 대조군의 3배 이상이 되는 수치였다.

이쯤 되면 의문점이 생긴다. 아말감에서 수은이 체내로 방출이 되고, 그것이 위험한 것이라면, 정부는 왜 이것에 대해 아무것도 하지 않는 것일까? 일부 나라에서는 조치를 취한 곳도 있다. 스웨덴, 노르웨이, 덴마크는 치아 아말감을 금지했다. 독일 정부도 임산부에게 아말감 사용을 자제하라는 권고를 하고 있고, 신장질환이나 아말감의 알러지가 있는 사람들 그리고 6세 미만의 소아에서도 사용 자제를 권고하고 있다.

미국에서 보건당국이 아말감이 건강에 미치는 영향에 대해 인정을 하게되면, 아마도 미국 선거운동의 중대한 기부인 치과의사들과 미국 치과협회를 대상으로 값비싼 소송들이 쏟아져 나올 것이다. 그렇다 해도 아말감의 문제성에 대한 증거들의 무게를 고려할 때, 치과용 아말감이 정부의 엄격한 조사 대상이 아니라는 것은 그저 놀라울 뿐이다.

비록 결과에는 논란의 여지가 있지만, 아말감에 대한 조사의 과정들은 유럽에서는 이미 시작이 되었다. 유럽위원회는 치과용 아말감의 안정성과 그 대체물질에 대해 연구하기 위해서 새로이 SCENIHR (the Scientific Committee on Emerging and Newly Identified Health Risks) 라는 위원회를 설립했다. 2008년에 그 위원회에서 보고서가 작성되었다.

SCENIHR는 엔지니어(위원장), 4명의 치과의사, 독성학자, 그리고 두 명의 수의사가 아말감 전문가 그룹에 구성이 되었다. 비평가들은 그 위원회에 치과의사들이 4명이나 들어가 있는 것에 대해 문제가 있다고 생각했다. 치과의사들은 아무래도 아말감에 대해 편파적인 입장을 가지고 있을 수 있기 때문이다. 그러나 주된 문제라고 생각되는 내용은 그들의 전문성과 관련된 것이었다. 수은에 대한 주요 쟁점은 독성문제이다. 치과의사들은 그 독성문제에 관해서는 전문지식이 없는 것이 사실이다. 그리고 엔지니어나 수의사도 그것은 마찬가지이다. 차라리 더 많은 독성학자가 이 위원회에 포함이 되었어야 아말감의 위험성을 더 정확하게 판단해 낼 수 있을 것이라 인정할 수 있을 것이다.

전문지식이 부족한 위원회라는 우려에도 일단 그 위원회의 결과가 발표되었다. 일단 그들이 연구에서 확인한 결과 값들은 혈액과 소변 내의 검사였다. 수은이 체내에서 분포하는 메커니즘을 아는 사람들이라면 이것이 실제 환자의 체내 분포량을 반영하지 않는다는 것을 알 것이다(양과 원숭이 실험으로 이미 밝혀진 바 있는 내용이다).

SCENHIR 보고서는 이렇게 명시하고 있다.

아말감과 관련지어 몇 가지 질환들이 모아진 것으로 보이나 알츠하이머나 파킨슨과 같은 질환들의 원인이 아말감이라는 명확한 답을 할 수 없다. 산업현장에서 수은중독이 생겼을 경우 생기는 증상의 특징과 비교를 해봐도 비슷하다고 보기 어렵다.

이것을 다시 해석해보면 : 우리는 무엇이 이 질환들을 일으키는지는 알지 못한다. 그러나 알츠하이머나 파킨슨의 증상은 수은중독의 증상과는 같지 않다. 라는 내용으로 보인다.

파킨슨의 증상	메틸수은 중독 증상
감각이상, 손발의 차가움, 타는듯한 증상	감각상실
과도한 땀 분비	과도한 땀 분비
균형 감각 상실	균형 감각 상실
근육과 관절통	근육과 관절통
진전(떨림, tremor)	진전(떨림, tremor)
과도한 침 분비	과도한 침 분비
파킨슨 걸음(종종거리듯 걷는 증상)	운동 실조(ataxia)
환각	환각

위원회가 어떻게 이런 보고를 할 수 있는지 이해하기 어렵다. 알츠하이머와 파킨슨의 원인까지는 모르더라도 일단 겉으로 보이는 증상만 보아도 파킨슨과

메틸수은 중독의 일반적인 증상은 매우 비슷한 면이 많은 것이 사실이다.

SCENHIR의 보고서는 아말감에 의한 부작용을 가지고 있다고 의심하는 사람들의 주치의와 치과의사에 의한 노르웨이의 리포트이다. 환자들은 입 마름 증상, 침 분비의 과다 증상, 입 주변부 얼굴의 통증과 근 골격계의 통증, 위장관 증상, 피로감, 어지러움증, 기억력 장애와 불안증상등에 대한 질문지를 작성하고 이 환자들을 두 개의 그룹으로 나누었다. 한 그룹은 그들의 아말감을 제거하였고(30명) 한 그룹은 치료를 하지 않았다(44명).

두 그룹의 환자들은 모두 18개월에서 30개월까지 추적 설문지를 작성하였다. 실제로 아무런 치료도 하지 않은 그룹은 입 주변부 얼굴의 통증이 약간 감소된 것 이외에는 별다른 변화가 없었던 반면, 아말감의 제거한 그룹에서는 제거하지 않은 그룹에 비해 입안과 입 주변부 통증, 전반적인 건강상태 다른 증상들의 정도가 훨씬 호전되는 것을 보였다(P=0.022). 아말감을 제거한 사람들은 그렇지 않은 사람들보다 훨씬 더 그들의 현 건강 상태를 평가하고자 하였다(P=0.001).

아말감을 제거한 군의 환자들이 여러 가지 영역에서 상당한 호전이 있었음에도, 또 다른 대조군으로 선정된 제3군(노르웨이인 중 무작위로 선전된 건강인)보다 여전히 증상이 심하다는 이유로 이 결과가 아무런 관련성이 없다고 결론지었다. 그들이 만약 아말감 제거 후 킬레이션을 하였다면 얼마나 많은 사람들이 호전이 되었을까. 나는 실제로 아말감을 제거한 것만으로는 아무런 호전도 느끼지 못했다(심지어 아말감을 몇 십년간 가지고 있었는데도 말이다. 거기다 나는 산업적 노출도 있었다). 아말감을 제거하고 20년 후 킬레이션을 하고 나서야 나는 상당한 건강상의 호전을 볼 수 있었다.

6년 뒤 리그(Lygre)와 그의 동료들은 20여 명의 참가자들을 데리고 비슷한 스터디를 진행하였다. 아말감 제거 후 3개월, 1년, 3년 후를 추적검사를 진행하였다. 다시 그들은 대조군에서는 없었던 구강과 전반적인 건강 상태의 상당한 호전을 확인하였다.

아말감의 안전성에 대한 정당성을 주장하는 근거로는 위원회는 1997년 브래텔(Bratel)이 시행한 연구를 인용한다. 브래텔은 자신이 아말감에 의한 독성증상을 겪고 있다고 생각하는 50명의 환자를 대상으로 연구를 진행했다. 그들의 주된 증상은 불안과 피로, 우울증이었다. 이 연구에서는 대조군의 14%가 정신질환을 진단받은 것에 반해 실험군에서는 70%가 정신질환을 진단받았다. 두 그룹 간의 혈액과 소변에서 수은의 수치는 비슷한 수준이었고, 물론 수은중독이라고 여길만한 수준 이하였다. 그래서 이 연구는 그들이 실제로 아말감 때문에 정신과적인 증상을 겪고 있는 것에 대한 어떤 고려도 없이 수은이 그들의 증상을 일으킨 것일 수 없으며 그들의 증상은 실제로 그들의 정신적 상태 때문이라고 결론을 지었다.

이 연구는 세 가지 중대한 결점을 가지고 있다. 첫째는, 계속해서 말해온 대로 혈액과 소변의 수치는 수은의 몸 전체량을 대변할 수 없다. 두 사람 모두 혈액 내 수은의 수치가 같아도 한 사람은 매우 높은 수준의 수은에 중독이 되어 있을 수 있고, 다른 사람은 아닐 수도 있다는 것이다. 두 번째 불안과 피로감, 우울증은 수은증기와 메틸수은의 중독자의 경우에 나타나는 수은중독의 전형적인 증상이다. 그러나 연구자는 그 증상을 정신과적 원인의 증상이라고 단정을 지었다. 마지막으로 사람마다 유전자와 식이 항생제의 사용 여부에 따라 같은 수은 레벨에도 민감성이 다르다. 또다시 연구자들은 혈액학적 검사라는 제한적인 검사를 가지고 연구를 진행했고, 환자 개개인들이 임상적인 증상의 발현에 차이가 있을 수 있는 것에 대해 무시를 한 것이다.

알 시벨루드, 제이 포크자코바, 오 레드히, 알 키드, 엘바레가드 등을 포함한 다른 수많은 연구자들이 연구를 통해 아말감 제거 후에 70~80%가 그들의 증상의 호전이 있었다고 보고하였으나 위원회는 이들 중에서는 어떤 연구도 언급을 하지 않았으며 단지 환자가 패치테스트에서 증명된 수은에 매우 드문 알러지가 있었던 것으로 언급을 끝내버렸다.

인체 내 수은이 얼마나 있는지를 정확히 측정하는 것은 어렵다. 조직 내 수은의 레벨을 정확히 측정하는 방법은 조직검사뿐이다.-일반적으로 사용하기란 너무 침습적이고 경우에 따라 대단히 위험할 수 있다. 환자에 따라서는 실제 체내 같은 수은 레벨을 가지고 있더라도 어떤 사람은 증상을 보일 수 있는 반면, 어떤 사람은 증상이 없을 수도 있다. 17장에서 이야기될 프래리볼의 실험은 같은 세포내의 수은 레벨에도 대상의 증상이 다양할 수 있음을 보여준다.

생체를 가지고 조사하기는 너무나 어렵고, 그렇다면 수은의 레벨과 그것이 주는 영향을 조사하는 가장 좋은 방법은 부검이 되겠다.

SCEENIHR 위원회는 한 부검 연구를 언급했는데 1999년 켄터키주립 치과 대학에서(the University of Kentucky's College of Dentistry) 시행한 연구이고 미국 치과협회저널(the Journal of American Dental Association)에 발표되었다. 그것은 아말감과 뇌 안에 존재하는 수은은 아무런 관련이 없다고 발표했다. 그러나 그들이 발표한 연구의 속을 들여다보면 그들의 결론과 반대로 아말감과 뇌 안에 존재하는 수은의 양은 아주 강한 상관관계를 있음을 보여준다.

예를 들면, 2006년 이탈리아 금속과 생체적합성 연구를 위한 협회(the Italian Association For Metals and Biocompatibility Research)에 있는 지안파올로 구찌(Gianpaolo Guzzi)와 다른 연구자진들은 세 그룹의 실험대상자들의 뇌 안의 수은레벨을 비교하였다. 아말감을 0~3개를 가진 그룹과 두 번째는 4~12개를 가진 그룹 그리고 세 번째는 12개 이상 가지고 있는 그룹으로 나누었다. 연구자들은 체내 모든 조직에서 아말감의 개수와 수은의 농도 사이에 상당한 상관관계가 있음을 확인했다. 대뇌피질, 뇌하수체, 갑상선, 신장의 피질 등에서 수은의 양을 분석하였다. 12개 이상의 아말감을 가진 시신의 경우는 0~3개를 가진 시신에 비해서 대뇌피질과 뇌하수체에 있는 수은의 양은 10배 이상 되었다.

2007년에 노르웨이 팀이 시행한 30구 이상의 시신을 분석한 유럽 위원회에 의해 검토된 다른 연구가 있다. 연구자는 역시 아말감의 개수와 세 곳의 중요 기관에서 무기수은의 양과 강한 상관관계가 있음을 밝혔다. 연구된 세 곳은 뇌하수체와, 갑상선, 그리고 대뇌의 후두부 피질이었다.

Footnotes

1. Vimy MJ, Hooper DE, King WW, Lorscheider FL. Mercury from maternal "silver" tooth fillings in sheep and human breast milk. A source of neonatal exposure. Biol Trace Elem Res. 1997 Feb; 56(2): 143-52.

2. LJ Hahn, R Kloiber, RW Leininger, MJ Vimy and FL Lorscheider. Whole-body imaging of the distribution of mercury released from dental fillings

into monkey tissues. The FASEB Journal, vol. 4, no. 14, 3256-3260.

3. Barregård, L., Sällsten, G., & Järvholm, B. (1995). People with high mercury up- take from their own dental amalgam fillings. Occupational and Environmental Medicine, 52(2), 124-128.

4. Scientific Committee on Emerging and Newly Identified Health Risks (SCENIHR) Safety of dental amalgam and alternative dental restoration materials. 6 May, 2008. http://ec.europa.eu/health/ph_risk/risk_en.htm

5. Lygre GB, Gjerdet NR, Björkman L. A follow-up study of patients with subjective symptoms related to dental materials. Community Dent Oral Epidemiol. 2005 Jun;33(3):227-34.

6. Bratel J, Haraldson T, Ottosson JO. Potential side effects of dental amalgam restorations. (II). No relation between mercury levels in the body and mental disorders. Eur J Oral Sci. 1997 Jun;105(3):244-50.

7. Guzzi G, Grandi M, Cattaneo C, Calza S, Minoia C, Ronchi A, Gatti A, Severi G. Dental amalgam and mercury levels in autopsy tissues: food for thought. Am J Forensic Med Pathol. 2006 Mar;27(1):42-5.

8. L Björkman, BF Lundekvam, T L ᴂ greid. Mercury in human brain, blood, muscle and toenails in relation to exposure: an autopsy study Environmental Health: a Global Access Science Source [2007, 6:30].

Chapter 10

아말감이 건강에 미치는 영향

Effects of amalgams on health

자, 이제 치아의 아말감이 우리 몸 전반에 걸쳐 수은을 축적 시킨다는 사실을 과학적으로 확인하였다. 그렇다면 우리 몸에 축적된 수은은 우리의 건강에 어떤 영향을 줄 수 있는가를 조사하는 것이 그 다음 단계일 것이다.

치과용 아말감의 안전성을 평가하기 좋은 장소는 치과에서 일하는 사람들이 있는 치과일 것이다. 치과직원들은 아말감을 가지고 있을 수도 있고, 환자를 위해 아말감의 합성시키는 과정에서 수은 증기를 반복적으로 흡입했을 것이기 때문이다.

2008년 노르웨이의 국민건강연구소(Norway's Institute of Public Health, Moen 2008)에서 실험군으로 41명의 치과 보조 간호사들과, 대조군으로 동일한 연령의 다른 의료 간호사들 64명에게 설문조사를 시행하였다. 이 연구는 두 군 사이의 교육수준정도, 알콜 소비량, 흡연여부, 그리고 개인적인 성격 등을 비슷하게 일치하는 사람들로 모집되었다.

치과의 보조 간호사들은 수면 상태가 나빴고, 기분(mood), 기억력, 집중력, 피로 상태 등이 대조군에 비해 좋지 않았다. 또한 신체활동이나 기능면에서는 심각하게 나쁜 점수를 얻었다.

신경학적 증상	치과 보조 간호사(%)	다른 의료 간호사(%)	OR(95%)
의도하지 않게 물건을 떨어뜨리는 일	60	19	9.0(2.5-32.3)
팔과 다리의 위약 감을 느낀다.	78	55	3.0(1.0-9.2)
팔과 다리의 감각이 덜하다.	60	38	2.1(0.8-5.7)

팔과 다리의 저린감과 무거움을 느낀다.	66	56	2.6(0.9-7.8)
팔과 다리에 얼얼한 느낌이 있다.	64	34	4.0(1.3-12.0)
균형을 잡는데 문제를 느낀다.	53	13	7.7(2.2-27.1)
냄새와 맛을 느끼는데 변화가 있다.	29	6	8.6(1.7-43.2)
얼굴에 감각이 떨어지는 것 같다.	17	2	8.5(0.9-85.6)
손을 조작하는 컨트롤에 문제가 있다.	39	8	5.5(1.2-20.5)
평소에 늘 하는 일상생활의 수행의 속도가 느려지는 것을 느낀다.	32	38	0.8(0.3-2.6)
운동기능의 저하로 본인이 불편감을 느낀다.	44	16	6.8(1.9-24.6)

치과 보조간호사와 다른 의료 간호사 사이에 95% 신뢰구간을 가지고 증상을 비교한 OR.

수은 독성에 대해 이미 익숙하게 잘 알고 있는 사람들에게는 이런 증상들이 별로 새로울 것도 없다. 1926년 독일의 아주 유명한 무기 화학자 중 한명인 알프레드 스톡(Alfred Stock)은 그의 경험을 다음과 같이 기록하고 있다(Stock 1926).

거의 25년간 나는 병세를 겪어왔다. 처음에는 간헐적으로 느껴지던 증상이 이후 점점 더 심해지고 결국에는 견딜 수 없는 정도로 심해져서 나는 과연 내가 과학자로서 내 일들을 해 나갈 수 있을까 하는 절망적인 생각까지 하게 되었다. 원인은 나뿐만 아니라 나의 정말 유능하고 뛰어난 의사들도 알아내지를 못했다. 그들이 설명하기를 유난히도 좁아진 비강 상태와 과하게 예민한 비강점막의 이상스러운 반응상태가 문제라고 했다. 이것 때문에 나는 수십 년에 걸쳐서 치료를 받았고, 화학적 소작술, 마사지, 버닝(태우기), 전기적 치료, 피를 철철 흘려야 했던 수술 등 해보지 않은 치료가 없으나 모두 소용이 없었다. 2년 전 나는 동료들 몇 명과 이야기하는 도중 그들이 모두 나와 비슷한 증상으로 고생하고 있다는 것을 알게 되었다.- 수은 증기에 오랜 세월 동안 지속적으로 노출된 것이 현 상태의 우리를 만들어 냈다는 것을 우연히 알게 되었다. 나는 휘발성 물질들을 실험하면서 수은 튜브와 펌프, 마노미터, 벨브 등을 사용하는 진공 실험기구들을 사용한다. 25년간 수은에 지속적으로 접촉하면서 살아왔던 것이다. 오늘 나는 더 이상 나의 진단에 대한 의심의 여지가 없다. 왜냐면 나의 증상들은 어떤 다른 치료에도 전혀 반응이 없었지만, 지난 2

년간 수은증기를 흡입하는 것을 피하는 것만으로 완벽히는 아니지만 확실히 호전이 되는 것을 직접 경험하였기 때문이다.

스톡의 증상은 전전형적으로 만성적 수은중독의 증상이었다. 오늘날은 아말감을 가진 사람들이 빈번하게 호소하는 증상들이다. 스톡의 증상은 다음과 같다. 두통, 졸음, 안절부절 못하는 증상, 신경과민, 머리의 압박감, 생각을 하는 것이 어렵게 느껴지는 증상(잘 떠오르지 않고 사고가 잘 안되고, 잘못된 사고를 불시에 하게 되는), 코와 목, 부비동의 감염증상, 청력손실, 냄새를 맡지 못하는 증상, 현훈(어지러움증), 과도한 침 분비, 잇몸의 출혈, 정신적인 일의 수행의 어려움, 신체의 수면 요구도 증가, 그에 비해 수면의 질은 낮고, 수면의 장애가 있음, 손가락과 눈꺼풀의 떨림, 위장 장애, 느슨한 치아, 물집이 있는 발진- 그리고 수은의 고전적인(전형적인) 증상으로 알려진 기억력의 감소 등이었다.

나는 전화를 걸기 위해 전화번호부에서 전화번호를 확인하고 전화기로 이동하는 중에 번호를 잊어버렸다. 나는 한때 내가 열심히 배웠던 것들을 송두리째 잊어버렸다. 나는 내가 읽었던 책의 내용을 잊어버렸다. 내가 잘 보기도했고, 읽기도 했던 연극의 내용도 잊어버렸다. 숫자나 이름을 기억하는 것은 불가능해졌다. 특히 연산과 산술능력을 잃었다. 또한 체스를 하는 능력도 떨어졌다. 사람들을 기억하지 못하고, 산술능력이 떨어지는 등의 기억력장애는 수은 증기에 노출될 경우 나타나는 특징적인 증상인 것 같다. 이런 증상들은 오랜 기간 동안 수은의 노출 아래 있었던 내 동료들과 나의 노골적인 증상들이었다. 곧 우리는 실험실에서 뭔가 잘못된 것이 있다는 것을 알게 되었다. 우리는 함께 둘러앉아 단순한 계산을 다 함께 종이에 풀어보기 시작했다. 우리들 중 아무도 열 개에서 스무 개 정도의 숫자를 더하는 것을 실수 없이 하는 사람이 없었다.

우울감과 내면의 불안감도 더했고, 그것은 또한 수면에도 영향이 있어 잠을 계속 설쳤다. 그리고 자연스럽게 다른 사람들과 서로 사랑하고 함께하는 삶에서 멀어져 내 스스로가 동떨어지고, 대중으로부터 멀어졌다. 사람들로부터 떨어져 사회 활동을 멀리했고, 예술과 자연에서의 즐거움을 느끼지 못했다. 유머는 녹이 슬어버렸고, 예전 같으면 웃으면서 넘겼을 문제들도 지금 같아선 도저히 극복이 어려울 것 같은 상태가 되었다. 내가 과학적인 일을 수행하기 위해서는 많은 노력이 필요하게 되었다. 그리고 온갖 노력에도 불구하고 아무것도 얻어내지 못하게 되었다. 생각이란 것 자체를 공들여서 어렵게 해야 했다. 나는 당면한 과제들을 해결할 수 없어 내 스스로를 부정하게 되었다. 내게 기쁨이었던 강의는 나에게 고통의 시간이 되었다. 강의를 준비하는 것과 논문작성 하는 것, 단순히 편지를 쓰는 것만으로도 나는 끝도 없는 노력이 필요했고, 언어를 사용하는 것은 혼자서 끝없는 레슬링을 하는 것처럼 느껴졌다. 철자를 잘 못쓰는 일이나 빼먹는 일은 너무나 빈번했다. 이런 일이 왜 일어나는지도 모르고 해결할 방법도 몰라서 점점 더 악화될까 두려워해야 했고 너무 힘들었다.

스톡은 자신과 비슷한 환경에서 과학적 업적을 쌓았던, 전자기 유도를 발견한 역사적으로 가장 영향력 있는 과학자인 마이클 패러데이(Michael Faraday 1791-1867)에게 관심을 가졌다.

그는 70대에 생을 마감했는데, 생애 마지막 20~30년 사이에 점점 강해지는 심한 정신적, 육체적인 피로도로 굉장히 괴로운 생을 보냈다. 극도로 예민해졌고, 전신의 위약감, 두통, 현훈(어지러움증), 류마티즘, 그 어떤 것보다 심한 것은 지속적인 기억력의 손실이었다. 패러데이는 젊었을 때도 심각한 질병은 없었으나 심지어 늙어서도 아주 건강한 등산가였으며 수영 능력은 매우 뛰어났다. 그러나 그의 생의 3분의 1에 해당하는 마지막 시기에 그는 사람들을 피했다. 강의를 포함한 과학적인 업적에서도 그의 인생 마지막 몇십 년간은 문제가 지속되었다. 위대한 과학자의 편지를 읽으면서 가슴이 찢어지는 것 같았다. 그는 의사 친구를 자주 만나서 현훈(어지러움증)과 두통 증상을 호소하였다. 그는 동료들과 연락을 끊었다. 사람의 이름을 잘 기억할 수 없었다. 자신의 할 일과 메모들을 자주 잊었다. 그는 글자를 쓰는 능력을 잊어버렸다. 더 이상 한마디도 써 내려갈 수가 없을 정도가 되었다. "내게 문제가 되는 기관은 바로 뇌이다. 나는 기억과 명확성을 잃었고 어지러움만 남았다." 라고 그가 기록한 바 있다. 이 모든 증상들은 패러데이가 실험실에서 수은 증기로부터 서서히 수은 증기에 노출되어 나타난 중독 증상이었을 것 같다. 모두 그렇게 생각하겠지만 이 엄청난 지적 천재가 그의 병의 원인이 무엇이었는지 알아내고 치료하였다면, 그의 고통에서 자유로워졌다면, 얼마나 과학적으로나 역사적으로나 인류에게 큰 선물이 되었을지... 온몸에 전율이 흐르는 것 같다.

수은중독을 겪는 모든 사람들에게 해당될 수 있는 내용이다. 증세의 원인이 밝혀지지 않아 많은 시간을 허비했다는 내용은 정말 내게도 뼈저리게 친숙한 내용이다.

오늘날 아말감 때문에 증상을 겪는 사람들은 위의 스톡의 메시지가 남의 이야기 같지 않을 것이다. 또한 주목할만한 점은 스톡과 그의 동료들이 그들의 증상을 알아차리기까지 일 년 이상이 걸렸고 또한 그것의 원인을 알아내기까지도 몇 년이 더 걸렸다. 스톡 교수의 많은 동료 박사들은 여러 해동 안 그들의 질병의 원인을 알지 못하고 계속해서 일을 해 왔던 것이다. 한 스페인 방문객은 말했다. 스톡이 독일에서 점점 더 바보가 돼가는 것 같다고 말을 하기도 했다. 스톡교수는 자신의 병세의 원인을 20년 이상 알아차리지 못했다.

심지어 그는 피를 철철 흘리면서 수술대에도 올라갔고, 이것저것 안 해본 치료가 없었다. 스톡은 휴식을 취하기 위해 산에서 몇 주간을 보내기도 했다. 그 어떤 것도 도움이 되지 않았다. 그와 그의 동료들은 유명한 독성학자(Toxicologist) 루위스루윈(Lewis Lewin)에 의해 진단이 된 후에 단지 연구실을 깨끗하게 청소하고 더 이상 수은 증기의 방출을 막는 것만으로 드디어 회복세로 돌아섰다.

스톡은 몇 가지 선견지명이 될 만한 말을 덧붙이고 기록을 마감한다.

나는 사람들에게 잘 알려져 있지 않은 수은에 서서히 중독되는 소스들이 도처에 있다는 사실을 경고하고 싶다. : 그것은 치아의 아말감이다. 루윈 교수는 내가 수은에 중독이 되어 있다는 사실을 알아차리고 나에게 있는 아말감을 즉시 제거하라고 했다. 어릴 때부터 입안에 꽤 많은 아말감을 나는 가지고 있었다. 그 말을 하면서 그는 자기 대학동기를 떠올렸다. 그의 대학동기는 정신적 육체적인 붕괴상태까지 가서야 원인이 아말감인 것을 알아냈다. 그도 아주 어릴 때부터 수많은 아말감을 치아에 가지고 있었고 그것을 상태가 심각해진 뒤에야 깨닫고 제거를 하였다. 그것을 제거한 이후 그는 서서히 회복이 되었다고 한다.

Footnotes

1. BE Moen, BE Hollund, T Riise. Neurological symptoms among dental assistants: a cross-sectional study. Journal of Occupational Medicine and Toxicology 2008, 3:10.
2. Alfred Stock, Berlin-Dahlem. The Danger of Mercury Vapor. Kaiser-Wilhelm- Insti-tut fuer Chemie (Eingeg. Febr. 9, 1926) Translated by Birgit Calhoun.

Chapter 11

수은은 다른 중금속의 독성효과도 더 높인다.

Mercury increases the toxicity of other heavy metal

　수은 중독인 사람들이 스스로 고립이 되려 하는 특성을 보이는 것은 수은의 영향 중의 하나인 것으로 많은 연구들에서 나타났다. — 그러나 수은에 노출이 된 사람들의 경우 보통 다른 중금속도 같이 검출되는 경우가 많다. 예를 들면 우리의 일상에서 아말감의 수은만 접하는 것이 아니다. 생선이나 백신, 또는 오래된 페인트, 배터리 그리고 오염된 음식 등 다양한 방법으로 중금속을 흡수하게 된다. 카드뮴은 담배에 많이 존재하고, 니켈 카드뮴 배터리, 페인트, 플라스틱류의 색소 안에도 있다. 2003년까지 목재의 보존제로 비소 화합물이 사용되었으며 이후 미국에서는 퇴출되었다. 그 전까지는 연간 만8천 톤의 비소가 목재의 보존제로 사용되어 왔다. 비소 보존제를 사용한 목재 단 20그람 정도의 재(ash)가 우리 몸에 흡수되어도 인간은 충분히 사망에 이를 수 있다. 한 세기가 지나도록 미국 내에서 사용된 살충제와 제초제는 미국의 토양을 오염시켰던 원인이 되었고 식품(특히 쌀)과 물을 오염시켰다.

　우리가 중금속에 노출이 될 때는 대체로 여러 중금속이 뒤섞인 형태에 노출되는 경우가 많기 때문에 1997년 본 대학(Bonn University)의 잭 슈버트(Jack schubert)와 그의 팀은 수은, 카드뮴, 납의 복합적 독성 효과에 대해 조사했다. 다른 종류의 중금속에 이중으로 중독이 될 시는 그것의 독성은 종종 시너지 효과를 일으켜 한 가지 중금속이 다른 것의 독성 효과를 더욱 높인다.

　독성정도는 "LD50"(lethal dose 50%, 50% 치사용량)을 통해서 측정된다. 이것은 특정 기간 동안 노출이 되어 실험동물의 50%를 사망에 이르게 할 수 있는 그 물질의 양을 말한다. LD99는 99%를 죽일 수 있는 용량, LD1은 1%를 죽일 수 있는 용량이 되겠다. 슈버트와 그의 연구팀은 쥐에게 납, 카드뮴, 수은을 주입하였다. 한 가지씩만 주입하기도 하고, 두 종류를 섞어서 주입하기도 하였다. 그들은 각각의 LD1, LD50, LD99를 얻었다.

예비실험에서 슈버트는 수은 LD1 용량에 납LD1 용량의 20분의 1만 넣어도 그 독성의 상승효과는 엄청나다는 사실을 알게 되었다. 모든 동물이 사망해 버렸기 때문이다. 심지어 납과 수은을 섞을 경우 그것이 각각 미미한 양일지라도 그 독성의 효과는 무섭게 상승효과를 보였다.

아래 차트는 수은이 얼마나 다른 금속들의 독성을 높이는지를 보여주고 있다(실험동물을 사망에 이르게 하는 것이 보다 작은 용량에서도 가능해지는 것). 그것은 금속의 LD를 낮추게 된다. 주입된 금속은 마이크로몰(μmol)- 기준 분자무게의 단위로 측정된다. 첫 번째 두 줄은 각각의 금속이 따로 주입이 되었을 때의 LD1, LD50, LD99 이다. 세 번째 줄은 수은이 소량 더 첨가되었을 때의 납의 치사도를 보여준다. 수은이 주입되는 양은 일정하게 4.8μmol이다. 이 용량이 납에 더해지면 LD1이 5.77μmol/kg이 된다. 그리고 LD50은 18.15μmol/kg로 떨어진다. 납이 단독으로 있을 때는 LD1이 LD50이 되기 위해서는 추가적으로 181.9μmol/kg의 납이 더 필요하지만 납이 수은과 섞일 경우(위에서 말한 대로 4.8μmol의 수은이 추가될 경우)는 LD1이 LD50까지 되는데 필요한 납의 용량은 단지 12.4μmol/kg으로 대폭 떨어진다. 181.9는 12.4 의 무려 14.7배나 되는 수치이다. 즉, 단일한 금속보다는 두 가지의 중금속이 작은 용량이라도 섞일 경우는 그것의 독성 효과를 훨씬 높아진다.

수은, 카드뮴, 납이 모두 섞이게 될 경우 납의 치사도는 18배나 차이가 났다. 그리고 개별적으로 LD1은 실험동물 1%만 사망하는 정도이지만 세 가지 LD1의 용량을 모두 섞었을 때는 실험동물이 100% 사망하였다.

	고정 용량	LD1 (μg/kg)	LD50 (μg/kg)	LD99 (μg/kg)	LD1 → LD50	혼합효과
납(Lead)		295.7	477.6	771	181.9	
수은(Mercury)		4	5.35	7.17	1.35	
수은/납	4.8	5.77	18.15	57.1	12.38	14.7

Table 1. Adapted from table 1: Acute lethality in rats after intravenous injection of a combination of salts

11. 수은은 다른 중금속의 독성효과도 더 높인다.

of lead, mercury and cadmium, expressed as the 10-day lethal dose. In Jack Chubert, E. Joan Riley & Sylvanus A. Tyler (1978): Combined effects in toxicology-arapid systematic testing prccedure: Cadmium, mercury, and lead, Journal of Toxicology and Environmental Health: Current Issues, 4:5-6, 763-776.)

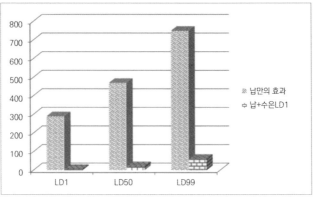

The chart shows the LDI , LD50 and LD99 for lead (Pb) in micromoles per kg when administered alone and combined with the LDI of mercury (Hg). The addition of a small amount of mercury increases the toxicity of lead dramatically.

또한 슈버트는 수컷의 치사용량이 암컷보다 의미가 있게 낮은 것을 확인하였다. 중금속에 대한 수컷의 예민한 특성이 여러 가지 스터디들에서 나타나지만 이 스터디도 같은 결과를 보여준다.

7장에서 보았듯이 수은은 항산화제인 글루타치온의 생산, 세포 안팎의 미네랄 수송, 신경세포의 성장, 갑상샘 호르몬의 체내 전환 등을 포함하는 다양한 생물학적 과정에 혼란을 가져온다. 그래서 증상도 다양하게 나타낸다. 체내에서 일어나는 근본적인 일련의 과정들은 고등생물체 사이에서 매우 유사하게 나타난다. 여러 중금속들이 함께 있을때 보여주는 독성의 시너지 효과는 쥐에서 뿐만이 아니라 인간에게서도 유사하게 나타날 것으로 생각할 수 있다.

이런 치명적인 시너지효과는 인간에게 매우 중요한데, 왜냐면 인간은 당연히 독립적으로 딱 한 가지만의 중금속에 영향을 받고 사는 것이 아니기 때문이다. 대기오염, 음식, 물 그리고 가정이나 일하는 공간에서 접촉하는 모든 것들은 마치 칵테일처럼 다양한 것들이 혼합된 형태일 수 밖에 없기 때문이다.

신생아에게서도 검출이 되는 중금속(Heavy metals in newborns)

실제로 우리의 독성화(toxification)과정은 태어나기 전부터 시작된다. 2006년에 필리핀대학(the University of Philippines)의 루쓰 오스트레아(Ruth Ostrea)는 마닐라에서 태어난 신생아들의 meconium(태어나 처음 보는 태변)을 분석했다. 중금속과 살충제 레벨이 다음과 같이 분석되었다.

	검출되는 신생아 퍼센트%	중간 값(Median concentration)
납 lead	23.5	35.7 mcg/ml
수은 mercury	83.9	3.17 ng/ml
카드뮴 cadmium	8.5	35.77 mcg/ml
chlordane(살충제)	12.7	22.48 mcg/ml
malathion(살충제)	53	6.8 mcg/ml
DDT(살충제)	26.5	12.56 mcg/ml
lindane(살충제)	73.5	2.0 mcg/ml

필리핀에서 신생아의 태변에서 검출되는 중금속과 살충제 레벨 (Ostrea, 2006)

일부 신생아에서 검출된 중금속과 살충제의 수치들은 매우 높았다. 태변에서 보이는 평균 수은의 수준이 3.17 ng/ml이면 이것은 단위를 환산하면 3.17 mcg/l이 된다. 이는(혈류의 양과 비교하는 것은 문제가 있을 수 있으나) EPA가 기준으로 하는 혈액 내 수은레벨 5.8 mcg/l 에 근접하고 있다. 아이들의 혈류 내 납 농도의 우려 수치가 5 mcg/100 ml인데 반해 위 샘플에서의 납의농도는 3500 mcg/100 ml 로 나타나고 있다. 혈류 레벨의 700배에 해당한다. 위의 결과 값은 테스트에 참여한 아이들의 중간값을 나타내고 있다. 그렇다면 어떤 아이들은 이수치보다 훨씬 높은 수치를 보이는 아이들도 상당히 있다는 이야기다. 그러나 물론 이것은 두 개의 다른 생물학적 체액을 가지고 비교한 것이기 때문에 바로 두 수치를 비교할 수 있는 문제는 아니다. 그러나 감안하여 고려해 볼 만한 내용이다.

이 중금속의 수치가 아이들의 건강에 어떤 영향을 가져왔는지는 알 수는 없지만 갓 태어난 신생아에서 검출되는 중금속과 살충제라면 심각하게 생각해보지 않을 수 없다. 표에서는 보여지고 있지는 않으나 카드뮴에 대한 LD99는 24.8

11. 수은은 다른 중금속의 독성효과도 더 높인다.

mmol/kg이다. 이것의 단위를 환산하면 2777 mcg/kg 이 된다. 우리가 확실하게 말할 수 있는 것은 1 kg의 쥐는 이 스터디에서 대로라면 태변의 80 ml 가 주사되면 카드뮴의 효과로 99% 사망하게 될 것이다. 슈버트의 실험에서 쥐는 죽기 전까지 3일에서 4일간 이 정도의 수치의 카드뮴에 노출되었다. 태아의 경우는 발달이 급격하게 이뤄지는 중대한 기간 내내 자궁 내에서 중금속의 영향을 받아왔을 것이다. 그리고 아마도 태어나 남은 생도 지속적으로 중금속에 영향을 계속 받으면서 살아가게 될 것이다.

심지어 더 끔찍한 내용의 실험 결과도 있다. 환경단체(the Environmental Working Group- 미국 내 환경관련 건강연구 및 옹호 기관)에 의해 위탁된 실험이다. 그들은 미국, 캐나다, 유럽에 있는 5개 실험실에 산업 화합물과 오염물질을 분석하기 위해 10명의 아이의 탯줄혈액 샘플을 보냈다. 아래 표에서 그 중금속의 결과를 보여준다.

	기하 평균 (geometric mean)	분포범위 (range)	EPA 권고 수치 (reference level)
납 lead	3.48 mcg/L	2.22 - 5.49 mcg/L	50 mcg/L(아동)
무기 수은 inorganic mercury	6.4 mcg/L	0.9 -30.91 mcg/L	5.8 mcg/L
메틸수은 methyl mercury	5.13 mcg/L	0.8 - 32.8 mcg/L	5.8 mcg/L

탯줄 혈액에서 나타난 중금속 레벨. Environmental Working Group.

위 검사결과의 분포범위(range)를 보면 가장 상위 값을 가지는 아이의 결과를 볼 수 있다. 그 수치는 무기수은과 메틸수은 모두에서 EPA가 안전한 레벨이라고 추정하고 있는 권고 수치(reference level)보다 5~6배 정도 높은 수치를 보인다.

납의 레벨도 표면적으로 보면 권고수치의 14분의 1정도로 그다지 불안한 수치정도는 아닌 것으로 생각될 수 있다. 그러나 우리가 보았던 쥐의 연구를 생각하면 이 두 가지 이상의 중금속이 결합되었을 때의 효과는 단일한 효과보다 훨씬 더 강력하다는 사실을 고려해야 한다. 그런 신경독성을 가진 물질들이 복합적으로 체내 존재하고 있다는 것은 발달하고 있는 뇌에 분명히 좋지 않은 영향을 미칠 수밖에 없을 것이다.

이 보고서는 또한 우연하게도 탯줄에서 폴리염화비페닐(PCB- 암과 신경계문제를 야기하는 물질), 비스페닐 A (BPA- 생식계에 영향을 가져오며, 지능을 감소시키는 것으로 알려진 물질)을 포함한 많은 산업 화합물들과 오염물질들도 같이 발견하였다.

2013년 4월, 뉴욕 타임즈는 미국에서 학교를 다니는 학생들의 11%가 주의력 결핍 과잉 행동 장애(ADHD)를 진단받았다고 발표했다. 태어나기 전부터 그리고 태어나 영유아 시기에 노출이 되고 있는 금속과 비금속의 독성 물질들을 생각하면 별로 놀랄만한 일도 아니다. 이런 전염병은 아니지만 새로운 이 epidemics(전염병과같이 널리 퍼져가는)한 것은 마치 전염병처럼 빠르게 퍼져서 ADD (attention deficit disorder, 주의력 결핍 장애)나 ADHD (Attention deficit Hyperactivity disorder, 주의력 결핍 과잉 행동장애), Autism spectrum disorder (ASD, 자폐 스펙트럼 장애) 와 같은 신경학적 문제를 일으키고 있다.

중금속 간에 일으키는 시너지 효과는 현재까지 환경규제기관과 정부 감시기관들이 고려하지 않았던 사항이다. 그러나 이런 것들을 고려하면 수은의 안전수치는 지금 수준에서 아마도 최소한 15가지 정도의 팩터들의 근거 하에 낮춰져야 할 것이다.

에틸수은은 자문위원회가 안전하지 않다고 결정한 이후에도 스킨 크림과 같은 제품에 지속적으로 사용이 되었다. 완전히 금지되기까지 18년의 세월이 필요했고 그만큼 어려운 일이었다. FDA와 CDC(질병관리본부)는 안전수치를 훨씬 초과하는 수준의 수은이 들어간 백신을 아이들에게 맞추도록 허락하였다. 우리는 스스로 깨닫고 자신을 보호하는 수밖에 없다. 아무도 우리와 우리 아이들의 안전을 확실히 책임져 주지 않는다.

다음 장에서는 우리가 수은 중독의 영향을 받고 있다는 사실을 어떻게 알 수 있는지, 만약 그렇다면 우리가 어떻게 해야 하는지에 대해 알아보겠다.

Footnotes

1. Schubert, J., Riley, E. J., & Tyler, S. A. (1978). Combined effects in toxicol-

11. 수은은 다른 중금속의 독성효과과도 더 높인다.

ogy - a rapid systematic testing procedure: Cadmium, mercury, and lead. Journal of Toxicology and Environmental Health, Part A Current Issues, 4(5-6), 763-776.

2. Ostrea Jr, E. M., Morales, V., Ngoumgna, E., Prescilla, R., Tan, E., Hernandez, E., ⋯ & Manlapaz, M. L. (2002). Prevalence of fetal exposure to environmental toxins as determined by meconium analysis. Neurotoxicology, 23(3), 329-339.

3. Environmental Working Group. Pollution in Minority Newborns. November 23, 2009. http://www.ewg.org/research/minority- cord-blood-port/executive-summary

4. Alan Schwarz and Sarah Cohen, ADHD seen in 11% of US children as diagnoses rise. The New York Times, March 31, 2013. http://www.nytimes.com/2013/ 04/01/health/more-diag-noses-hyperactivity-causing-concern.html?page- wanted=all&_r=0l&_r=0

Chapter 12

수은 중독의 증상

Symptoms of mercury poisoning

　　수은중독의 증상은 사람마다 다양하게 나타난다. 그리고 그것은 수은의 형태에 따라서도 다른데, 유래한 성분이 유기물이냐 무기물이냐에 따라서도 다른 영향을 받는다. 질병의 표현 형태도 개인의 유전형과 성별, 먹는 음식, 항생제의 사용 그리고(바로 앞장에서 확인한 것처럼) 다른 중금속이 같이 있느냐 없느냐에 따라서도 달라진다.

　　아래 리스트는 흔하게 나타나는 수은중독의 증상이다.

신경학적 증상(Neurological)

- 기분이 널뛰는 증상(mood swing)
- 기억력 저하(memory loss)
- 정신기능의 변화(Mental disturbance)
- 흥분성(irritability)
- 머리가 안개 낀 듯 명료하지 못한 상태(brain fog, 가물가물하기만 하고 생각이 잘 되지 않는 상태)
- 집중을 할 수 없는 상태(inability to concentration)
- 수면장애(insomnia)
- 우울증(depression)
- 무 쾌감증(anhedonia)
- 진전(잔떨림, tremor)

- 밸런스/조작적 협응 능력 문제(balance/coordination problem)
- 두통(shocks and pains in the brain)
- 구강내 이상 감각(oral galvanism, 구강내 미세한 전기적 흐름)
- 부끄러움, 타인을 피하는 증상(shyness)
- 지적능력의 저하(reduced intellect)
- 이명(ringing in the ears)
- 만성적인 두통(chronic headache)
- 사지의 감각의 변화(altered sensation in limbs)
- 바늘로 찌르는 느낌(pins and needles)
- 저린감(numbness)
- 근육의 긴장도 저하/근육의 위약(low muscle tone/muscle weakness)
- 불안과 공황장애(anxiety and panic attacks)
- 근육의 경련(twitching, 근육의 씰룩거림)

심장(Heart)

- 두근거림(heart palpitations)
- 불규칙적인 심박동(an irregular heart beat)
- 협심증이나 가슴통증(angina or chest pain)
- 비정상적으로 느리거나 빠른 심장박동
  (either an abnormally slow or rapid heart rate)
- 낮거나 높은 혈압(low or high blood pressure)
- 자주 쓰러질 것 같은 느낌(frequently feeling faint)
- 높은 혈중 콜레스테롤과 호모시스테인 레벨
  (elevated blood cholesterol and homocysteine level)

구강 증상(Oral)

- 입안에서 금속 맛이 난다(metallic taste).
- 잇몸에서 피가 난다(bleeding gum).

- 치아가 아프다(tender teeth).
- 구강 내 궤양(mouth ulcers)
- 헐겁고 흔들리는 치아(loose teeth)
- 치주골(치아가 박혀있는 뼈)의 소실(alveolar bone loss)

피부(Skin)

- 과도한 가려움(excessive itching)
- 여드름(acne)
- 피부 벗겨짐(peeling)
- 극도의 건조함(extreme dryness)
- 발진(rashes)

위장관(Gastrointestinal)

- 만성 변비 또는 설사(chronic constipation or diarrhea)
- 장 경련(intestinal cramps)
- 음식 알러지, 장 누수(food allergies, leaky gut)

전신적(General)

- 차가운 손과 발(cold hands and feet)
- 알러지(allergies)
- 만성 피로(chronic fatigue)
- 섬유 근육통(fibromyalgia)
- 낮은 체온(low body temperature)
- 다리 경련(lag cramps)
- 관절통(joint pain)
- 눈의 비문증(눈에 뭔가 떠다니는 듯한 증상, floaters in the eye)
- 극도의 갈증(extreme thirst)
- 잦은 소변(frequent urination)

● 진균감염(yeast infection, fungal infection)

수은 중독을 진단하기는 상당히 어렵다.

첫 번째, 위에서도 열거해 보았지만 수은은 어떠한 증상도 일으킬 수 있다. 거의 모든 증상을 일으킬 수 있다고 보면 될듯한 정도이다.

두 번째, 다른 질병들도 수은중독의 증상과 같은 증상들을 일으킬 수 있다.

세 번째, 수은 중독은 개인이 가지고 있는 기존의 의학적인 컨디션을 더욱 악화시키는 형태로 나타날 수 있다.

그럼에도 불구하고, 만약에 본인이 위의 증상들을 다수 가지고 있다고 생각된다면, 어쩌면 실제로 수은중독 상태일지 모르기 때문에 그 가능성을 충분히 고려해 보아야 한다.

중금속에 대해 잘 아는 의사는 거의 없다. 자신이 중금속 중독 상태라고 생각하는 사람들은 만성적인 형태의 문제들(chronic illness)을 호소한다 : 의사들이 상당히 여러 가지 시도와 치료를 해보지만 별다른 성과를 거두지 못한다. 그래서 의사들은 이 사람들이 가진 아픔이 실제로 존재하는 것이 아니라 본인 머리 안에서만 존재하는 아픔(정신과적인 문제)으로 생각하고 정신과 약물을 처방하는 경우가 많다. 이 사람들의 혈액이나 소변에서 수은의 양은 정상 수치 안에 있을 것이기 때문에 검사를 진행하더라도 그들이 호소하는 고통과 수은은 관련이 없다고 결론을 내리는 것이다.

Chapter 13

모발 중금속 검사

Hair testing for heavy metals

수은에 노출이 되면 일부는 배출이 된다. - 배출되는 양은 개인의 유전적인 능력과 성별, 식이 등에 따라 다르다. 그리고 일부는 더 깊은 조직 내로 들어가 축적이 된다. - 신장, 뇌, 간, 갑상샘과 같은 조직 내로 침투하는 것이다. 시간이 흐를수록 조직 내 수은의 양은 심각하게 축적이 될 수 있고, 또한 각 기관이 기능적으로 이상을 보이기 시작할 수 있다.

그렇다면 우리의 몸이 중금속으로 인한 문제를 가지고 있는지에 대한 판단을 어떻게 내릴 수 있을까? 첫 번째 진단의 힌트가 될 수 있는 것은 본인의 증상일 것이다.: 만약 12장에서 열거하고 있는 증상들을 가지고 있다면 수은의 중독의 가능성을 열어두어야 한다. 그리고 모발 중금속 검사를 통해 확인을 해볼 수 있다.

앞에서 보아왔듯이 혈류나 소변에서 보이는 수은은 단지 최근에 수은에 노출되었을 경우에만 표면으로 드러나며, 체내 얼마만큼의 수은이 있는지에 대해서는 아무런 정보를 주지 못한다. 다만 현재 혈류와 소변에서 수은의 수치가 높은 경우라면 확실히 최근에 수은에 노출이 되었다는 것을 확인할 수는 있을 것이다.

혈중에 수은의 수치가 낮은 레벨을 보이고 있다고 해서 반드시 체내 수은의 양이 적은 상태인 것이 아니다. 이 중요한 사실(fact)을 종종 중금속의 중독분야에서 일하는 일부 연구원들조차도 인정하지 않는 경우가 있다. 실제 중독상태인 사람의 소변에서 수은레벨은 정상범주로 나타날 수 있다. 인체는 배출을 하지 못한 수은을 조직 내 축적한다. 이런 경우 조직 내로 수은이 숨어버리기 때문에 혈중 수치와 소변 수치는 낮게 나타날 것이다. 수은의 혈중수치와 소변 내 수치가 정상범주안에 있다고 해서 중금속 중독 상태를 완전히 배제할 수 없는 것이다.

워싱턴의 환경산업부(Department of environmental and Occupational Health Science in Washington)의 제임스 우즈에 의한 연구는 아말감을 가진 여학생들이 같은 수의 아말감을 가진 남학생에 비해 소변으로 배출되는 수은의 양이 30% 정도가 많은 것을 확인하였다.

이 수은의 배출능력의 차이는 남성들이 여성보다 수은중독에 더 취약할 수 있다는 것을 보여준다. 이것은 또한 자폐를 가진 아이들의 성비에서 왜 남아가 여아에 비해 4배 정도 높게 나타나는지를 다시 한 번 설명한다.

모발검사는 매우 간단하고, 수은중독을 체크하는데 유용한 비침습적인 검사방법이다. 오랜 기간 동안 수은에 노출이 있었던 경우를 감별하는 데 유용하다. 그러나 이것도 제한점은 있다. 만약에 수은의 노출이 아주 오래전에 이뤄지고 이후 노출이 없었다면, 모발검사의 결과는 정상적으로 보일 수 있다. 결과의 해석을 어렵게 만드는 또다른 요소는 수은이 세포 내외로 미네랄을 이동시키는 능력을 파괴하기 때문인데, 이것을 독성물질의 검출자체를 어렵게 만들어 독성물질의 측정치를 낮게 만든다. 그래서 중금속 레벨을 잘못 해석하는 것을 보완하기 위해 미네랄 수송능력의 이상(deranged mineral transport)을 확인할 수 있도록 미네랄의 패턴도 함께 분석한다.

그리고 중금속의 중독 상태인지를 정확하게 확인할 수 있는 또 다른 방법이 있다.- 소변 포피린 검사(urinary porphyrins test)이다. 이 검사의 문제점은 검사 샘플 보관유지 방법에 따라 결과치에 많은 변화가 생길 수 있다는 점이다. - 빛에 노출이 되면 바로 포피린이 분해가 되어 검사 수치가 낮게 측정이 된다. 이 검사는 검사실에서 보관이나 이송이 잘못 수행이 되면(예를 들면, 빛 차단에 실패한 경우) 많은 경우에 거짓 음성결과(false negative)가 나오게 된다. 그러나 만약 철저하게 믿을만한 실험실을 찾게 된다면, 중금속 검사의 예민한 잣대가 될 수도 있다.

검사법들과 전혀 상관없이, 본인이 수은의 중독인지 아닌지에 대한 결정적인 판단 방법은 킬레이션을 해보는 것이다.: 몇 라운드(round)를 진행해보고, 그 효과를 기록해본다. 수은의 체내 축적을 가지고 있는 사람들은 그것이 좋은 증상이든 나뿐 증상이든, 혹은 전혀 새로운 증상이든 킬레이션을 하게 되면 반응이 나타난다. 일반적으로 체내 중독이 심각한 상태일수록 그 반응은 크게 나타난다.

　반드시 킬레이션을 시작하기 전에 강조를 해야 할 것은 아말감을 가지고 있는 상태에서는 절대 킬레이션을 시작해서는 안된다는 것이다. 킬레이션을 시작하게 되면 킬레이터는 침 안에도 존재하게 되는데 그것은 아말감 내 수은을 녹여내기 시작할 것이다. 이것이 재분포를 시작하면서 뇌나 다른 장기들에 분포가 되고 증상이 심각하게 악화될 수 있다.- 특히 신경학적 부작용이 발생할 수 있다. 킬레이터는 반드시 낮은 용량으로 시작해야 한다. 너무 높은 용량으로 시작하게 되는 경우, 또는 용량을 하루 몇 번 또는 며칠에 한 번 등으로 간헐적으로 사용하게 되는 경우 감당하기 어려운 엄청난 부작용이 나타날 수 있다. 그것은 신경학적 부작용으로 나타날 수 있으며, 영구적인 손상으로 남을 수도 있다. 이 문제에 대해서는 나중에 더 언급을 하겠다. 지금은 얼마나 모발중금속 검사가 중금속에 대한 이해를 돕고 임상적으로 도움을 줄 수 있는지에 대해 집중해보자.

모발검사(Hair analysis)

　머리카락 분석은 수은을 들여다보기 위한 가장 유용한 실험이다. 왜냐면 장기간 동안의 노출 상태를 설명해주기 때문이다. 그리고 혈액이나 소변검사보다 체내 축적량을 정확히 반영해주기 때문이다. 그것을 어떻게 해석하는지에 대한 방법을 알아 둘 필요가 있다.

　모발검사는 사실 죽은 자가 비소나 납과 같은 독극물에 의해 살해된 것이 아닌지 알아내기 위한 방법으로 법의학에서 사용해왔다. 그 결과가 상당히 정확해서 만약 모발검사에서 중금속이 높은 농도의 레벨을 보인다면 분명히 체내 고농도로 존재함을 의미한다.

　[예외적인 경우는 수은에 의해 세포의 미네랄수송 체계의 이상이 생긴 경우인데, 이것은 역설적으로 수은의 수치를 낮게 측정되도록 만든다. 그러나 이런 경우에는 필수 미네랄(essential element)상태를 확인하여 다음에 이야기가 될 검사 규칙(rule)을 따라 수은의 결과치를 수정하여 판단한다.]

　모발검사는 애드가 앨런포와 베토벤이 매우 높은 중금속 레벨을 가지고 있었던 것을 확인하였다. 베토벤의 경우는 평생토록 복부 경련과 변비, 설사, 통풍에 시달렸다(납중독의 증상). 납이 정상 레벨의 약 100배 정도를 나타냈다. 베토벤이 살던 시절은 와인도 납염을 가지고 단맛을 내던 시절이었고, 심지어 약에도 납이 들어가던 시대였다.

나폴레옹의 경우는 정상 레벨의 100배 정도의 비소를 가지고 있었다. 그런데 이것이 19세기 초반 시기에 흔하게 검출되는 수준이 아니었기 때문에 나폴레옹이 자살을 한 것이 아니겠냐는 논쟁이 일기도 했다. 이전 황제들의 머리카락에도 수은과 안티몬의 수치가 높게 나오기도 했는데 그것은 그 시대에 약물에 많이 이용되던 물질이기 때문으로 생각된다.

20세기에는 호주의 유명한 경주마 파랍이 죽기 전 30~40시간 전에 먹었던 고농도의 비소를 모발검사로 확인한 적도 있다.

모발검사는 납이나 수은 같은 독성물질 외에도 우리 몸에 필요한 미네랄, 칼슘이나 아연 같은 필수 요소(essential element)도 함께 측정한다. 이 요소들의 일부는(전부는 아니다.) 체내 보유하고 있는 수치와 일치한다. 예를 들면 낮게 측정된 모발 아연 레벨은 일반적으로 낮은 체내 아연 레벨과 일치한다. 반면에 높은 마그네슘 레벨은 보통 체내 마그네슘의 부족함을 반영한다.

수은은 세포의 미네랄의 수송체계(세포 안팎으로 화학물질들을 옮긴다.)를 망가뜨릴 수 있다. 이렇게 되면 모발검사의 결과에 영향을 미칠 수 있다. 첫째로 보통 독성성분의 분석값이 더 낮게 나타난다. 두 번째로 필수 미네랄(essential mineral) 값을 측정된 값 그대로 믿을 수 없게 된다. - 그리고 심지어 실제 레벨과 비슷하지도 않을 수 있다. 이상이 생긴 미네랄 수송체계(deranged mineral transport)는 수은만이 일으키는 특징적인 소견으로 진단에 이용하기에 매우 유용하다.- 그리고 이상이 생긴 미네랄 수송체계가 확인되는 것 자체만으로도 심각한 중독 상태임을 알 수 있다.

앤드류 커틀러(Andrew Cutler, Andy Cutler 라 부르기도 한다.) 박사는 1990년대 초반에 치아 아말감 때문에 심각한 수은중독증상을 겪었던 미국의 화학 기술자(chemical engineer)였다. 그는 그 자신을 스스로 치료하는 과정에서 킬레이션 프로토콜을 개발하게 되었고 현재 그 프로토콜은 전 세계적으로 이용되고 있다.

이제 흔히 이용되고 있는 Doctor's data사로부터 얻은 몇 개의 모발검사 결과를 보도록 하자. 커틀러 박사에 의해 해석방법으로 고안된 "카운팅 룰(해석 방법, counting rule)"에 대해서도 알아보겠다. 기억해 둘 것은 독성물질들의 수치는 수은에 의해 미네랄 수송에 이상이 생긴 상태가 아니라면 보통 정확하다. 만약 미네랄 수송에 이상이 있는 경우라면 그 경우는 다음의 룰 들 중의 하나를 만족하게 될 것이다. 다른 주의사항으로는 중금속의 노출이 오래전에 끝나 각종 장기에 이미 모두 축적이 끝난 뒤라면, 내 몸의 장기에 여전히 고농도로 존재하지만 미네랄 수송은 정상을 유지하고 있는 상태로 모발검사에서 정상으로 보일 수 있다.

Rule 1 (첫 번째 룰)

필수 미네랄(essential elements)이 50퍼센타일(검사 중간부위의 하얀색 밴드 안의 범위)을 넘어서 오른쪽으로 막대기가 그려지는 것이 5개 또는 그 이하일 경우, 그러면 미네랄 수송체계가 수은에 의해 이상이 온 상태라 볼 수 있다. 이것은 독성물질(toxic elements)이 낮게 범위하고 있어 괜찮아 보일지라도 적어도 수은은 문제가 된다는 의미이다. 그리고 다른 중금속 레벨들도 실제 체내량을 완전히 반영하지 못할수도 있다는 의미가 된다(참값은 보이는 것보다 심하게 높을 수 있다는 의미).

ELEMENTS	RESULT µg/g	REFERENCE RANGE	PERCENTILE
Calcium	696	300- 1200	
Magnesium	46	35- 120	
Sodium	90	12- 90	
Potassium	120	8- 38	
Copper	11	12- 35	
Zinc	170	140- 220	
Manganese	0.15	0.15- 0.65	
Chromium	0.26	0.20- 0.40	
Vanadium	0.020	0.018- 0.065	
Molybdenum	0.028	0.028- 0.056	
Boron	0.30	0.30- 2.0	
Iodine	0.41	0.25- 1.3	
Lithium	< 0.004	0.007- 0.023	
Phosphorus	161	160- 250	
Selenium	0.77	0.95- 1.7	
Strontium	0.47	0.50- 7.6	
Sulfur	50900	44500- 52000	
Barium	0.23	0.26- 3.0	
Cobalt	0.005	0.013- 0.050	
Iron	7.2	5.4- 14	
Germanium	0.029	0.045- 0.065	
Rubidium	0.022	0.007- 0.096	
Zirconium	< 0.007	0.020- 0.42	

이 모발 검사 결과는 Rule 1을 만족시킨다.

위의 결과치를 보면 칼슘은 완전히 중간 부위에 있다. 이런 경우는 오른쪽도 아니고 왼쪽도 아니기 때문에 카운트하지 않고 무시한다. 소듐(sodium 나트륨)과 포타슘(potassium, 칼륨), 황(sulfur)만 오른쪽으로 막대기가 뻗어 나가있다. - 단, 3개만이 중심점에서 오른쪽으로 뻗어있어 첫 번째 룰을 만족한다.

Percentile(퍼센타일)

아주 폭넓게 많은 인구집단내에서 측정된 값의 분포위치를 보는 방법이다.

예를 들면 나의 마그네슘 수치가 84퍼센타일 이라는 의미는 84%의 사람들은 나보다 낮은 값을 보인다는 의미이다.

이런 식으로 모발 중금속 검사는 특정 성분을 매우 극단적으로 낮은 2.5퍼센타일에서 높은 97.5퍼센타일에 이르는 범위까지 퍼센타일의 정의대로 그려낸다. Doctor's data 검사는 23개의 essential element(필수 미네랄)을 보여준다. 그리고 심각하게 극단적으로 낮은 범위에 있거나 극단적으로 높은 범위에 있을 경우는 빨간색이 칠해진 범위에 막대기가 이르게 된다. 닥터 커틀러는 미네랄 수용체계에 문제가 생겼다고 추정할 수 있는 다섯 가지의 룰을 개발했다.

Rule 2 (두 번째 룰)

이것은 첫 번째 룰과 반대다. 50퍼센타일의 왼쪽으로 막대기가 그려지는 것이 5개 또는 그 이하라면 2번째 룰을 만족시킨다.

이 결과는 크롬(Chromium), 바나듐(Vanadium), 보론(Boron), 게르마늄(Germanium)이 센터에서 왼쪽으로 치우쳐있다. 리튬(Lithium)은 정 중간에 있기 때문에 포함되지 않는다. 왼쪽으로 치우친 막대가 4개로 2번째 룰을 만족시킨다. 모발검사가 2번째 룰을 만족시키면 체내 독성물질들은 오히려 과하게 측정이 된다.

ESSENTIAL AND OTHER ELEMENTS								
ELEMENTS	RESULT µg/g	REFERENCE RANGE		2.5th	16th	50th	84th	97.5th
Calcium	739	250-	800					
Magnesium	140	25-	90					
Sodium	76	12-	90					
Potassium	22	7-	40					
Copper	1500	12-	35					
Zinc	280	120-	220					
Manganese	1.9	0.18-	0.60					
Chromium	0.22	0.23-	0.45					
Vanadium	0.046	0.025-	0.10					
Molybdenum	0.070	0.037-	0.083					
Boron	0.46	0.30-	1.7					
Iodine	0.80	0.25-	1.3					
Lithium	0.010	0.007-	0.023					
Phosphorus	204	160-	250					
Selenium	1.4	0.95-	1.7					
Strontium	4.2	0.50-	7.6					
Sulfur	49100	44500-	52000					
Barium	1.5	0.26-	3.0					
Cobalt	0.077	0.013-	0.050					
Iron	9.7	5.4-	14					
Germanium	0.028	0.045-	0.065					
Rubidium	0.082	0.007-	0.096					
Zirconium	0.14	0.020-	0.42					

이 모발 검사 결과는 Rule 2를 만족 시킨다.

Rule 3(세 번째 룰)

필수성분(essential element)의 막대기가 빨간 영역(red zone) 까지 뻗어나간 경우가 4개 또는 그이상이라면 세 번째 룰을 만족한다. 이 책에서는 흑백으로 나타나지만, 실제 검사결과지는 2.5퍼센타일 이하와 97.5 퍼센타일 이상은 빨간 영역으로 표시된다.

구리(copper), 몰리브덴(molybdenum), 셀레늄(selenium), 스트론튬(strontium)의 4가지가 오른쪽 빨간 영역까지 뻗어있다. 세 번째 룰을 만족시킨다.

ESSENTIAL AND OTHER ELEMENTS								
ELEMENTS	RESULT µg/g	REFERENCE RANGE		2.5th	16th	50th	84th	97.5th
Calcium	312	300-	1200					
Magnesium	89	35-	120					
Sodium	45	12-	90					
Potassium	8	8-	38					
Copper	87	12-	35					
Zinc	140	140-	220					
Manganese	0.61	0.15-	0.65					
Chromium	0.29	0.20-	0.40					
Vanadium	0.035	0.018-	0.065					
Molybdenum	0.18	0.028-	0.056					
Boron	0.72	0.40-	3.0					
Iodine	0.23	0.25-	1.3					
Lithium	0.015	0.007-	0.023					
Phosphorus	178	160-	250					
Selenium	51	0.95-	1.7					
Strontium	25	0.30-	3.5					
Sulfur	45200	44500-	52000					
Barium	2.6	0.16-	1.6					
Cobalt	0.030	0.013-	0.035					
Iron	15	5.4-	13					
Germanium	0.034	0.045-	0.065					
Rubidium	0.010	0.011-	0.12					
Zirconium	0.092	0.020-	0.44					

이 모발 검사 결과는 Rule 3를 만족 시킨다.

Rule 4 (네 번째 룰)

16에서 84퍼센타일에 이르는 영역 내에 막대기의 끝이 있는 것이 11개 또는 그 이하이면 미네랄 수송체계에 이상이 있다는 의미이다.

왼쪽에 크롬(chromium), 바나듐(vanadium), 인(phosphorous), 셀레늄(selenium), 스트론튬(strontium), 바륨(barium), 루비듐(rubidium), 지르코늄(zirconium) 8개가 16퍼센타일보다 더 왼쪽으로 넘어가지 않는다. 오른쪽에 칼슘(calcium)과 마그네슘(magnesium) 2개가 84퍼센타일을 넘어가지 않는다. 합해서 10가지가 16에서 84퍼센타일 사이에 있으며, 총 11개 이하로 4번째 룰을 만족한다.

ESSENTIAL AND OTHER ELEMENTS

ELEMENTS	RESULT µg/g	REFERENCE RANGE		PERCENTILE
Calcium	441	140-	500	
Magnesium	32	15-	45	
Sodium	1200	12-	90	
Potassium	520	9-	60	
Copper	7.9	10-	22	
Zinc	250	100-	190	
Manganese	0.10	0.20-	0.55	
Chromium	0.34	0.26-	0.50	
Vanadium	0.035	0.030-	0.10	
Molybdenum	0.029	0.048-	0.13	
Boron	3.5	0.35-	3.0	
Iodine	3.5	0.25-	1.3	
Lithium	0.006	0.007-	0.023	
Phosphorus	180	160-	250	
Selenium	1.1	0.95-	1.7	
Strontium	2.3	0.50-	7.6	
Sulfur	44100	44500-	52000	
Barium	0.80	0.26-	3.0	
Cobalt	0.009	0.013-	0.050	
Iron	5.1	5.4-	14	
Germanium	0.028	0.045-	0.065	
Rubidium	0.009	0.007-	0.096	
Zirconium	0.069	0.020-	0.42	

(Percentile column headers: 2.5th, 16th, 50th, 84th, 97.5th)

이 모발검사 결과는 Rule 4 를 만족 시킨다.

Rule 5 (다섯 번째 룰)

이전 룰에서 두 개 이상의 룰이 막대기 한 개 부족으로 룰을 만족하지 못한 경우 5번째 룰을 만족한다.

예를 들면 첫 번째 룰에서 6개가 오른쪽으로 막대기가 향해있고, 4번째 룰에서 12개의 막대기가 초록색과 하얀 영역에 있는 경우(11개 이하가 아니라, 16~84퍼센타일 내의 영역) 그러면 5번째 룰을 만족하는 것이 된다.

모발검사를 해석할 때는 환자가 최근 몇 달간 먹었던 보충제들이 무엇인지를 아는 것이 중요하다. 그것이 검사의 정확도에 영향을 미칠 수 있기 때문이다, 보충제들은 대체로 필수 성분(essential element)들을 50퍼센타일에서 오른쪽으로 막대기를 움직이게 하는 경향이 있다. 기억해야 할 것은 이 룰은 통계를 베이스로 해서 만들어진 규칙이기 때문에 더욱 세세한 해석을 해보아야 하는 경우도 있다. 때때로 결과가 통계적으로 의미 있게 나타나지 않아 이 5가지 룰 안에 들어오지 않는 경우 중에도 미네랄 수송체계의 이상이 있지 않은지 의심의 눈으로 보아야 한다.

모발검사는 임신한 여성이나 수유를 하고 있는 여성에서 미네랄 수송체계가 정상임에도 첫 번째 룰이 만족되는 경우가 있다. 그렇지만 다른 룰들까지 만족하게 되는 경우는 실제로 미네랄 수송체계(mineral transport)에 문제가 있는 상태일 수 있다. 되도록이면 임신기간이나 수유 중에는 하지 않는 것이 결과를 해석하기에 좋다.

모발검사의 결과는 환자가 현재 겪고 있는 증상에 대한 많은 단서를 제공하고 현재 몸의 미네랄 균형 상태에 대한 정보를 준다. 그러나 모발검사가 절대적인 것은 아니다. 수은 중독 상태인지에 대한 가장 중요한 척도는 환자의 증상과 실제 킬레이션에 대한 반응이다.

나의 모발검사- 킬레이션을 하고 시간이 지나면서 결과가 어떻게 달라졌을까? (My own hair test – how chelation changes results over time)

이제까지 위에선 혼동을 피하기 위해 검사결과지를 일부만 보일 수 있게 했다. 실제 검사 결과지에는 위쪽에는 독성미네랄(toxic mineral)을, 아래쪽에는 필수미네랄(essential mineral)을 보여준다.

처음 모발검사는 내가 킬레이션을 시작하자마자 바로 시행한 검사 결과지이다. 그리고 두 번째는 킬레이션을 하고 일 년 뒤 시행한 검사결과지이다.

킬레이션을 처음시작했을때
(At the beginning of chelation)

POTENTIALLY TOXIC ELEMENTS				
TOXIC ELEMENTS	RESULT µg/g	REFERENCE RANGE	PERCENTILE 68th	95th
Aluminum	15	< 7.0		
Antimony	0.089	< 0.066		
Arsenic	0.30	< 0.080		
Barium	0.45	< 1.0		
Beryllium	< 0.01	< 0.020		
Bismuth	0.023	< 2.0		
Cadmium	0.15	< 0.065		
Lead	2.5	< 0.80		
Mercury	0.98	< 0.80		
Platinum	< 0.003	< 0.005		
Thallium	0.001	< 0.002		
Thorium	0.001	< 0.002		
Uranium	0.032	< 0.060		
Nickel	0.53	< 0.20		
Silver	0.14	< 0.08		
Tin	0.26	< 0.30		
Titanium	0.92	< 0.60		
Total Toxic Representation				

ESSENTIAL AND OTHER ELEMENTS							
ELEMENTS	RESULT µg/g	REFERENCE RANGE	2.5th	16th	50th	84th	97.5th
Calcium	281	200– 750					
Magnesium	30	25– 75					
Sodium	100	20– 180					
Potassium	130	9– 80					
Copper	12	11– 30					
Zinc	150	130– 200					
Manganese	0.13	0.08– 0.50					
Chromium	0.72	0.40– 0.70					
Vanadium	0.17	0.018– 0.065					
Molybdenum	0.040	0.025– 0.060					
Boron	4.4	0.40– 3.0					
Iodine	3.8	0.25– 1.8					
Lithium	0.006	0.007– 0.020					
Phosphorus	159	150– 220					
Selenium	1.1	0.70– 1.2					
Strontium	0.52	0.30– 3.5					
Sulfur	49500	44000– 50000					
Cobalt	0.008	0.004– 0.020					
Iron	14	7.0– 16					
Germanium	0.033	0.030– 0.040					
Rubidium	0.29	0.011– 0.12					
Zirconium	0.18	0.020– 0.44					

첫 번째– 킬레이션 시작하자마자 시행한 모발검사 결과

위의 결과는 내가 아직 킬레이션을 시작한 지 얼마 되지 않았을 때의 결과지이다. 이때는 비타민이나 보충제를 거의 하지 않았을 때이다. 이것이 검사지 전체 모습이다. 독성성분(toxic element)은 위쪽에 나타난다.

아래쪽 영역(essential element 영역)에서 보이는 대로 내 결과치는 이제까지 설명했던 5가지 룰에는 전혀 해당이 되지 않는다. - 그렇다면 미네랄 수송체계(mineral transport)는 아직까지 정상이라 보자. 내가 검사를 시행하기 전 내가 산업현장에서 수은에 노출이 된 것은 약 35년 전의 일이었고, 아말감을 제거한 것은 20년 전의 일이었기 때문에 세월이 많이 흘러 아마도 미네랄 수송체계는 어느 정도 정상화되어 결과치가 그렇게 나타난 것이 아닐까 추정할 수 있었다. 44장에서 확인할 수 있는데, 만약 충분하고 적당한 영양소의 공급이 몸에 적절히 잘 보충이 된다면 우리 몸은 어느 정도 킬레이션이 없이도 수은에 의한 손상을 어느 정도는 스스로 극복할 수 있다. 그리고 미네랄 수송도 정상적으로 돌아갈 수 있다. 그러나 정상 회복된 것으로 보이더라도 실제 주요 장기 중 특히 뇌(brain)에는 심각한 정도의 수은이 남아있을 수 있는 것이 사실이다. 조금 전에 말했듯이 이 분석은 통계적인 분석법이기 때문에 수은 중독의 많은 경우가 통계상 만들어진 이 룰에 만족하는 결과값을 보여주지만, 모든 수은 중독자들이 미네랄 수송체계가 망가진 것처럼 반드시 다섯 가지 룰을 만족시키는 것도 아니다. 통계 안에 들어오지 못하는 수은중독 케이스도 많이 존재한다.

모든 수은중독에서 리튬(lithium)이 낮게 나타나는 것은 아니지만, 리튬이 아주 낮게 확인이 되는 것도 눈 여겨보자. 수은 중독자들에게서 리튬의 수치가 잘 확인되지 않을 정도로 낮은 경우가 흔하기 때문이다.

위쪽에 나타나는 독성성분(toxic element)영역을 보면 카드뮴(cadmium)과 납(lead), 수은(mercury)이 높은 수준으로 나타나고 있다. - 이 세 가지 성분은 서로 시너지 효과를 가진다(그것들이 가지는 부작용들이 각각의 부작용을 더한 합보다 그 이상으로 커지는 효과를 가진다. 11장에서 설명한 바 있다). 그래서 그것들의 총 독성효과를 심각하게 높인다.

그리고 나의 경우는 비소가 높은 수준으로 나타났다.

아래는 1년 뒤에 시행한 나의 두 번째 모발검사 결과이다. 밑에 쪽 필수성분(essential element)영역을 보면 모든 성분들이 오른쪽으로 막대기가 이동해 있는 것을 볼 수 있다. 킬레이션을 하고 많은 양의 보충제를 함께 복용한 결과이다.

리튬을 보면 첫 번째 검사에서 낮은 수치를 보였는데 이제 오른쪽으로 치우쳐 거의 차트 밖으로 나갈 지경이다. - 두 번째 검사하기 전 두 달동안 나는 리튬 오로테이트(lithium orotate- 리튬이 5 mg 포함되어있다.) 120 mg을 하루 두 번씩 복용하였다. 대부분의 사람들은 리튬 부족을 교정하려면 아주 소량만 공급하면 충분하다. 현재는 일주일에 두세 번, 하루 한 번 복용으로 감량한 상태이다.

TOXIC METALS				
		RESULT μg/g	REFERENCE INTERVAL	PERCENTILE 68th 95th
Aluminum	(Al)	8.3	< 7.0	
Antimony	(Sb)	0.060	< 0.066	
Arsenic	(As)	0.15	< 0.080	
Barium	(Ba)	0.41	< 1.0	
Beryllium	(Be)	< 0.01	< 0.020	
Bismuth	(Bi)	0.044	< 2.0	
Cadmium	(Cd)	0.067	< 0.065	
Lead	(Pb)	2.4	< 0.80	
Mercury	(Hg)	0.77	< 0.80	
Platinum	(Pt)	< 0.003	< 0.005	
Thallium	(Tl)	0.001	< 0.002	
Thorium	(Th)	0.001	< 0.002	
Uranium	(U)	0.022	< 0.060	
Nickel	(Ni)	3.8	< 0.20	
Silver	(Ag)	0.10	< 0.08	
Tin	(Sn)	0.22	< 0.30	
Titanium	(Ti)	0.62	< 0.60	
Total Toxic Representation				

ESSENTIAL AND OTHER ELEMENTS				
		RESULT μg/g	REFERENCE INTERVAL	PERCENTILE 2.5th 16th 50th 84th 97.5th
Calcium	(Ca)	350	200– 750	
Magnesium	(Mg)	50	25– 75	
Sodium	(Na)	130	20– 180	
Potassium	(K)	110	9– 80	
Copper	(Cu)	13	11– 30	
Zinc	(Zn)	280	130– 200	
Manganese	(Mn)	0.23	0.08– 0.50	
Chromium	(Cr)	0.56	0.40– 0.70	
Vanadium	(V)	0.090	0.018– 0.065	
Molybdenum	(Mo)	0.036	0.025– 0.060	
Boron	(B)	5.6	0.40– 3.0	
Iodine	(I)	2.6	0.25– 1.8	
Lithium	(Li)	0.47	0.007– 0.020	
Phosphorus	(P)	165	150– 220	
Selenium	(Se)	1.2	0.70– 1.2	
Strontium	(Sr)	1.1	0.30– 3.5	
Sulfur	(S)	48600	44000– 50000	
Cobalt	(Co)	0.012	0.004– 0.020	
Iron	(Fe)	15	7.0– 16	
Germanium	(Ge)	0.036	0.030– 0.040	
Rubidium	(Rb)	0.21	0.011– 0.12	
Zirconium	(Zr)	0.055	0.020– 0.44	

두 번째− 킬레이션을 일면 시행한 후의 두 번째 모발검사 결과

다른 독성성분(toxic element)들은 다 떨어지는데 왜 니켈만 상승되어 있는지에 대해 궁금했다. 결국 하이드로코티손(hydrocorrisone)을 잘 복용하고 있는지를 담당의사에게 알려주는 목에 걸고 다니는 약 시간 알람시계(medic alert necklace)때문임을 알아냈다. 그 목걸이는 내가 훅 불었을 때 녹색빛깔의 먼지를 만들었다. 그 녹색의 먼지는 내 땀과 니켈이 섞여 만들어진 덩어리로 생각되었다. 알람시계의 니켈성분이 땀과 함께 녹아 내 몸에 일부 흡수되었던 것이다. 지금은 가죽으로 된 목걸이를 걸고 다닌다. 세 번째 검사를 시행했을 때는 니켈

의 레벨은 처음 검사했을 때 수준으로 떨어졌다.

이 일은 내가 physiotherapist(치료사)로 일할 때 치료했던 연로한 환자들을 떠오르게 했다. 그들은 관절염 때문에 구리로 된 보조기를 차고 있는 경우들이 많았다. 피부로도 심각한 양이 체내로 흡수될 수 있기 때문에 피부에 접촉하는 물건들도 조심해야 한다는 이해도가 확고하게 생겼다.

모발검사는 중금속(수은이 우리들 대부분에게 가장 중요한 문제이지만)의 레벨을 보여주고, 신체의 중금속 노출 후 상태에 대한 빅픽쳐(big picture, 큰 그림)를 보여 줄 뿐만 아니라 이렇게 유용한 디테일한 부분까지도 생각할 수 있는 정보를 주기도 한다.

모발검사도 여느 다른 검사들처럼 역시 제한점을 가지고 있다. 모발의 중금속 수치와 실제 몸 안에 가지고 있는 수치와의 관계가 복잡하며, 각각의 미네랄들도 실제 체내에 가지고 있는 미네랄 수준을 설명하는데 그 해석이 복잡하다. 그럼에도 불구하고 모발검사는 중금속중독에 대한 매우 유용한 가이드가 되며 또한 어떤 보충제가 필요한지에 대한 가이드가 되기도 한다.

추천되지 않는 검사들(Tests which are not recommended)

소변 유발검사(urine challenge test)는 정맥 내로 또는 구강으로 킬레이터를 주입한 후 소변을 모아서 그 안에 중금속의 농도를 측정하는 방법이다. 정맥 내로 DMPS(또는 다른 킬레이터들)를 주입하는 것은 매우 짧은 시간동안 많은 양의 중금속을 몸에서 유출시킬 수 있기 때문에 권장되지 않는다. DMPS와 DMSA 같은 킬레이터들은 신장을 통해 배출된다. 정맥내로 주입된 킬레이터는 더 많은 중금속을 몸에서 떨어져나오게 해서 유출시키고 혈류 내 자유롭게 떠다니는 상태를 만들지만(free-mercury, 유리된 수은), 신장이 그것을 배출시킬 수 있는 능력보다 훨씬 많은 양을 유출시키게 된다. 인체가 배출시킬 수 있는 능력은 한계가 있다. 때때로 이것이 배출되지 못하고 다시 내 몸에 재분포가 되면서 심각한 문제를 일으키기도 한다. 용량이 큰 단회성의 킬레이터들도 마찬가지로 같은 효과를 나타낼 수 있다. 유발검사에서 사용되는 DMSA 먹는 약의 용량은 10~15 mg/kg 또는 70 kg 의 성인이 700~1,000 mg 이다. 이것은 한 번에 먹기에는 굉장히 큰 용량이다. 내가 실제로 킬레이션을 하면서 심지어 24시간 동안에 이 정도 의 용량을 견뎌낼 수 있기까지도 2년이 걸렸을 정도이다.

또 다른 유발검사의 문제는 DMSA나 DMPS는 세포 밖에서 작용하는 킬레이 터라는 점이다. 단지 세포 밖에 있는 중금속에만 접근할 수 있고 세포내의 중금 속에는 접근할 수가 없다. 그래서 실제 나의 체내 전반의 중금속을 카운트할 수 있는 검사 방법은 아닌 것이다(세포 밖은 전체량의 일부이고 세포 내 더 많은 양 의 수은이 축적되어 있을 수 있기 때문이다).

유발검사의 위험성에 대해 사람들의 경험을 이 싸이트에서 찾아볼 수 있다. www.dmpsbackfire.com

Footnotes

1. James S. Woods, Michael D. Martin, Brian G. Leroux, Timothy A. DeRouen, Jorge G. Leitao, Mario F. Bernardo, Henrique S. Luis, P. Lynne Simmonds, John V. Kushleika and Ying Huang. The contribution of dental amalgam to urinary mercury excretion in children. Environmental Health Perspectives, Volume 115, number 10, October 2007.

추천 서적

Andrew Hall Cutler, PhD, PE. Amalgam Illness Diagnosis and Treatment.
http://www.noamalgam.com/
Andrew Hall Cutler, PhD, PE Hair Test Interpretation: Finding Hidden Toxicities.
http://www.noamalgam.com/hairtestbook.html

Chapter 14

변화가 필요한 의료 패러다임

Changing medical paradigms

> *"우리가 철저하게 자체 검증을 잘하고 있다고 생각하는 것이 어쩌면 가장 깊이 뿌리박힌 고질적인 편협성의 온상인 것인 경우가 있다. 가장 어렵고 다루기 힘든 분야일수록 더욱 그런 경향이 있다. 그래서 바라보는 시각이 쉽게 바뀌기가 어렵다. 그러다보니 보이지 않는 것을 보기란 더 더군다나 어려운 일이 될 수 있다."*
>
> *RD Laing - 경험의 목소리에서*

현재 의학계에 있는 사람들은 미미한 양의 중금속이라도 그것에 중독이 될 경우 얼마나 만성적으로 건강에 위해가 가해질 수 있는지에 대해서 전혀 알지 못하고, 내용을 접하더라도 회의적으로 생각한다. 그 내용을 받아들이기까지 시간이 필요할지도 모른다. 이것은 의학계에 있는 사람들에게는 어쩌면 의학적 이해의 뿌리가 흔들리는 엄청난 문제일 수도 있기 때문이다.

19세기중반에 산욕열(puerperal fever- childbed fever로도 알려져 있다.)이 유럽의 산과병원에서 흔하게 발생하였고 이것은 치사율이 10~35%에 이르렀다.

많은 여성들이 산과에 가서 아이를 낳는 것을 주저하게 되었다. 왜냐면 집에서 출산하는 경우에 오히려 산욕열은 더 드물게 발생했기 때문이다.

이것은 파스퇴르가 germ cell theory(세균이 병을 일으킨다는 세균병원설)를 확증한 실험이 있기 전이었다. 그래서 감염의 위험성에 대해 무지했고 의사나 의과대학 학생들은 해부학 실험실에서 산과분만실로 손도 씻지 않고 이동하여 산모를 돌보기도 하였다.

헝가리의 의사 이그나즈 필립 세멜와이즈는 환자를 보기 전에 클로리네이티드 라임(소독제) 가지고 손을 소독하는 것만으로 이런 질병을 막을 수 있다는 가설을 세웠다. 심지어 실제로 손을 소독한 이후 감염률을 낮췄는데도 불구하고 의과대 교수들에게 비웃음을 당하고 병원에서 해고를 당했다. 이후 몇 년간 그 당시 저명한 의사와 과학자들로부터 컨퍼런스와 저널을 통해 지속적으로 공격을 받았다. 세멜와이즈는 의학계에서 설 자리를 잃고 스스로 무너져갔다. 그리고 나중에는 결국 정신과병원에서 생을 마감했다.

집단에서 세멜와이즈 반사(semmelweis reflex)가 존재하는 것은 이미 정설로 받아들여지고 있는데, 세멜와이즈 반사는 원래 가지고 있던 개념에 반하는 새로운 패러다임에 관하여 일단 즉각적인 거부나 반대를 표하는 경향에 대한 신조어로 쓰이고 있다.

위궤양은 1600년대 이후 의사들이 다루어왔다. 위궤양은 위산의 생산을 증가시키는 스트레스에 의해 생기는 것으로 생각해왔다. 그래서 "위산이 없으면 위궤양도 없다"는 일관된 개념을 가지고 치료해왔다. 위궤양이 회복될 수 있는 시간을 주기 위해 몇 달간 위산을 낮추는 다양한 약제들을 복용하게 되었다. 이 방법은 보통은 효과를 보인다. 그러나 50~95%가 다시 재발을 하였기 때문에 장복할 수 있도록 용량이 개발되었다.

병리학자들은 오랫동안 위궤양을 가진 환자의 위 속에 박테리아가 있다는 것을 알고 있었다. 그러나 이것들이 질병의 이환상태와는 상관없이 당연히 조직검사과정에서 생기는 오염에 의한 것으로 생각했다. 위의 내용물이 너무 산성이라 당연히 박테리아가 살아남기 힘든 곳이라 단정한 것이다. 박테리아가 존재할 수 없다고 단정을 짓고 바라보았다. 그래서 위에서 특정 박테리아가 살고 있다는 사실을 눈으로 보고도 그것을 문제가 있다고 생각하지 못했다.

1979년에 호주의 로빈 워렌(Robin Warren)이라는 병리학자가 조직의 50%의 표면에서 자라고 있는 꼬불꼬불하고 작은 박테리아를 발견했고, 그 주변부로 염증반응이 생겨있는 것을 확인했다. 1981년 워렌은 생리학자인 베리마셜(Barry Marshall)을 만났다. 그리고 두 사람은 이 꼬불꼬불하게 생긴 박테리아에 관해 연구하기 시작했다.

1982년에 마셜과 워렌은 정기적인 내시경을 한 환자들의 위 조직검사를 가지고 파일럿스터디(pilot study)를 하였다. 환자의 위 조직에서 박테리아의 존재를 분석하였다. 이 꼬불꼬불하게 생긴 박테리아-후에 헬리코박터 파일로리(Helicobacter pylori)로 이름이 지어졌다.-는 22명의 위궤양을 가진 환자 중 18명이 가지고 있었다. 그리고 13명의 십이지장궤양을 가진 환자 중에는 13명 모두 이 박테리아를 가지고 있었다. 이 박테리아를 가지지 않은 위궤양 환자는 비스테로이드성 소염제(non-steroidal anti-inflammatory drugs)를 복용하고 있었고, 이 비스테로이드성 소염제 또한 위궤양을 만드는 또 다른 인자로 알려져 있다.

이 가설을 확인하기 위해서 마셜은 헬리코박터 파일로리 균주 30밀리그램을 스스로 먹었다. 7일 후 그는 통증이 생기고 구토를 하기 시작했다. 내시경 소견에서 위에 염증이 진행되고 있는 것을 확인했다. 며칠 후 그는 항생제를 복용하기 시작했다. 그의 위의 염증은 회복되었고 헬리코박터가 위궤양을 일으키는 인자라는 것을 스스로 증명하였다. 그리고 위궤양이 항생제에 의해 치료가 될 수 있다는 것을 보여주었다.

마셜과 워렌은 그들의 연구의 결과를 College of Physician at Royal Perth Hospital에 발표하였으나 그들의 이론은 받아들여지지 않았다. 대부분의 의사들은 회의적으로 받아들였다. 나중에 그들은 호주의 Gastroenterological Society(위장관 협회)의 회의에 그들의 연구 요약본을 제출하였다. 이 제출본 또한 너무 중요도가 미약하다는 이유로 개제를 거부당했다.

마셜과 워렌은 자신들의 논문을 '란셋(The Lancet)'에 제출했다. 편집자들은 개제를 주저하였고 논문을 동료들은 어떻게 평가하는지에 대한 'peer review'를 요구하였다. 그러나 그들의 결과가 믿을만한 결과라는 것이라는 평가를 써줄 동료를 아무도 찾지 못했다. 닥터 스키로우(Dr. Skirrow)가 다시 한번 실험실에서 같은 실험을 반복하고 난 이후 같은 결과를 확인하였다. 이 결과 값을 가지고 다시 란셋에 접촉하였고, 마셜과 워렌의 실험은 1984년 6월에 란셋에 개제가 되었다.

그 이후에도 마셜과 워렌의 위궤양에 대한 박테리아 가설은 닥터 란소호프(Dr. Ransohoff)라는 뛰어난 위장관 전문학자가 마셜과 워렌의 결과가 무시할 수 없는 결과라고 의학계에 설명하였던 1994년까지도 주변에 아무런 반응도 얻어내지 못했다.

십이지장궤양이 주로 위산에 의해 발생한다는 오래된 가설은 Helicobacter pylori라는 박테리아에 의해 발생한다는 가설을 가지고 10년간을 지속적으로 공략하고 나서야 마침내 무너졌다. 위산 가설은 1994년 이전 몇십 년간 최고위에 있는 가설이었고, 아무도 그에 대한 이견을 가지거나 생각해보지도 않았다. 10여 년에 걸쳐 Helicobacter pylori의 중요성에 관한 강력한 증거들이 쌓이면서 이전에 그것을 회의적으로 생각했던 학자들까지 생각을 바꾸게 되었다. 지금은 위궤양이 있으면서 헬리코박터균이 확인될 시는 항생제를 이용하여 제균한다.

마셜과 워렌이 제시했던 증거들이 어떤 문제가 있었기 때문에 학계의 저항을 받았던 것이 아니다. 오랫동안 믿어왔던 믿음을 바꾸기를 주저하는 사람들의 반응 때문이었던 것이다.

씨메로살(thimerosal)과 치과용 아말감으로 인해 많은 환자들이 중독증상을 겪는 경우를 의사나 치과의사들이 자신의 임상 경력을 통해 경험을 많이 가지고 있지만, 그 가능성에 대해 조사를 하는 것에 대해서 위와 같은 주저함을 보인다. 게다가 이 사실을 인정하게 된다면 의학계나 치과계의 전문가들은 책임을 면하기 힘들게 될 수 있을 것이다.

치과협회와 백신 제조회사들이 그들의 생산품의 독성에 대해 계속해서 부인하는 것보다 기존의 믿음에 대한 사람들의 편견과 재정적인 손실에 대한 두려움이 더 큰 문제인 것이다.

Chapter 15

수은은 여러 다양한 질환에 영향을 미친다.

Mercury's role in various disease

　다음의 챕터에서는 여러 가지 질환의 오리진(origin)과 원인(cause)에 있어 수은이 미치는 영향에 대해 기술하고 몇 가지 임상스터디와 사례(case history)들을 살펴보겠다.

　사례는 의학계에서 낮은 근거 레벨(evidence level)을 가진다. 즉, 원인과 결과를 연결 짓는데 근거가 낮은 것으로 판단한다. 지금은 무작위 대조실험(random-ized controlled trial)의 시대라 해도 과언이 아니다. - 근거 레벨이 상당히 상위에 있어 보통 무작위 대조실험을 통한 연구 결과물의 경우 널리 그 적합성이 받아들여진다.

　여기서 거론되는 몇몇 질환의 사례는 의학적으로 서술된 사례만 한 두 개 정도 거론한다. 이것은 실제 의학계에 있는 사람들이 질병을 다루다가 치료 중에 결국에 가서 알고 보니 전혀 고려에도 없던 중금속의 중독이었다는 식의 사례발표의 형식이 대부분이다. 그만큼 의심하는 사람이 적다 보니 무작위 대조실험은 고사하고 우연히 밝혀진 몇 건의 사례가 있는 것이 고작이다.

　다음 챕터들을 열거하는 목적은 수은을 포함한 중금속의 중독이 다양한 증상과 다양한 질병을 야기할 수 있다는 것을 보여주고자 하는 것이다. 수은에 의해 유발된 질환이 한 개인에게 발생했다면 이것이 단지 그 개인에게만 유일하게 발생할 수 있는 일은 아닐 것이다. 다른 사람도 역시 같은 기전에 의해 같은 상황이 되면 같은 증상을 겪을 수 있을 것이기 때문에 의미가 분명히 있다고 볼 수 있다. 무작위 대조실험은 아직 없지만 의심의 눈을 가지고 검사하고 치료가 된 사례가 쌓이게 되면 언젠가는 대단위 무작위 대조실험도 가능하리라 본다.

사례(case history)는 일화적인 내용으로 기술되는 것이다. 어떤 철저한 과학적인 분석에 의하기보다는 환자의 관찰기록과 같다. 그렇지만 케이스 스터디나 케이스 히스토리는 개인에 관해서 의학적으로 관찰하는 기록이다. 사실 의학의 시작이 환자에 대한 관찰이고 의학의 끝도 마찬가지로 환자에 대한 관찰로 끝난다. 게다가 여러 환자를 대상으로 한 큰 규모를 관찰하는 것이 아니기 때문에 관찰의 질이 높다고 할 수 있다. 사례보고는 더 테크니컬하고, 어쩌면 보편적인 연구보고서에서는 찾기 힘든 더 깊이 있는 정보를 제공할 수도 있다.

Chapter 16

주의력 결핍 과잉 행동 장애

Attention deficit and hyperactivity disorder, ADHD

주의력 결핍 과잉 행동 장애와 중금속 노출이 관련이 있다는 상당한 증거들이 있다. 대부분 이것은 아이들의 납의 노출과 관련이 있다는 내용이고, 수은과도 관련이 있다는 증거들도 몇 가지 있다.

2012년에 미국질병관리본부(Center for Disease Control, CDC)는 납에 대한 우려 수준을 기존의 혈액 내 납 농도를 데시리터당 10마이크로그램에서 5마이크로그램까지 낮추었다. 그리고 기존에 생각했던 것보다 두 배는 더 독성이 강하다고 덧붙였다.

이것이 상당히 낮은 숫자처럼 들릴 수 있겠지만, 캘리포니아 대학의 러셀 플레갈(Russell Flegal)과 도날드 스미스(Donald Smith) 교수는 이것이 산업화 이전 사람들에게 노출되던 수준의 300배에 달한다고 추정했다. 인간의 몸이 불과 3~4세기 사이에 이렇게 엄청나게 증가된 양의 납 성분에 적응되어 괜찮을 수 있도록 진화되었을 것 같지 않다.

사실, 우리의 몸이 현재 노출되고 있는 납의 수준에 대처가 불가능하다는 좋은 증거가 있다.

위스콘신-밀워키대(University of Wisconsin-Milwaukee)의 조셉 브라운(Joseph Braun)과 그의 연구팀은 1999년부터 2002년까지 미국 국민건강영양조사국(NHANES)으로부터 의뢰받아 4,704명의 데이터를 분석하였다. 그들은 혈중 납 레벨이 최고 5분위(fifth quintile-상위 20%) 내에 있는 아이들이 낮은 범위에 있는 아이들보다 ADHD로 발달할 위험이 4.1배이라고 확인하였다.

연구자들은 두 번째 분석을 했는데 이번에는 혈중 납 농도가 5 mcg/dl보다 낮은 아이들만 골라 실험했다. 여기서 높은 상위 분위에 있는 아이들은 (2.0~5 mcg/dl) 낮은 분위에 있는 아이들보다 ADHD의 위험도가 4.5 배나 높았다. 이것은 심지어 CDC가 하향 조정한 혈중 납 농도 5 mcg/dl도 그다지 충분히 안전한 수준으로 낮추었다고 생각할 수 없다는 것을 말해준다.

납 농도의 분위	범위(mcg/dl)	상대 위험도(relative risk)
1분위	0 - 0.7	1
2분위	0.8 - 1.0	1.1
3분위	1.1 - 1.3	2.1
4분위	1.4 - 2.0	2.7
5분위	2.0 -	4.1

납 농도에 따른 ADHD 의 상대 위험도를 보여준다.
5분위는 납 농도가 가장 높은 아이들의 20%를 말한다.

11장에서 본대로, 한 가지 이상의 중금속에 동시에 노출이 되는 것은 그 독성에 시너지효과를 가져온다. 배 이상의 독성효과를 가져올 수 있다.

이런 시너지효과는 중금속에만 국한되지 않는다. 니코틴과 같은 독소는 중금속의 독성을 높일 수 있다. 씬시네티 아동병원 메디컬센터의 프로엘리히(Froelich)와 그녀의 동료들은 2001년에서 2004년 사이에 8세에서 15세 사이 2,588명의 아이들을 태아상태에서 노출이 된 담배와 납의 레벨을 NHANES 데이터를 통해 분석하였다. 그리고 연구자들은 그 그룹 내에서 ADHD 진단과 연결지어 보았다.

그들은 다음과 같은 결과를 확인했다.
- 자궁 내에서 담배에 노출이 된 아이들에게서 ADHD가 2.4배 더 많았다.
- 혈중 납의 레벨이 상위 3분의 1내에 있는 아이들에게서 ADHD가 2.3배 많았다.
- 그러나 납의 레벨이 상위 3분의 1내에 있으면서 담배에 노출이 있었던 아이들에게서는 상대적 위험도(relative risk)가 8.1에 달했다.

신시네티 팀은 태아기 담배의 노출과 납 두 가지 모두 학습하는 과정에 필수적인 뇌의 도파민 시스템을 변화시키는 결과를 보였다고 결론을 내렸다. ADHD는 다른 것들보다 학습에 장애를 가지는 질환이다. 아말감을 가진 사람들이 흡연자인 경우가 2.5배나 더 많다. 그러므로 부모가 흡연자인 가정의 아이들의 경우 모체의 아말감으로부터 수은에 노출되었을 가능성 또한 높을 수 있다는 것은 이 스터디에서는 고려되지 않았다.

ADHD와 수은의 관계는 광범위하게 연구된 바는 별로 없다. 그러나 홍콩에서 52명의 ADHD 아이들의 혈중 수은 레벨을 가지고 시행한 한 스터디는 EPA기준 5.8 mcg/L를 넘어서는 농도를 가진 아이들이 그것보다 낮은 레벨을 가진 아이들보다 10배나 더 많이 ADHD가 발생했다는 결과를 얻었다(p=0.001).

1999년~ 2000년 사이 미국 정부의 NHANES 조사에서 전체 인구를 대상으로 살펴보았을 때 8%에 해당하는 여성이 5.8 mcg/L (EPA 안전기준 최대치)의 수치를 초과했다. 그래서 미국에서도 약 연간 30만 신생아들이 태중에서부터 위험한 수준으로 수은에 노출이 되어 학습 장애나 다른 건강상의 문제를 일으킬 위험을 가지고 태어난다.

수은중독의 위험에 처한 것은 비단 신생아나 영유아만의 문제가 아니다. 좀 더 큰아이들도 또한 수은에 영향을 받을 수 있다. 다음의 사례에서도 볼 수 있다.

월스트리트 저널에서 학교에서 항상 우수했던 샌프란시스코의 학생 매튜 데이비스에 대해 보도했다. 매튜는 4학년이었을 때 수퍼 히어로에 대한 이야기를 글로 쓰고 시리즈를 연재했다. 2003년에 매튜가 5학년이 되었을 때 갑자기 학교 수업에 관심을 잃었다. 학교 수업에 집중을 하지 못하는 모습을 보였다. 그리고 간단한 덧셈도 갑자기 하기 어려워했다. 그의 엄마는 또한 그의 손가락이 꼬이기 시작하고 더 이상 축구공을 잡지도 못한다는 것을 알아차렸다.

신경과 의사는 혈액검사를 했고, 매튜의 혈중에서 EPA (Environmental Protection Agency)의 안전수치 최대치의 두 배에 이르는 수은 레벨을 확인했다.

그의 부모는 그 이유를 알 것 같았다. 최근 몇 년간 매튜는 건강식을 검색하다가 알아낸 하얀 알바코 참치를 하루 85에서 170그램 정도를 먹어왔다. 이것으로 인해 아마 메틸수은이 심각한 수준으로 체내 들어왔기 때문일 것이라 추정했다.

EPA에서 메틸수은은 0.1 mcg/kg/day로 안전수치를 제한하고 있다. 하얀 알바코 참치는 메틸수은을 0.35 mcg/g을 함유하고 있다. 그렇다면 매튜는 하루에 메틸수은을 30에서 60 mcg 정도를 섭취하고 있었던 셈이다. EPA가 정한 안전수치 최대치의 11에서 22배가 되는 양이다.

아말감의 가진 사람들이 평균 수은을 섭취하게 되는 양과 매튜가 먹은 수은의 양을 비교해보면 매튜가 겪은 건강상의 문제는 굉장히 흥미롭다. 9장에서 우리는 WHO가 추정한 아말감을 통한 평균 수은의 흡수량은 하루 3.8~ 21 mcg이다. 매튜만큼 상당량이지만 그것은 침(saliva) 안에 있는 수은의 양은 카운트하지 않은 수치이다. 9장에서 핀란드의 스터디에서도 보았지만 아말감을 가진 사람들은 평균적으로 침을 통해 4~5 mcg의 무기수은을 추가적으로 더 흡수하게 된다. 게다가 침 안에 있는 수은이 박테리아에 의해 메틸수은으로 전환되면 이 메틸수은의 95%는 그대로 흡수가 될 수 있기 때문에 총 수은양은 더욱더 많을 수 있다. 아말감을 가진 사람들은 매튜처럼 일 년 정도가 아니라 10년 이상의 기간 동안 꾸준히 수은에 노출이 되는 경우가 많다. 그 기간에 걸쳐 수은은 점차 장기 내에 차곡차곡 축적이 되고 있는 것이다.

EPA와 FDA의 전문가들은 이 메틸수은에 대한 안전 참고치는 연구에서 학습장애에 영향을 보여주었던 수치의 10분의 1로 정해진 것이라 했다. 월스트리트 저널의 리포터가 인터뷰를 했을 때 FDA의 식품안전 담당자인 Acheson박사는 이것의 효과는 미미하고 대단치 않다고 설명했고, 누가 봐도 명백하게 오래 지속되는 그런 정신장애와는 거리가 멀다고 대답했다. 이런 일이 매튜에게만 일어날 수 있는 일이라고 말할 수는 없을 것이다. 얼마나 많은 다른 아이들이 이와 같은 일을 겪었을지는 알 수 없는 일이다.

2013년 4월 뉴욕타임지는 미국 학교 학생의 11% 그리고 고등학생의 경우 5분의 1이 ADHD를 진단받았다고 보고했다. 안타깝게도 의사들은 중금속과 학습장애 사이의 연관성에 대해서 잘 모르는 것 같다. 그래서 매튜처럼 검사를 하게 되는 경우는 상당히 드물다. 만약 증상이 중금속에 의해서 생긴 것이라면 원인의 해결이 없고서는 치료가 가능하지 않을 것이다. Ritalin이나 Adderall과 같은 여러 가지 부작용이 동반될 수 있는 약제로 증상을 조절할 것이 아니라 원인을 해결하는 것이 먼저인 것이다.

다행히도 매튜는 2년간 먹어왔던 알바코 참치를 먹는 것을 중단했고 이후 수은레벨은 아주 낮아졌다. 학교에서 학습수행과 운동능력들이 드라마틱하게 좋아졌다. 그리고 그는 다시 글을 쓰기 시작했다. 그러나 매튜의 의사는 이후 어떤 장기적인 손상이 그에게 나타날 수 있는지는 예측하기 어렵다 했다.

뉴욕 주립대 소아과의 칼파나 파텔(Kalpana Patel)의사는 파일럿 스터디에서 자폐와 ADHD를 가진 10명의 환아들을 치료했다. 아이들은 3개월에서 6개월에 걸쳐 다음과 같은 다차원적인 치료를 받았다.

1. 몰드, 살충제, 담배와 기타 화학 물질 등의 환경적인 유발인자들을 제거
2. 설탕을 낮추고 인공첨가물을 줄인 오가닉 식이
3. 소화효소와 유산균을 포함한 위장관 보조제를 복용
4. 항원 주입 치료
5. 영양소 보충 (Nutritional supplements)
6. 중금속 킬레이션 치료
7. 비타민 B12 주사제
8. 행동교정교육치료

모든 아이들이 치료가 끝났을 때 의미 있게 신체적 행동적인 면들이 향상되었고, 소변에서 보였던 중금속 레벨도 치료 전 수준보다 약 50% 정도로 낮아졌다. 아이들 중 4명은 특수교육을 받다가 일반교육을 받을 정도로 호전되었다.

이 실험은 위의 어떤 치료들이 효과가 있게 작용한 것인지는 알 수가 없으나 상당한 효과를 얻은 개인적인 케이스들이 많이 보고되었기 때문에 분명히 좀 더 여러 시도를 통해 증명해 볼 만하다.

Footnotes

1. Flegal AR, Smith DR. Measurements of environmental lead contamination and human exposure. Reviews of Environmental Contamination and Tox-

icology [1995, 143:1-45.

2. Joseph M Braun et al. Lead blood levels and relative risk of attention deficit disorder. Exposures to Environmental Toxicants and Attention Deficit Hyperactivity Disorder in US Children. Environmental Health Perspectives 114, 1904-1909. (2006).

3. Froehlich T. et al. Association of tobacco and lead exposures with attention deficit / hyperactivity disorder. Pediatrics 2009;124, e1054.

4. Wong, V. (2006). Attention-deficit hyperactivity disorder and blood mercury level: a case-control study in Chinese children. Neuropediatrics, 37, 234-240.

5. Peter Waldman, Mercury and Tuna: U.S. Advice Leaves Lots of Questions. Wall Street Journal, August 1, 2005.

6. Kalpana Patel and Luke T. Curtis A Comprehensive Approach to Treating Autism and Attention-Deficit Hyperactivity Disorder: A Prepilot Study. The Journal of Alternative and Complementary Medicine. December 2007, 13(10): 1091-1098. doi:10.1089/acm.2007.0611.

Chapter 17

사회성

Socialization

17세기부터 20세기 초까지 대부분의 "mad hatters 미치광이 모자제조자"는 많은 국가에서 펠트를 만드는 과정에서 흡입된 수은 증기에 의해 중독된 모자를 제조하는 여성들이었고, 그들은 극도의 부끄러움을 나타내는 증상을 보였다. 이것은 지금에 와서는 social phobia(사회공포증), 또는 social withdrawal(사회적 거부 증세)라 일컬어지는 증상이다.

10장에서 보았던 스톡 교수는 다음과 같이 써내려간다.: "자연적으로 서로 모여서 사랑하는 삶에서, 나는 우울하게도 내 스스로 물러났고, 대중으로부터 동떨어지고, 사회적 활동과 사람들에게서 달아났다…"

모자제조자들이 있었던 시기 이후 몇 세기가 지나, 그리고 알프레드 스톡이 회복한 이후 90년이 지난 지금 치과 아말감을 가진 환자들이 친구와 가족 그리고 사회로부터 자신들이 고립되어 고통을 겪고 있다고 호소하는 내용들이 인터넷 건강 포럼을 달구고 있다. 한 사례로 6개월간 친구를 만나본 적도 없고 만나고 싶은 생각도 없다고 하는 이의 글이 생생하게 기억이 난다. 이런 내용은 아주 흔하게 이 포럼에 있는 사람들 사이에서 오르내리는 내용이다. 자신이 다른 사람과 아주 다르게 생각이 된다는 것이다(마치 완전히 다른 영역에 존재하는 사람 같다고 표현한다). 다른 사람의 눈을 바라볼 수 없고, 초조하고 불안하며 다른 사람의 목소리나 태도에도 굉장히 예민해진다. 이런 초조함과 불안감에서 벗어나 안정을 얻기 위해서 수은에 중독된 사람들은 다른 사람들과 같이 있는 것을 거부하는 경향이 생기는 것이다.

자폐 아동들이 다른 사람들의 감정을 읽는 데 어려움을 겪고, 가까운 관계를 형성하는 능력을 가지지 못하는 것처럼, 혼자만의 고립감을 추구한다.

자폐 유아는 사회적인 자극과 사회적 미소에 대한 반응이 별로 없다. 다른 사람들을 잘 바라보지 않고, 자신의 이름을 호명하는데도 반응이 떨어진다. 걸음마 할 때 쯤의 자폐 아동들은 눈 맞춤이 약하고 사람 사이에 주거니 받거니 하는 턴 테이킹(turn taking)이 잘되지 않는다. 3세에서 5세 정도에 이른 자폐 아이들은 사회적인 이해도가 떨어지고, 다른 사람들에게 접근하려 하지 않는다. 다른 사람을 모방하거나 다른 사람의 감정에 호응하는 것도 잘 되지 않고, 비언어적인 방법의 의사소통도 잘 이뤄지지 않는다. 다른 사람과 주고받는 상호관계 형성도 어렵다. 그러나 그들은 주 보호자에게는 애착을 형성한다. 나이가 좀 있는 아이들이나 성인 자폐인에게 얼굴인식이나 감정인지의 테스트를 해보면 그 실험결과는 일반인에 비하여 매우 떨어지는 결과를 보인다.

자폐 아동들은 혼자 있기를 더 좋아한다고 일반적으로는 믿고 있지만, 고기능의 자폐 아이들은 다른 일반아동들에 비해 훨씬 더 강하고 빈번하게 외로움을 느낀다. 우정을 쌓고 우정을 유지하는 데 있어 자폐를 가진 아이들은 훨씬 어려움을 느끼는 것으로 밝혀지고 있다.

http://en.wikipedia.org/wiki/Autism

자폐 아동 부모를 대상으로 시행된 조사에서(2만 9000명) 보면 중금속의 킬레이션이 자폐증을 경감시키거나 회복하게 하는 가장 효과가 좋았던 치료로 꼽고 있다. 72%의 부모들이 자폐증에 효과가 있다고 보았고, 몇 가지 동물 대상 실험에서는 수은이 자폐증과 같은 증상들을 일으키는 것을 보여주고 있다.

수은 중독이 사회적 유대감(Bonding)에 미치는 영향
(Effect of mercury poisoning on bonding)

프레리볼은 북아메리카의 초원에서 발견되는 쥐와 같은 설치류 동물이다. 그것들이 집단을 이루고 살고, 사람과 유사한 사회적인 행동을 보이기 때문에 사회적 유대감(social bonding)에 대한 연구를 하는 데 종종 이용된다. 포유류 중에 몇 안 되는 일부일처제를 따르는 종중의 하나이다. 한 쌍이 교배하면, 일단 그 관계는 일생동안 유지된다. 심지어 암컷이 죽더라도 수컷은 다른 파트너를 찾지 않는다. 이런 유대적인 행동을 하는 것은 화학적으로 dopamine과 oxytocin 그리고 vasopressin의 영향 때문으로 여겨진다.

고립감, 모르는 사람에 대한 두려움, 긴밀한 사회적인 애착을 쉽게 형성하지 못하는 것이 자폐의 전형적인 증상이다. 오클라호마 대학의 J thomas curtis와 그의 동료들은 이런 증상들이 수은의 중독과 관련이 있는지에 대해 결정하기 위해 셋팅을 했다. 그렇게 하기 위해서 프래리볼 그룹에게 수은과 카드뮴으로 오염된 물을 먹였다. 세 번째 그룹은 대조군 그룹으로 수은이나 카드뮴에 오염되지 않은 물을 먹였다.

10주 후에 사회적 상황에 대한 반응 테스트를 진행하였다. 각 대상 프래리볼은 빈 우리에 넣어놓고 그 우리를 다른 우리와 짧은 튜브를 통해 연결하였다. 다른 우리에는 친숙한 프래리볼이 들어가거나 또는 이전에 만난 적이 없는 프래리볼이 들어가 있었다. 이 친숙한 프래리볼과 친숙하지 않은 프래리볼(둘 다 자극을 하는 역할로 이용된다.)은 대상 프래리볼과 같은 성별로 구성되었고 그것을 우리에 묶어 놓았다. 그리고 사회적 접촉이 만들어지는 것을 대상 프래리볼이 이 자극 프래리볼에게 다가가는 접촉정도로 확인하였다.

자극 프래리볼에게로 다가가는 것이 모니터되었고, 측정 내용은 대상 프래리볼이 자극 프래이볼에게 직접적인 접촉을 하는 정도였다.

연구 자료를 분석했을 때 카드뮴이나 수은을 먹은 수컷의 프래리볼은 다른 대조군의 프래리볼에 비해서 다른 낯선 프래리볼이 나타났을 때 접촉시간이 절반 또는 그 이하로 떨어졌다. 그러나 암컷의 경우는 행동에 별다른 변화가 없었다.

대상 프래리볼이 또한 낯선 상대와의 관계에만 영향이 있을 뿐 기존의 관계는 별다른 변화가 없던 것도 눈여겨 볼만하다.

(전형적으로 자폐 아동이나 수은 중독이 된 성인의 경우 기존에 가깝게 지내던 사람과는 이전과 같은 반응을 하지만 새로운 관계를 형성하고 싶어 하지는 않는다.)

또한 수컷만 영향이 있지 암컷에게는 별다른 영향이 없는 것도 또한 놀라운 결과이다. 이것은 사람에게서도 자폐의 발생이 남성에게 높은 것과 비슷한 결과이다. - 자폐는 남성의 비율이 여성의 4배에 달한다.

이 프래리볼의 뇌를 부검해서 분석했는데 실제로 수컷과 암컷의 뇌 안의 수은의 양은 일치하였다. 수은의 뇌 안의 분포량은 성별에 따라 차이가 없지만 행동의 차이가 나타나는 것을 볼 때 수컷이 같은 양에도 영향을 더 많이 받는다는 해석이 된다. 이것은 배양된 신경세포를 가지고 수은의 영향에 대한 연구를 한 화학자이면서 수은 연구자인 보이드 헤일리(Boyd Haley) 교수의 실험에서 에스트로겐이 수은의 영향을 막아준다는 연구를 뒷받침하는 내용이기도 하다.

독일의 베르겐대학(University of Bergen)에서 30여 구의 카데바(cadaver, 시신)을 부검한 연구는 수은에 의한 손상과 인간의 애착(Bonding)문제와 관련 가능한 메커니즘을 설명하고 있다. 뇌하수체와 시상하부는 뇌의 다른 부분에 비해 수은에 영향을 더 받는다. 왜냐하면 그것은 BBB (blood-brain barrier, 혈뇌장벽-혈관과 뇌 사이에는 장벽을 가지고 외부물질과의 접촉을 최소화시킨다.)에 의해 보호받지 않기 때문이다. BBB는 뇌로 들어오는 외부 물질들을 들어오지 못하게 막고 보호하는 역할을 한다. 독일의 연구에서 대상자(아마도 치아나 의료적으로 또는 다른 배경적인 수은의 노출이 있는 사람이었을 것이다.)의 뇌하수체에서의 수은양이 후두엽 피질(두개골 뒤쪽의 뇌부분)부위에 있는 수은의 양보다 11배나 많았다.

시상하부와 뇌하수체는 옥시토신과 바소프레신을 생산하기 때문에 이 호르몬들의 레벨이 수은의 영향을 받았을 것이고 이것이 bonding behavior(유대관계, 애착, 사회적 관계)에 영향을 미쳤을 것이다.

요약하면 수은 중독의 주요 증상 중 하나는 사회성의 미숙함(social awkwardness), 사회적 거부(social withdrawal), 그리고 사회적인 고립(social isolation)이다. 이것들은 18세기 모자 제조자들, 수은을 다룬 과학자들, 자폐 아동들, 그리고 아말감을 가진 사람들이 똑같이 경험하는 증상이고, 이제 한 가지 더 수은에 중독을 시킨 프래리볼에 의해서도 그 증상을 확인하였다.

여성보다 남성이 더 영향을 받고 특히 기존의 관계나 일차적 관계에 있는 사람이 아닌 새로운 관계를 형성하는 데 문제에 크게 영향을 받는다. 우리의 bonding chemical(유대관계에 필요한 화학물질)을 생산하는 내분비샘 중에 적어도 한 가지는 수은에 의해 영향을 받고 있는 것일 것이다.

Footnotes

1. J. Thomas Curtis, Amber N. Hood, Yue Chen, George P. Cobb, David R. Wallace Chronic metals ingestion by prairie voles produces sex-specific deficits in social behavior: An animal model of autism. Behavioural Brain Research Volume 213, Issue 1, 12 November 2010, Pages 42-49.

2. Boyd E. Hayley Mercury toxicity: Genetic susceptibility and synergistic effects. Medical Veritas 2 (2005) 535-542.

3. Lars Bjorkman, Birgitte F Lundekvam, Torgils Laegreid, Bjorn Bertelsen, Inge Morild, Peer Lilleng, Birger Lind, Brita Palm and Marie Vahter Mercury in human brain, blood, muscle and toenails in relation to exposure: an autopsy study. Environmental Health 2007, 6:30.

Chapter 18

수은과 자폐

Mercury and autism

백신의 보존제로 쓰이는 씨메로살(thimerosal)내에 있는 수은이 최근 몇십 년간 자폐 발생이 급격하게 증가한 것에 대한 원인이라고 믿는 중독학자들이 있다.

백신이 만약 자폐를 일으키는 것이라면 전제가 되어야 하는 것들이 있다.

1. 백신은 뇌세포에 독이 될 수 있는 성분을 포함해야 한다.
2. 자폐를 일으키는 아이들은 이 독성성분에 훨씬 예민한 아이들이어야 한다.
3. 이 독성성분을 제거 후 회복(Recovery)이 가능해야 한다.
4. 자폐의 발생은 백신을 맞는 아이들의 수가 많아질수록 발생률이 증가해야 한다.

위의 전제가 실제로 사실이라는 것을 다음에서 보겠다.

자폐 발생이 늘고 있다(The rise of autism)

자폐는 보통 만 3세 이전에 시작되는 발달장애이다. 신경계의 발달의 이상으로 의사소통과 사회적인 상호 교류에 장애를 보인다. 아이들은 보통 반복적이고 상동적인 행동들을 보인다. 최근에는 DSM -V 진단기준에 따라 자폐스펙트럼장애로 불리면서 예전의 자폐, 아스퍼거증후군, 딱히 분류되지 않는 전반적 발달장애 PDD-NOS (pervasive developmental disorder not otherwise specified)가 하나로 모두 통칭하게 되었다.

과거 몇십 년간 자폐의 발생이 심각하게 증가해왔다. 1960년대 미국에서는

10000명의 아이 중에 4케이스 정도 발생하던 것이 2005년에는 30~60명까지 증가한 것으로 추정된다.

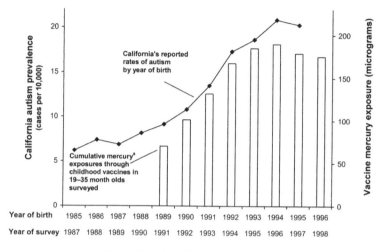

the Institute of medicine on July 16, 2001

여러 나라에서 보이고 있는 자폐증 비율의 증가는 예방 접종률에 따라 실제 유아체내 유입된 수은의 양과 아주 나란히 상승곡선을 그린다. 상관관계가 원인과 바로 인과관계를 가지는 것은 아니지만 신경 독을 가진 수은을 함유하고 있는 씨메로살을 포함한 백신은 자폐의 원인에 기여한 것이 분명하다는 의심을 하기에는 충분하다.

백신은 신경독을 함유하고 있다(Vaccines contain neurotoxins)

백신은 신경독을 가진 것으로 널리 알려진 최소 두 가지 물질을 함유하고 있다. 수은을 함유한 씨메로살과 알루미늄이다. 알루미늄은 보통 알루미늄 포스페이트(aluminum phosphate) 또는 알루미늄 하이드록사이드(aluminum hydoxide)형태이다. 씨메로살은 백신이 세균에 의해 오염되는 것을 방지하기 위해 첨가되며, 알루미늄은 보조제로 첨가된다. 보조제란 백신이 박테리아나 바이러스에 대한 면역반응이 증폭되도록 하는데 이용되는 첨가물질이다. 만약 백신에 이런 보조제가 없이 사람들에게 적용이 된다면 아마도 백신을 맞은 사람들의 30~40% 정도만이 면역력을 획득하게 될 것이다. 이 보조제를 첨가함으로써 90% 대에 달하는 면역획득 성과를 얻게 된다.

그런데 이 성분들이 신경독성을 가지고 있다는 사실에 대해서는 이견이 없는 내용이다. 그러나 화학성분들이 어느 정도의 용량에서 부작용이 발생할 수 있는지, 반복해서 맞게 되는 경우에 그 독성을 어느 정도 높일 수 있는지에 대해서는 과학자들 사이에서 이견이 아직 분분하다.

씨메로살이 자폐의 원인이 아니라는 것을 증명했다고 주장하는 연구들(그러나 속을 들여다보면 실제로는 반대로 자폐의 원인이라는 증명을 해주고 있다.) Studies which purport to prove thimerosal dose not cause autism (but actually prove otherwise)

백신과 자폐가 관련이 없다는 스터디는 적어도 4개 정도가 있다. 그래서 아주 과학적인 사람이나 아닌 사람이나 백신의 안정성이 잘 증명되어있다고 생각할 수 있다. 그러나 데이터를 잘 들여다보면 스터디 수행자가 수익과 관련된 관계자이거나 계산방식에 있어서 에러를 범했거나 또는 결과를 만들어 내기위해 데이터를 조작했다는 것을 알 수 있다.

그런 스터디 중 한 가지는 이프(Ip)와 웡(Wong)에 의해 시행되었다. 자폐 스펙트럼을 가진 아동에서 수은의 노출이라는 제목의 환자 대조군실험(case control study)이다. 2004년 the Journal of Child Neurology(소아신경과 논문)에 발표되었다. 스터디 발표자들은 모발과 혈액 내 수은 레벨을 82명의 ASD (Autism spectrum disorder) 아동들에게 시행하였고 대조군과 비교하였다. 씨메로살에 의한 수은이 실제 자폐 발생에 책임이 있다면 기대되는 결과는 대조군에 비해서 자폐군의 아이들이 모발이나 혈액검사에서 높은 레벨로 드러날 것이라는 것이었다. 그러나 이프와 웡은 두 군 사이에 의미 있는 차이를 확인하지 못했다. 그래서 수은이 자폐의 원인이 될 수 없다고 결론을 내렸다.

눈여겨볼 것은 동료평가(peer-reviewed) 과학 저널 논문들은 보통 수치와 사용된 계산방식을 첨부하지 않는다. 심리학자인(psychologist) 케서린 데조토

(Catherine Desoto)는 논문을 보고 논문의 계산이 맞지 않는 표준편차(standard deviation) 안에 있다는 것을 알게 되었다. 그녀는 이프와 웡에게 연락을 취했고 그들에게 데이터 분석을 다시 할 것을 요청하였다. 그들은 동의를 했다(보통 연구자들은 그렇지 않는 편인데). 데조토와 그녀의 동료인 로버트 히틀란(Robert Hitlan)은 데이터를 체크했고 그들은 논문이 타이핑 과정에서 에러가 발생했고 십 단위를 아예 빼먹는 기입이 있었는데, 예를 들면 15를 5라고 기입하면서 표준편차와 'P값(P-values)' 계산하는데 에러가 발생했다는 것을 발견하였다,

과학자들은 결과값이 통계적으로 의미가 있는지를 결정하기 위해서 p 값(p = probability 확률)을 사용한다. p 값이 0.05라는 것은 그 결과가 우연히 발생하는 일은 20분의 1확률을 가지고 있다는 것을 의미한다.- 그래서 20분의 19 (95%)는 우연히 발생하지 않는다는 의미이기도 하다. 그래서 p값이 0.05이거나 그 미안일 경우는 통계적인 의미가 있다고 본다. p값이 0.05 보다 낮으면 낮을수록 통계적으로 더 유의한 의미를 가지게 된다.

이프와 웡은 원래 처음 계산에서 통계적으로 의미가 없는 0.15의 p값을 얻었다. 그러나 데조토와 히트랜드가 다시 계산하여 얻은 결과는 p 값이 0.056이었으며 통계적으로 유의성의 표준레벨을 약간 벗어난 수치를 확인했다.

그들이 저지른 실수에 대해 통지를 했고 이프와 웡은 계속해서 그래도 수은과 자폐에 대한 인과관계는 없는 것이라고 주장했다. 적어도 이 연구에서는 기술적으로 사실일지 모른다. 그러나 요점은 확률이라는 것은 상대성의 연속체라는 것인데 0.51이 매직넘버여서 0.50은 상관관계를 의미하고 0.51은 상관관계가 갑자기 없게 되는 그런 문제가 아니라는 이야기다.

그러나 씨메로살과 자폐의 상관관계에서 94.4%의 의미란 단지 둘 사이에 관련 없이 우연히 발생하는 것은 5.6% 정도라는 의미가 된다. - 통계적으로 의미 있는 수치에 아주 근접하고 있으며 실제로 정말 많은 아이들의 건강에 관련된 문제가 중대한 내용이라면 쉽게 무시해 버릴만한 수치가 아니다. 그리고 이 논문이 만약 씨메로살의 안전성을 증명하는 것에 대한 논문이었다면 안정성을 증명하는데는 실패한 것으로 발표가 되어야했을 것이다.

그리고 p값을 계산할 때 Ip와 Wong은 two tailed t-검정을 사용했다. two

tailed t-검정은 두 변수 사이에 관계가 있는지 여부를 결정하기 위해 사용된다. one tailed t-검정은 두 변수의 관계가 양적 관계에 있는지 부적 관계에 있는지 관계의 방향성을 결정하는 데 사용된다. 즉, 한 개의 변수가 상승할 때 다른 변수가 증가하는지(양적 관계 positive relationship) 아니면 한 개의 변수가 상승할 때 다른 변수는 감소하는지(부적 관계 negative relationship)를 결정하는 것이다.

데조토와 히틀랜드는 이 경우에서도 one tail t-검정 방법이 이 연구에 있어 더 적합하다고 생각했다. one tail t-검정 방법을 채택하면 p값은 <0.03로 통계적으로 의미 있는 기준치 안에 충분히 들어온다. Journal of Child Neurology에 논문이 개재된 3년 뒤 같은 데이터를 가지고 오류를 고발한 논문이 Pediatric International이라는 저널에 논문이 개재가 되었고 이 오류가 있는 논문은 이슈화되면서 이후 철회되었다.

백신과 자폐가 관련이 없다는 것을 증명했다고 주장하는 또 다른 스터디로 자주 인용되는 것은 덴마크의 연구, 씨메로살과 자폐의 발생: 덴마크인구조사를 통한 부적 생태학적 증거(Thimerosal and Occurrence of Autism: Negative Ecological Evidence From Danish Population-Based Data) 저자는 덴마크 정신의학 중앙 연구부(Danish Psychiatric Central Research Register)로부터 얻은 데이터로부터 1971에서 2000년 사이 자폐를 진단받은 2세에서 10세 아이들을 모두 찾아 분석했다. 씨메로살은 1992년 이후 덴마크에서는 전혀 사용되지 않았기 때문에 1992년 이후에 자폐가 감소하면 씨메로살이 자폐의 원인이라는 가설에 힘을 실을 수 있을 것이고 또는 여전하거나 오히려 증가한다면 씨메로살이 자폐에 대한 책임이 없는 것으로 생각할 수 있을 것이라 여겼다.

연구자들은 실제로 자폐증의 발병률이 계속해서 증가한다는 것을 발견했다. 그래서 그들은 씨메로살과 자폐는 상관관계가 없다고 결론을 내렸다. - 표면적으로는 비합리적으로 보이지 않는 결론이었다.

그러나 이 연구에서 첫 번째 고려해 두어야 할 사항은 연구자 7명 중 2명이 덴마크 최대 백신 제조회사인 Statens Serum Institute에서 고용된 사람이었다는 점이다. 만약 그들이 고용한 연구자가 씨메로살이 자폐에 기여한 바가 있다는 것을 인정하는 순간 백신 회사는 어마어마한 손실을 입을 것이며 엄청난 금전적인 출혈을 보게 될 것이다. 또한, 회사자체가 엄청난 위기에 처하게 될 수 있을 것이다. 본인들 또한 회사에서 상당히 어려운 입장에 서게 될 것이다. 이런 이해관계의 충돌이 있을 수 있다면 자신의 수익과 직결될 수 있는 스터디에 연구자로서는 자격이 적합하지 않으며 제외되었어야 문제의 소지가 없을 것이다. 그리고 이 외 더 많은 요인들이 이 연구의 결과를 믿기 어렵게 만든다.

1995년부터는 덴마크 정신의학 중앙 연구부가 스터디의 대상자를 모집할 때 외래환자로 기록되는 환자를 통계에 추가했다. 이전까지의 데이터는 외래환자로 등록된 자폐 환자는 빠져있었고 입원한 환자만 카운트가 되었다. 말하자면 스터디를 시작할 때는 입원한 경우의 환자만 카운트하다가 스터디 중간에 갑자기 외래에 등록된 환자까지 더 추가한 셈이다. 자폐 환자의 93프로는 외래를 통해서 진단이 된다. 그래서 이 환자를 중간에 더 추가를 한다면 자폐의 발생률은 뻔히 증가하는 것으로 카운트될 수밖에 없다.

연구자는 심지어 1995년 이래로 입원환자보다 외래환자가 약 4배에서 6배가량 많았고, 이것 때문에 증가한 발생률이 과장되게 보일 수 있다고도 스스로 덧붙이고 있다.

그럼에도 불구하고 그들은 다음과 같이 결론을 내리고 있다.

덴마크에서 1992년 이래 씨메로살을 포함한 백신을 금지했음에도 자폐의 발생률은 증가했다. 우리의 이번 생태학적인 데이터는 백신 내 씨메로살과 자폐의 발생 사이에 관계가 있다고 전혀 밝힐 수 없다.

씨메로살과 자폐 사이에 관계가 없다고 증명한다는 다른 스터디들도 금전적인 이해관계의 충돌이 되는 면이 있거나 과학적이지 못하거나 또는 데이터의 분석의 오류 등의 문제들이 나타났다. 2009년에 백신산업에서 수입이 240억 달러에 이르던 것이 2016년에는 520억 달러에 이르렀다. 백신 제조사들은 대학과 연구실 그리고 의학저널 등에 막대한 자금을 지원했다. 그들이 자금 지원을 한 연구들을 직접 디자인을 할 수도 있고 연구 수행하는 것을 컨트롤할 수 있게 되었다. 백신의 효과와 안정성에 대해서 부정적인 결과를 보이는 연구는 어떤 것도 나타나지 않았다. 영국의 내과의사 벤 골드에이커(Ben Goldacre)에 의한 Bad Pharma는 제약회사들이 자신들에게 불리한 보고서들을 어떻게 왜곡을 하고 또는 삭제를 하며 그들의 제품에 대한 장점에 대해서는 어떤 식으로 과장을 하고 확대하는지에 대해 자세히 말하고 있다. 더 많은 정보를 원하는 사람은 읽어보길 추천한다.

씨메로살의 독성(Toxicity of Thimerosal)

씨메로살은 1930년에 지금보다 신약에 대한 실험들이 훨씬 규제가 적을 때 Eli Lilly 라는 제약회사에서 개발했다. 씨메로살이 시중에 소개되기 전에 딱 한 개의 실험이 있었고 그 실험은 결함을 가지고 있었다(6장에서 볼 수 있다). 그러나 1938년 FDA가 설립 전에 일반적으로 사용된 약제였기 때문에 FDA에 의해 자동적으로 승인을 받게 된다.

Eli Lilly에 의해 출간된 Material Safety Data sheet (MSDS 성분안정성 데이터 시트)에서 씨메로살에 대해 이렇게 언급하고 있다.

> 씨메로살은 피부를 통해서 체내로 들어갈 수 있다. 독성을 가지고 있으며 유전적인 물질의 성질을 바꿀 수 있다.
> 씨메로살에 노출 시는 사지의 저린 감이나 감각 이상, 태아에 이상 변화를 일으킬 수 있고, 자손의 생존률을 낮추고 폐 조직에 변화를 가져올 수 있다.
> 씨메로살은 고도로 독성을 가지고 있으며 호흡기나 피부를 통해서 유입이 되거나 삼켰을 경우 매우 독성이 크다.
> 만성적인 노출의 경우: 자손의 생존율을 낮춘다. 자손의 신경계에 영향을 미친다. 경한 정신지체(mental retardation)에서 중한 정신지체까지 일으킬 수 있고, 운동조절장애를 일으킬 수 있다.

이런 물질이 신생아나 영 유아에게 주사제로 주입되기에 적합한 물질일 수가 있을까?

씨메로살 자체가 스스로 독성에 대해 이렇게 경고를 하고 인체에 대한 실험들이 많이 부족함에도 불구하고 엘리 릴리는 백신에 그것을 넣었다. 그리고 그것은 수백만의 아이들의 체내에 주입되었다.

씨메로살을 사용하는 데 있어 사전에 시행된 인체실험은 거의 없었다. 첫 번째가 언급했었던 뇌수막염을 가진 22명의 환자 군에게 시행된 실험이었다. 몇 일안에 뇌수막염을 가진 환자들의 대부분이 숨졌다. 그래서 씨메로살로부터 어떤 부작용도 겪었던 사람이 없었다고 결론을 내렸다. 엘리 릴리는 이 실험에서 부작용이 없었기 때문에 씨메로살이 안전하다고 생각된다고 보고 그것을 시장에 내놓았다.

이미 몇십억 번이 유아와 성인들에게 이미 주사되었으니 그것으로 적절한 임상적 약물 테스트가 이뤄졌다고 주장하는 것은 전혀 용납이 될 수 없는 근거이다.

1943년에 씨메로살이 시장에 유통이 되고 이후 대략 10여 년이 지나서, 미국의 존스 홉킨스 병원(Johns Hopkins Hospital)에 첫 소아정신과 설립자인 닥터 레오 케너(Leo Kanner)는 처음으로 현대적인 관점으로 자폐(autism)라는 의학 용어를 사용하였다. 그는 특이한 행동 증상의 특징들을 가진 11명의 아이들에게 이 자폐라는 용어를 적용했고, 그는 그전까지 본 일이 별로 없었기 때문에 그것이 완전히 새로운 질환이라고 생각했다.

백신의 사용과 더불어, 씨메로살은 캐나다에서 아이들의 배꼽에 바르고 10명의 아이들이 사망한 사건이 생길 때까지 국소적으로 사용되는 살균제로 사용되었다.

그것은 또한 콘택트렌즈를 세척하는 용액의 보존제로도 사용되었다. 그러나 이것 또한 많은 사람들에게 알러지 증상을 일으켜 이후 1990년대 사용이 중단되었다. 1980년대에 에틸수은에 대한 FDA 자문위원회는 씨메로살이 포함된 스킨 크림이나 연고는 over the counter(가게에서 그냥 구입 가능한)약물로 안전하지 않다고 판단하고 사용을 금지하였다. FDA가 이런 사용을 완전히 금지하고 규제하는 법령을 지정하는 데까지 18년이 걸렸다.

에틸수은은 피부에 바르는 스킨크림 같은 피부에 적용하는 것도 안전하지 않다고 금지가 되었다. 그러나 인체 내 주입되는 백신에 계속해서 씨메로살을 첨가되고 있었다.

씨메로살의 독성 효과에 대한 증거들이 Journal of Liver Transplantation and Surgery(간이식저널)에 보고된 바 있다. 간이식 이후 대량 B형간염 이뮤노글로불린(Immunoglobulin)을 맞은 히스패닉 성인 남자의 케이스였다.

밀리리터당 80에서 120밀리그램의 씨메로살이 들어있는 이뮤노글로불린을 매일 맞았다. 이식 후 3일째 되던 날 환자는 편집적인 생각을 호소했다. 4일째 되는 날에 그는 말을 하는 것이 어렵게 느껴졌다. 6일째 되는 날 말이 어눌해지고 움직임도 느려졌다. 그는 근력이 감소되는 것을 느꼈고, 그리고 심지어 걸을 수도 없게 되었다. 9일째 되는 날 손의 떨림 증상이 새로 생겼다. 이때가 총 20 mg의 씨메로살이 들어간 이후였고, 다시 말하면 10000 mcg의 수은이 체내로 유입된 상태였던 것이다.

환자의 혈류 내 수은 레벨은 밀리리터 당 109나노그램으로 확인되었다. 안전수준은 밀리리터 당 5.8나노그램이다. 그에게는 800 mg의 DMSA(dimercaptosuccinic acid)가 하루 두 번 먹는 약으로 처방되었다. 이 킬레이터는 35장에서 다루겠지만 효과적인 킬레이션 제제이다. 5주 후에 그는 다시 걸을 수 있었고, 말도 정상으로 돌아왔다. 3개월 이후 그의 소변 내 수치도 정상 수준으로 돌아왔고, 모든 증상들이 사라졌다. 물론 이 케이스에서는 아이들에게 노출이 된 수치보다는 훨씬 큰 용량이었다. 그러나 아이들의 뇌가 아직 성장하는 시기에 있기 때문에 수은의 신경학적 영향은 성인보다 훨씬 문제가 클 수 있다. 이 남자는 9일간 10000 mcg의 수은이 체내 유입되었다. 하루 1000 mcg이 넘는 양이다. 이 남자가 하루에 맞은 양의 10분의 일에 해당하는 100 mcg정도는 1990년대 사용하던 백신 4 개를 한꺼번에 맞았을때 유입될 수 있는 양이다. 총 4개의 백신을 하루에 한꺼번에 맞는 경우는 흔하지는 않았지만 종종 상황에 따라 발생하기도 했다. 아마도 그 남자의 몸무게는 백신을 맞는 아이들의 몸무게의 약 10배에서 20배 정도 즈음 될 것이다. 그렇게 생각하면 아이들이 맞은 양과 비교해 볼 만한데, 그 남성은 그 정도의 용량을 9일간 연속해서 맞았던 것이다. 우리는 씨메로살의 안정성에 대한 어떤 믿을만한 임상실험도 없는 상황에서 이 케이스는 가능한 위험성에 대해 추정해 볼 만한 충분한 증거가 되어준다고 생각된다.

알루미늄의 독성(Toxicity of aluminum)

알루미늄은 현재 아이들에게 놓는 백신의 약 반수정도에 들어있다.

백신내 씨메로살의 경우처럼 주사를 여러 차례하거나 한꺼번에 하게 될 경우 그로 인한 영향을 알아보기 위한 장기간 시행된 스터디가 없다. 심지어 알루미늄은 신경독성을 가지는 것으로 알려져 있지만 시행된 스터디도 없다. 씨메로살과 아말감처럼 특별히 시행된 연구 결과 하나 없이 백신에 알루미늄은 70년간 이미 사용해왔다. 70년간 사용되어 왔다는 이유로 이 바닥에선 안전한 것으로 간주되고, 계속 사용되고 있는 것이다.

그러나 알루미늄은 안전하고, 괜찮은 것이 아니다. Dialysis encephalopathy(투석 뇌병증)은 장기간 투석을 해 온 환자들에게서 혈류 내 높은 농도의 알루미늄 때문에 나타난다. 이 알루미늄은 혈액을 투석하는 투석액에서 기인한다. 증상은 의식상태의 변화가 생기기도 하고 심지어 코마 상태가 되기도 하며, 때론 경련을 하기도 한다. 그리고 이것은 사망률 또한 높다. 투석을 하지 않는 심각한 신부전이 있는 환자들에게도 발생할 수 있다(유입된 중금속의 배출능력이 떨어진 상태로 중금속의 축적에 의한 결과로 나타날 수 있다).

미숙아들에게 주사제로 들어가는 알루미늄이 들어있는 영양제들의 효과를 비교한 스터디가 뉴 잉글랜드 저널 오브 메디슨(New England Journal of medicine)에 하나 실려 있다. 알루미늄은 자연적으로 음식에도 소량으로 들어있는 경우가 있다. 그래서 0.01%에서 5%까지 다양한 정도로 섭취된다. 기본 포뮬라를 사용한 그룹은 하루에 알루미늄이 킬로그램당 45마이크로그램이 주입되었고, 두 번째 특별히 알루미늄을 줄인 스페셜 포뮬라를 사용한 그룹은 하루에 알루미늄이 킬로그램당 4~5마이크로그램 정도 주입되었다. 18개월 후 높은 알루미늄 포뮬러가 들어간 그룹의 아이들이 낮은 포뮬라가 들어간 아이들에 비해서 mental development index(아가들을 위한 IQ 테스트)가 10점 정도 낮았다.

그 결과로 ASPEN (American Society for Parental and Enteral Nutrition, 미국 부모들의 영양에 관한 연합)에서는 하루 알루미늄의 제한을 킬로그램 당 4~5마이크로그램으로 정했다.

ASPEN이 지정한 4~5 mcg/kg 상한값과 비교해서 생각해보자. 백신은 약 125~850마이크로그램 사이에 해당하는 알루미늄을 포함하고 있다. 백신을 맞으면 이 정도의 양이 근육으로 주입이 된다. 위 실험에서는 혈관 내 주입이었기 때문에 그 영향이 완전히 같지는 않을 것이다. 그럼에도 불구하고 위 데이터는 생각을 해 볼만 하다.

CDC의 웹 사이트는 백신의 4분의 3의 알루미늄이 2주 안에 배출이 된다고 말하고 있다. 그러나 그것을 전부를 없애려면 3년이 걸린다. 유아에게 알루미늄이 포함된 백신이 여러 차례 중복해서 맞혀질 경우에 나타날 수 있는 장기적인 영향에 대한 연구도 물론 없다. 2002년에 푸에르토리코에서 열린 백신 내 알루미늄에 대한 컨퍼런스에서 패널들과 함께 논의된 주제의 제목이 "우리가 모르고 있는 것"이었다. 제목만으로도 많은 것을 시사한다. 좋은 스터디로 이야기가 되었던 첫 번째 내용은 "알루미늄 첨가제의 독성학과 약물 역동학: 구체적으로 말하는 유아와 어린이의 알루미늄 처리 과정(Toxicology and pharmacokinetics of aluminum adjuvants : Specifically, the processing of aluminum by infants and children")이었다.

알루미늄 첨가제의 장기적인 영향에 관련한 스터디는 이 컨퍼런스 이후에도 그리 많지 않다. 2003년 Neuroscience Research Group(신경과학 조사그룹)에 있는 과학자들이 시행한 한 스터디는 6개월 동안 일주일에 3회 0.85 mg의 알루미늄 글루코네이트를 성인 쥐들에게 주사했다. 6개월이 지나고 실험쥐들은 미로통과실험에서 결과가 나빠지고 공간적인 기억능력이 손상된 것을 확인하였다. 또한 활동성이 떨어지고 훨씬 높은 감정적으로 상태의 기록치를 보여줬다. 알루미늄실험에 참여한 실험쥐의 뇌에서는 알루미늄의 축적이 확인되었고, 퇴화하는 세포에 의해 둘러싸여 있는 아밀로이드(섬유성의 단백질 덩어리)를 확인할 수 있었다. 연구자들은 마치 이런 변화는 알츠하이머질환(Alzheimer' disease) 환자에게서 보이는 뇌를 연상시킨다고 말했다.

백신에서 1999년 이래 씨메로살을 제거했음에도 자폐의 발생이 계속해서 증가하고 있는 상황에 대한 가능한 설명의 하나로 미국에서 4가지의 고용량의 알루미늄을 가진 백신이 1999년과 2002년 사이에 백신 스케줄에 추가가 되었고 2005년에 역시 고농도로 알루미늄을 포함한 두 가지가 CDC의 백신 스케줄에 더 포함된 것이 꼽히고 있다.

백신에서 사용하는 알루미늄의 대체품이 있다. 칼슘포스페이트가 면역 반응 자극제로 여러 스터디들에서 면역반응을 일으키는데 가장 효과적인 것으로 나타났다. 칼슘포스페이트는 우리 인체 내 존재하는 물질이고 알루미늄처럼 독성을 가지지도 않는다. 그리고 인체 생리에 어떤 영향도 없다.

현재 백신 스케줄은 부모들에게 딜레마를 갖게 한다. 백신이 많은 질환의 유병률을 낮추는 데 도움이 되지만 아이들이 자가 면역 같은 차원의 질환이나 자폐, 알러지 같은 질환을 백신 때문에 겪을 수 있다는 부담감이 생긴다. 백신 제조사들은 백신의 보조제로 쓰이는 알루미늄에 대한 이슈를 확실히 조정하는 데 먼저 노력을 기울여야 한다.

질병관리본부가 빠르게 대처하는 데 실패하였다.
(Center for Disease Control fails to act quickly)

1985년과 1990년 사이에 세 가지 Hib (Haemopgilus influenza type B) 백신이 백신 스케줄에 포함되었다. B형간염은 1991년에 포함되었다. 유아들에게 들어가는 수은의 양이 대폭 늘어났다. 이 시기에 각각의 백신에 들어가는 수은의 평균양은 25마이크로그램이었다. 하루에 4개의 백신을 맞는 것은 이 당시에는 흔한일은 아닐지라도 이상하지 않은 일이었다. 하루에 100마이크로그램이 체내 유입되는 것이다. EPA (Environmental Protection Agency)는 하루에 킬로그램당 최대 0.1 마이크로그램을 넘지 말라고 권장해왔다. 그렇다면 4개의 백신을 맞은 5킬로그램짜리 유아의 경우라면 하루 제한 수치의 200배에 달하는 양의 수은이 한꺼번에 체내 유입되는 셈이다.

1999년 이후 8년간 이런 관행이 지속되다가 미국 질병관리본부(CDC)는 영유아들이 과도한 수준의 수은 레벨에 계속 노출이 되어 왔다는 것을 깨달았다. 그리고 백신 제조사에 주의를 주는 방법으로 씨메로살을 제거할 것을 제안했다. - 씨메로살이 위험하거나 자폐를 일으킨다는 증거는 없었다는 것을 덧붙였다. 그들이 의무화하는 백신 스케줄이 수은 권장 수치의 200배에 해당하는 양의 수은을 영유아들에게 주입하는 것과 같다는 사실을 몰랐던 당국으로부터의 이런 조치는 전혀 신뢰가 되지 않는다.

2001년 CDC는 IOM (the Institute of Medicine 약물협회)에 백신에 씨메로살을 포함한 많은 다른 토픽들에 대해 철저히 검토해 볼 것을 의뢰하였다. 면역화 안정 검토 위원회(The immunization Safety Review committee)의 수장인 마리 맥코믹(Marie McCormick)박사는 검토의 결과가 어떻게 나와야 하는지에 대해 사전에 지시를 받았던 것으로 보인다.

이것들은 위원회의 2001년 1월 12일 비공개 미팅 문건에서 유출된 것이다.

> 맥코믹 박사: ... *[CDC]는 이것들이 대중들 사이에서 안전한 것이라고 우리가 잘 결정해주기를 바란다.*(p.33)
> Dr Stratton: ... *되돌아가는 것은 없다. 우리가 절대 넘어가서는 안 되는 선은 공공정책을 뒤집고 백신을 끌어내려 백신스케줄을 바꾸는 것이 되어서는 안 된다는 것이다.. 우리가 다시 한번 살펴보아야 하는 시기가 온 것은 맞지만 우리는 그것까지 바라는 것은 절대 아니다. 심지어 조사를 의뢰하는 것도 정책을 위한 의뢰일 뿐이다. 우리는 보상도 없고, 백신을 끌어내리지도 않을 것이고, 백신프로그램을 절대 중단하지 않을 것이다.*(p.74)
> 맥코믹 박사: ... *우리는 결코 자폐가 진정한 부작용의 결과물이라고 결론을 내리지 않을 것이다.*(p.97)

이 문건은 위원회가 증거를 검토하기 전에 만들어진 내용이다. 이에 의하면 위원회의 박사들은 증거가 있든 없든 상관없이 씨메로살이 해롭다는 가능성을 고려할 생각이 명백히 없었던 것 같다.

씨메로살과 자폐가 관계가 없다고 밝혔다고 주장하는 또 다른 잘못된 연구
(Another faulty study allegedly disproves link between thimerosal and autism)

CDC의 토마스 베스트레튼(Thomas Verstraeten)은 "Vaccine Safety Datal ink 백신 안정성 데이터링크"에서 데이터를 분석하는 업무를 맡았다. 그 데이터는 CDC가 백신에 대한 부작용(adverse reaction)들의 데이터를 모아둔 것이다. 연구 초기에 그는 씨메로살과 자폐 사이의 연관성을 발견했다. 오리지날 수치를 기준으로 자폐에 대한 상대적인 위험도(relative risk)는 7.6이었다. 이것은 고용량의 씨메로살에 노출된 아이들은 그렇지 않은 아이들에 비하여 자폐 발생이 7.6배 더 많아진다는 이야기다. 그러나 4번에 걸쳐 다시 작성되면서 통계는 특정 그룹을 배제하고 전혀 노출되지 않은 그룹 또한 배제하는 방법으로 조작이 되었다. 이 과정은 마무리 단계에 가서는 씨메로살의 노출이 전혀 위험을 높이지 않는 것으로 데이터 분석이 뒤바뀌어 있었다.

토마스 베스트레텐이 로버트 데이비스(Robert Davis)에게 보낸 이메일 사본 - CDC 내 면역 안전사무국(Immunity Safety Office) - 1999년 12월 17일 정보 자유법에 따라 입수되었다.

제목: 그것은 그냥 사라질 문제가 아니다.
Relative Risk(상대 위험)가 카테고리를 완전히 넘어서서 증가하는 것을 보시다시피 당신도 알 것이다. 아직까지 나는 어떤 다른 이유로도 이것을 설명할 수가 없다. 제발 다른 것을 생각할 수 있다면 좀 알려주시오. 새해 지나서 우리가 이것에 대해 다시 한번 논의할 것을 제안한다.

아래 그래프는 데이터가 조작되기 전의 상대적 위험도(relative risk)를 보여준다.

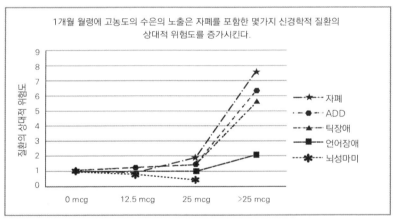

Chart adapted from a slide by Mark Blax,11 shows the relative risks of various disorders with increasing dose of thimcrosal at one month of age. The data is from the CDC's (Center for Disease Control) original November 1999 Vaccine Safety Datalink table, [which lists reported adverse reactions to vaccines] which was obtained under the Freedom of Information Act. This data was never published, but went through four further iterations over 4 years before publication by Dr.Thomas Verstraeten in Pediatncs. Relative risks declined in each iteration, until they were no longer statistically significant. Full Powerpoint presentation at http://safeminds.org/research/library/GenerationZeroPowerPoint.pdf

2001년 7월, 베스트레텐은 CDC를 떠나 Glaxo의 스미스클라인의 백신 부서에서 일했다. 그는 Journal of Epidemiology에 개제가 거절당하고 2003년 11월에 Journal of Pediatrics에 출간된 씨메로살의 3상(the third phase) 스터디에 대해 이야기하기 위해 CDC에 계속해서 연락을 취하고자 하였다.

자폐증과 엄마의 수은 노출
(Autism and mother's exposure to mercury)

발달하고 있는 태아의 수은 신체부하(body burden)에 영향을 주는 또 다른 요인은 모체의 수은에 대한 노출력이다. 수은은 태반을 쉽게 통과해서 엄마에게 들어온 수은은 곧 태아에 들어온 수은이 된다. 그래서 엄마의 치아 아말감은 태아의 수은레벨에 영향을 줄 수 있다. 연구자들은 Rh 마이너스 태아의 면역반응을 예방하기 위해 모체가 맞는 Rhogam 주사를 맞고 태어난 아이들 중에 자폐아동이 더 많은 것을 알아냈다. 이 주사제는 씨메로살을 가지고 있고 이것이 태반을 통해 태아에 전달이 될 수 있다.

에이미 홈즈(Amy Holms)는 자폐를 가진 94명의 아이들과 건강한 대조군 45명의 수은의 노출 정도를 비교했다. 홈즈는 두 그룹의 데이터를 분석해서 자폐 아동들의 엄마가 아말감이나 Rhogam 백신 등을 통한 수은의 노출이 건강한 대조군의 엄마들보다 의미 있게 많다는 것을 발견하였다.

자폐 아이들이 수은의 노출에 훨씬 더 취약하다.
(Autistic children are more susceptible to the effects of mercury)

또한 의미가 있었던 것은 자폐 아이들의 첫 번째 자른 모발(표의 맨 뒤쪽에 보인 결과)검사에서 그때는 모체의 아말감이나 Rhogam 주사의 노출로 인해 훨씬 더 많은 양의 수은노출이 있었음에도 더 낮은 레벨로 수은이 검출이 된다는 것이다. 어떤 아이들의 경우 수은의 배출을 충분히 시키지 못하고 체내 그것을 많은 양 보유하게 되는 경우가 있을 수 있다는 가정을 해볼 수 있게 한다. 어쩌면 그것이 자폐를 일으키는 것 일 수 있다는 추정을 해볼 수 있게 한다.

	자폐그룹	대조그룹	P-value
첫 번째 자른 모발의 상대적인 수은레벨	1	7.7	<0.0000004
임신기간 모체가 Rho D이뮤노글로불린을 맞은 경우 자폐의 상대적 위험도	5.9	1	<0.0000004
임신기간 모체가 아말감을 유지한 경우 자폐의 상대적 위험도	1.27	1	<0.01

Adapted from Reduced levels of Mercury in first Baby Haircuts of Autistic Children Amy S. Holmes,Marked F.Blaxill, and Boyd E.Haley
International Journal of Toxicology,22:277-285,2003

이 연구에 의하면 자폐 아동의 경우 태내에서 의미 있게 수은에 더 노출되었는데도 아이의 첫 번째 모발을 채취하여 분석한 검사 결과에서 수은은 대조군의 약 8분의 1 정도에 해당하는 결과치를 보인다. 이 데이터는 일반적으로 비 자폐 아동들이 체내에서 수은을 배출하는 능력을 자폐 아동들은 가지고 있지 못하다는 것을 보여준다.

자폐 아이들의 경우에 수은을 배출하는 능력을 제한하는 유전적인 메커니즘은 완벽히 이해되지는 않는다. 그러나 다른 연구에서 자폐 아이들의 혈장 내 시스테인(cysteine) 농도가 일반 아이들보다 20% 정도 낮고, 글루타치온(glutathione)의 레벨이 54%나 낮은 것이 확인되었다. 이것은 의미가 있는 수치이다. 시스테인은 DNA 합성과 복구에도 관여하는 항산화제인 글루타치온의 합성에 쓰인다. 중금속의 해독에 관여하는 단백질, 메탈로치오넨(metallothinein) 또한 시스테인을 가지고 있다. 그래서 이것들의 부족은 인체 독소를 해독하는 해독능력(detox)과 수많은 신체기능에 영향을 줄 수 있다. 분명히 수은에 대한 취약성을 증가시킬 수 있다.

백신이 기존의 질환을 악화시키고, 이어 뇌 손상을 초래한다는 것을 알아냈다.
(Vaccine court finds vaccines aggravated underlying disorder, resulting in brain damage.)

많은 부모들이 백신을 맞은 이후 아이들이 즉시 자폐 증상이 나타내는 경험을 보고하고 있다.

한 예로 19개월 된 한나 폴링이 있다. 정상적으로 발달하고 있는 것처럼 보였고 20개의 단어 정도를 할 수 있었다. 중이염이 있어서 한나는 백신 일정이 늦어졌다. 그래서 한나는 총 5개의 백신을 하루에 한꺼번에 맞게 되었다. 2000년도에 있었던 일이고 당시는 씨메로살이 백신에서 제거되기 전이었다. 백신 접종 후 한나는 갑자기 심하게 아프기 시작했고, 사용하던 언어를 잃었다. 그리고 더 이상 눈을 맞추지 않았다. 몇 달 뒤 한나는 반복적인 행동을 보이기 시작했고, 전형적인 자폐가 보이는 사회적인 거부상태(social withdrawal)를 보였다. 한나의 케이스는 미국 정부가 아이의 자폐증상이 백신 때문이라고 인정한 첫 케이스이기 때문에 중요하다(참고로 한나의 아버지는 신경과 의사이다. 아이의 변화에 대해 누구보다 정확한 판단이 이뤄졌을 것으로 생각한다).

2008년, 보건부의 의료 평가자 패널 서비스 부서에서는 한나가 원래 기존에 질병을 가지고 있었고 그 질환이 백신에 의해 악화된 것이고, 그래서 마치 자폐와 같은 증상을 보이는 뇌 손상을 가져온 것이라고 판정했다. 패널은 한나의 가족이 이런 손상에 대해서 보상을 받아야 한다고 설명했다. 2010년에 미국 연방 법원은 한나의 소송에 대해 150만 달러를 양육비와 미래의 수입과 고통에 대한 보상으로 일시 지급할 것을 명했다.

패널들은 한나가 미토콘드리아 장애를 가지고 있어 특히 백신에 취약하다고 판결을 내렸다. 미코콘드리아는 세포내에서 에너지 생산을 담당하는 소기관이다. 아틀란타를 근거지로 하고 있는 20년간 미토콘드리아 질환에 대해 연구해온 존 쇼프너(John Shoffner) 신경학박사는 한나가 기존에 미토콘드리아 질환을 가지고 있었는지 또는 한나가 자폐증상이 생긴 시점에 동시에 발생한 것인지에 대해 밝히는 것은 불가능하다고 말했다. 실험적으로 수은 자체가 미토콘드리아 질환을 일으킨다는 사실은 이미 밝혀진 바 있다.

수은을 제거하는 것은 자폐의 증상을 개선시킨다.
(Removal of mercury improves symptoms of autism)

만약 수은이 자폐의 원인이라면, 수은을 몸에서 제거하면 자폐증상의 개선이 따를 수 있을 것이다.

캘리포니아에 있는 비영리 연구 및 의뢰 기관인 Autism Research Institute 26,000명 이상의 아이들의 부모로부터 여러가지 치료들의 효과에 대해 데이터를 수집했다. 부모들은 치료법들을 6점 만점으로 평가했다. 결과는 "악화", "효과 없음" 및 "호전"의 세 가지 범주로 구분하였다.

가장 성공적인 치료율은 중금속킬레이션이 차지했다. 킬레이션을 한 1,382명 중 74%가 증상이 호전을 보였다고 답했고, 23%는 별다른 반응이 없다했고 3%만이 악화되었다고 대답하였다. 1,382명이라는 수는 매우 큰 표본이다. 그래서 이 설문조사의 중요성은 무시될 수 없다.

자폐 부모의 설문

	악화	효과 없다	호전	호전: 악화	케이스의 수
킬레이션	3%	23%	74%	24:1	1382
Methyl B12 (피하주사)	6%	22%	72%	12:1	899
특별 탄수화물 식이	7%	22%	71%	10:1	537
글루텐/카제인 제한 식이	3%	28%	69%	24:1	3593
음식 알러지 치료	2%	31%	67%	27:1	1294
지방산	2%	39%	59%	31:1	1680

자폐 부모에 의해 보고된 다양한 치료의 효과를 모두 보여주는 리스트는 다음에서 확인할 수 있다.
http://www.autism.org/

두 번째로 효과적이었다는 치료법은 methyl B12 주사였다. 72%의 아이들이 증상이 좋아졌다고 대답했고, 특수탄수화물 식이요법 또는 글루텐/카세틴 프리 식이도 70%가 호전시켰다 답하였다(표본이 커서 결과가 흥미로우나, 다만 어느 정도의 호전을 보였느냐에 대한 내용이 없는 것이 아쉽다).

고 과당 옥수수 시럽(High Fructose Corn Syrup)
–또 다른 수은의 공급원(Another source of mercury)

미국의 공중보건서비스(the Public Health service)의 연구원인 레니 듀폴트

(Renee Dufault)는 FDA를 위한 프로젝트를 하는 동안 많은 식품들에서 수은이 검출 된다는 것을 발견하였다. 과당이 높은 옥수수 시럽(HFCS)이 고농도의 수은을 가졌을 것으로 의심되어 서로 다른 제조사의 HFCS 샘플을 연구소 두 곳에 보냈다. 한 곳은 연방기관 연구소에 보냈고, 또 한 곳은 학술기관의 연구소에 보내서 두 개의 샘플의 수은 레벨을 확인했다.

미국의 세 곳의 HFCS 제조업체 샘플이 낮게는 그램당 0.05마이크로그램 아래로 검출되는 것에서 높게는 0.570 mcg/g까지 검출되었다. 미국인의 경우 매일 평균 50그램의 HFCS를 섭취하는 것으로 산출되는데, 이것으로 최대 하루 수은이 28마이크로그램까지도 노출이 될 수 있다는 말이 된다. 이것은 EPA가 70 kg 성인에게 권장하는 수치의 4배에 이르는 수치이다. 기억해야 할 것은 모체가 가진 어떤 형태의 수은도 태반을 통해 태아에게 전달이 될 수 있고 이것은 태아에게 신경학적 손상과 발달 이상을 초래할 수 있다. 산모가 섭취하는 HFCS는 그대로 태아에게 영향을 미칠 것이다.

그렇다면, 수은은 HFCS와 같은 식품에 어떻게 들어가 있을까? HFCS는 굉장히 다양한 공정을 거쳐 만들어지는 화합물이다. 제조과정에서 제품 산도를 맞추기 위해 염산(hydrochloric acid)과 가성소다(caustic soda)가 사용된다. 두 화학물질은 모두 chlor-alkali 화학공장에서 생산되는 화학물질이며 만들어지는데 두 가지 과정이 있다. 하나는 오래된 방법인 mercury cell method 방법과 또 하나는 새로운 방법인 membrane technology 방법이다.

2003년 미국에는 오래된 방법을 사용하는 chlor-alkali 공장이 8군데가 있었다. 그 해에 EPA는 각각의 공장에서 약 7톤에 달하는 수은이 사용된 것을 확인하고 보고를 했다. 아마도 그 7톤 가량의 수은의 행방을 추측해보면, 가성소다와 염산을 생산하는데 사용되었을 것이고 종국에는 이 화학물질로 만들어진 음식 내 들어가 있을 것이다.

Mercuric chloride(염화수은)은 또한 다양한 소스에서 녹말류(stacrch)를 추출하는 데 사용된다. 이것이 또 음식에 수은의 오염되는 원인이 된다.

2005년 10월, 듀폴트와 그녀의 동료들은 FDA의 식품 안전과 응용영양센터(Center of Safty ansd Applied Nutrition, CFSAN)에 그들의 예비 결과를 보고를 했다. 이후 그녀는 결과 분석에 대해 잘했다는 격려를 받은 것이 아니라, Food Additive division(식품 부가물 부서) 수장으로부터 그 일을 조사하는 것에서 손을 뗄 것을 지시받았다.

듀폴트는 연구를 중단하지 않고 대신 FDA를 떠났고, 2009년 협력자들과 함께 이 결과를 발표했다. 후에 그녀와 그녀의 동료들은 수은의 독성이 아이들의 학습에 영향을 주는 후생 유전학적인 위험인자가 될 수 있다는 것을 보여주는 model을 개발하였다(후생 어전학적 변화는 유전자의 불이 커지냐 또는 꺼지냐에 따라 달라지는 변화를 말한다).

듀폴트는 왜 미국에서 paraoxonase gene (PON1)의 variant(변종) 유전자를 가진 사람이 이탈리아에서 같은 변종 유전자를 가진 사람들에 비해 자폐 발현율이 높은지에 대해 관심을 가지고 있었다. 2007년 미국에서는 3세에서 17세 사이 자폐 아동의 비율이 1.1%인데 반해 이탈리아에서는 0.1%밖에 되지 않았다. 이 유전자의 발현에 의해 생기는 효소는 많은 음식 내 소량씩 존재하고 있는 organophosphate라는 제초제를 해독하는데 반드시 필요하다.

질병의 발생은 비행기의 추락과 비슷한 것이다. 결과가 초래되는데 단 하나의 원인이 있는 것이 아니라 결과적으로 재앙을 이끌어내는 일련의 사건들이 마치 체인처럼 얽여있다는 것이다. 이 경우에는 HFCS라는 체인의 첫 번째 고리는 미국 인구의 50%가 마그네슘이 부족한 식이를 하고 있다는 사실이다. 두 번째가 HFCS의 높은 섭취량이다. 이탈리아에서는 HFCS 의 소비가 전혀 없는데 반해 2007년 미국 농산부(Department of Agriculture)의 데이터에 의하면 연간 HFCS 의 섭취량은 일인당 40파운드에 이르고 이것은 하루 50그램에 해당한다. 이것은 굉장히 중요한 사실이다. USDA 과학자들은 HFCS 식단은 마그네슘이 부족하면 체내 칼슘과 인을 낮추게 된다고 말한다. HFCS를 많이 섭취하는 미국인은 칼슘이 부족할 수밖에 없다는 이야기이다.

다시 말하지만, 미국인의 절반은 마그네슘이 부족한 사람들이고, 마그네슘의 부족한 사람들이 HFCS를 소비하게 되면 칼슘 부족이 초래될 수 있다는 내용이다.

이렇게 낮은 칼슘과 마그네슘의 수치는 PON1 유전자의 발현율을 낮춘다.

PON1 유전자는 미국의 곡물 내에서 흔히 발견되는 organophophate를 해독하는데 필수적인 칼슘 의존적 효소이다. 사실, 2004년 USDA에 의해 분석된 밀 샘플의 50%는 malathion (organophosphate 제초제)가 발견되었으며 또한 다른 다양한 농약 물질도 검출되었다. 연구자들은 이탈리아에서는 그렇지 않은데 미국에서 PON1 유전자 변종 중에 자폐가 많이 나타나는 것을 발견하였다. 낮는 마그네슘 섭취와 높은 HFCS 섭취를 하는 미국 아이들은 PON1 유전자 발현이 잘 안될 수밖에 없으며 간과 뇌에 영향을 미칠 수 있는 제초제를 해독할 능력이 떨어지게 되는 조합들이 자폐에 더 취약할 수밖에 없게 만드는 것이다.

PON1의 유전자 발현이 꼭 칼슘이 낮기 때문만은 아니다. 우리가 봐왔지만 HFCS는 수은을 함유하고 있다. 이것 또한 PON1 발현율을 바꿀 수 있다.

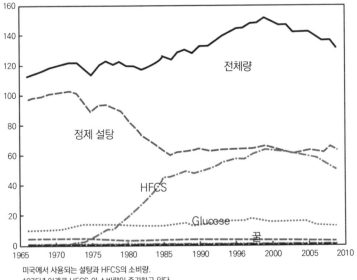

미국에서 사용되는 설탕과 HFCS의 소비량.
1975년 이래로 HFCS 의 소비량이 증가하고 있다.
http://www.ers.usda.gov

칼슘, 마그네슘, 아연의 섭취 감소는 아동의 인지와 행동 발달에 영향을 미칠 수 있는 납(lead)의 독성을 증가시키고 납의 흡수를 증가시킨다.

NHANES (National Health and Nutrition Examination Survey, 국립보건영양
조사국)은 1976년에서 1980년 사이에 3000명의 아이들을 조사했고 낮은 수준의
칼슘과 고농도의 납 사이에 상관관계가 있음을 발견했다. 그리고 또 다른 팩터
로는 체내 산화스트레스의 상승이 관계가 있음을 발견하였다.

HFCS 내 수은은 또한 중금속의 해독에 필수적인 methalothionein의 합성에
필수적인 아연의 수치를 낮춘다. 이것은 체내에서 수은과 다른 중금속들의 배출
을 낮추고 뇌(brain) 안에 산화스트레스를 증가시킨다. 아래 그림은 HFCS 가 신
경학적 손상을 일으키는 과정을 모식화 하였다.

두 가지 경로를 통해 HFCS 는 신경계 발달에 영향을 줄 수 있다.

50%의 미국인들은 마그네슘이 결핍상태이다.	HFCS는 많은 양의 수은을 함유하고 있다.
↓	↓
마그네슘이 부족한 사람이 HFCS의 과한 섭취를 하면 체내 칼슘과 인의 레벨이 낮아진다.	수은은 중금속을 제거하는데 필수적인 효소인 metallothionein의 아연 부위에 대체가 된다.
↓	↓
칼슘의 부족 현상은 PON1 유전자의 발현율을 낮춘다. 이것은 organophosphate와 homocysteine 을 해독하는 능력을 낮춘다.	metallotioenin의 감소는 체내 수은과 납 그리고 다른 중금속의 체내 부하를 가져온다.
↓	↓
organophosphate와 산화스트레스의 레벨을 높인다.	높은 레벨의 중금속은 산화스트레스를 늘린다.

산화스트레스는 신경계의 가소성을 낮추고 학습장애를 가져온다.

분명히, 자폐의 발병은 복잡하고 다양한 요소가 관여한 질병이다. 그러나
현재 주류인 의학계에서는 부정하고 있지만 많은 자폐 아동의 부모들의 경험
에 의하면 자폐는 치료가 불가능하지 않다. 다음 장에서 그런 사례에 대해 설
명해 나간다.

Footnotes

1. Ip P, Wong V, Ho M, Lee J, Wong W. Mercury exposure in children with autistic spectrum disorder: case-control study. J Child Neurol. 2004 Jun;19(6):431-4.

2. Madsen KM, Lauritsen MB, Pedersen CB, Thorsen P, Plesner AM, Andersen PH, Mortensen PB. Thimerosal and the occurrence of autism: negative ecological evidence from Danish population-based data. Pediatrics. 2003 Sep;112(3 Pt 1):604-6.

3. Jeffry A. Lowell, Sandy Burgess, Surendra Shenoy, John A. Curci, Marion Peters, Todd K. Howard Mercury poisoning associated with high-dose hepatitis-B immune globulin administration after liver transplantation for chronic hepatitis B. Liver Transplantation and Surgery. Volume 2, Issue 6, pages 475-478, November 1996.

4. Nicholas J. Bishop, M.D., Ruth Morley, M.B., B. Chir. J. Philip Day, Ph.D., and Alan Lucas, M.D. Aluminum Neurotoxicity in Preterm Infants Receiving Intra- venous-Feed-ing Solution. N Engl J Med 1997; 336:1557-1562 May 29, 1997.

5. Holmes, A. S., Blaxill, M. F., & Haley, B. E. (2003). Reduced levels of mercury in first baby haircuts of autistic children. International journal of toxicology, 22(4), 277- 285.

6. James, S. J., Cutler, P., Melnyk, S., Jernigan, S., Janak, L., Gaylor, D. W., & Neubrander, J. A. (2004). Metabolic biomarkers of increased oxidative stress and impaired methylation capacity in children with autism. The American journal of clinical nutrition, 80(6), 1611-1617.

7. Horacio Guzman-Maldonado and Octavio Paredes-Lopez, Amylolytic Enzymes and Products Derived from Starch: A Review. Critical Reviews in Food Science and Nutrition, 35(5):373-403 (1995).

8. Renee Dufault, Blaise LeBlanc, Roseanne Schnoll, Charles Cornett, Laura

Schweitzer, David Wallinga, Jane Hightower, Lyn Patrick and Walter J Lukiw. Mercury from chlor-alkali plants: measured concentrations in food product sugar. Environ Health. 2009 Jan 26;8:2.

9. Renee Dufault Walter J Lukiw, Raquel Crider, Roseanne Schnoll, David Wallinga and Richard Deth. A macroepigenetic approach to identify factors responsible for the autism epidemic in the United States. http:// http://www.clinicalepigeneticsjournal.com/content/4/1/6

10. Mahaffey KR, Gartside PS, Glueck CJ: Blood lead levels and dietary calcium intake in 1 to 11 year-old children: the second national health and nutrition examination survey, 1976 to 1980. Pediatrics 1986, 78:257-262.

11. Renee Dufault, Roseanne Schnoll, Walter J Lukiw, Blaise LeBlanc, Charles Cornett, Lyn Patrick, David Wallinga, Steven G Gilbert and Raquel Crider Mercury exposure, nutritional deficiencies and metabolic disruptions may affect learning in children. Behavioral and Brain Functions. 2009 Oct 27;5:44.

Chapter 19

자폐 사례

An autism case history

.

　엘리자베스(가명)는 몇 개의 아말감을 가지고 있었고 일생동안 여기저기 몸이 아파서 고통을 겪어왔다. 그녀는 임신했을 때 로감주사(Rhogam shot)를 맞았다. - 그것은 thimerosal(씨메로살 보존제)가 들어있었다. 2008년 정상 분만을 했고 그녀의 아들 제이크는 B형간염 백신을 맞았다.

　제이크는 태어나서 잘 먹지를 않았다. 제이크는 모든 발달의 지표들이 제 월령보다 많이 뒤쳐졌다. 그는 9개월이 될 때까지도 앉지를 못했다. 11개월에 기어다녔고 18개월에야 걸었다. 다른 아가들이 제이크 옆에서 재잘 되고 옹알댈 때 제이크만 조용했다.

　제이크의 첫 번째 치아는 11개월에 나오기 시작했고, 그의 머리카락은 훨씬 나중에서야 나왔다. 그는 높은 TSH와 낮은 T3 레벨(갑상샘 기능검사 수치) 때문에 항상 낮은 체온을 가지고 있었다 - 갑상샘 호르몬은 수은에 영향을 크게 받는다. 42장에서 자세히 다루겠다.

　제이크는 다른 아이보다 조금 늦은 스케쥴로 백신 스케쥴을 따라갔다. - 나이가 더 많은 아이들은 아주 어린 아이들보다 몸에서 백신을 더 잘 처리할 수 있게 더 발달이 되어있다.- 그런 일종의 가설대로 늦은 스케쥴을 따라갔다. MMR (mumps멈프스, measles 홍역, rubella풍진) 백신은 하지 않았다. 아이는 매우 늘어진 상태였고 눈 맞춤을 잘하지 않았다. 아장아장 걷기 시작하면서 제이크는 문을 반복해서 닫았다 열었다 하는 반복 행동을 하기 시작했고, 거의 말은 없었다.

　제이크는 2011년 30개월 나이에 자폐를 진단받았다. 그의 부모들은 중금속과 자폐와의 관련 스터디들을 공부하게 되고 제이크에게 킬레이션을 하기로 결심

했다. 킬레이션을 시작하기 전 아연과 cod liver oil(대구 간유)를 보충제로 시작했었고, 그것만으로도 제이크는 눈 맞춤과 언어가 많이 향상되는 효과를 보았다.

DMSA를 시작한 첫 라운드에서 그의 엄마의 말을 빌리면 제이크는 깨어났다.

제이크는 그의 주변에 대해 더 알게 되고 관여했으며, 처음으로 그의 두 번째 언어(아버지가 독일인)로 시작부터 반응이 있어 제이크의 부모는 탄력을 받아 킬레이션을 지속했다. 48라운드 후에 제이크의 ATEC 점수(Autism Treatment Evaluation Checklist)는 킬레이션을 시작하기 전 52점이었던 점수가 8점으로 떨어졌다.

제이크는 지금 자전거도 타고 완전히 배변 훈련도 완료했고, 사회성도 높아져 다른 아이들과 어울려 생활하고 있다. 아이들을 싫어하고 사람들의 무리를 싫어하고 시끄러운 소리를 싫어하던 킬레이션 전의 모습과는 너무나 다르다. 제이크는 언어도 발달하였다. "엄마, 우리 놀이터에 가도 돼요?"라고 묻거나 "나 그것 하고 싶지 않아" 처럼 복잡한 문장으로 말을 하며 하루 일과에 대해 대화를 할 수 있을 정도가 되었다.

킬레이션의 효과가 지금까지 너무 좋았기 때문에 엘리자베스는 총 100라운드 아니 그 이상을 계획하고 있다.

다음은 제이크가 킬레이션을 시작하기 전 2살이었을 때 시행한 모발검사 결과이다.

TOXIC ELEMENTS	RESULT µg/g	REFERENCE RANGE	PERCENTILE 68th	95th
Aluminum	18	< 8.0		
Antimony	0.071	< 0.066		
Arsenic	0.055	< 0.080		
Barium	0.21	< 0.75		
Beryllium	< 0.01	< 0.020		
Bismuth	0.018	< 2.0		
Cadmium	0.069	< 0.070		
Lead	1.7	< 1.0		
Mercury	0.16	< 0.40		
Platinum	< 0.003	< 0.005		
Thallium	< 0.001	< 0.002		
Thorium	0.001	< 0.002		
Uranium	0.010	< 0.060		
Nickel	0.25	< 0.30		
Silver	1.5	< 0.20		
Tin	0.96	< 0.30		
Titanium	0.93	< 0.90		
Total Toxic Representation				

POTENTIALLY TOXIC ELEMENTS

ELEMENTS	RESULT µg/g	REFERENCE RANGE		PERCENTILE 2.5th	16th	50th	84th	97.5th
Calcium	130	140-	500					
Magnesium	40	15-	45					
Sodium	10	18-	180					
Potassium	7	10-	150					
Copper	12	11-	24					
Zinc	89	100-	190					
Manganese	0.12	0.10-	0.50					
Chromium	0.50	0.43-	0.70					
Vanadium	0.073	0.030-	0.10					
Molybdenum	0.096	0.050-	0.13					
Boron	5.2	0.40-	3.5					
Iodine	1.6	0.25-	1.3					
Lithium	< 0.004	0.007-	0.020					
Phosphorus	157	150-	220					
Selenium	0.64	0.70-	1.1					
Strontium	0.45	0.19-	2.0					
Sulfur	48400	45500-	53000					
Cobalt	0.014	0.005-	0.030					
Iron	8.0	7.0-	16					
Germanium	0.028	0.030-	0.040					
Rubidium	0.016	0.012-	0.16					
Zirconium	0.037	0.030-	1.0					

킬레이션 하기전의 제이크의 모발검사 결과

기억하겠지만 위쪽 섹션에 있는 "독성물질(potentially toxic element)"에서 보이는 수은의 수치는 항상 믿을 수 있는 것이 아니다. 왜냐면 수은은 세포 안팎으로 정상적으로 미네랄을 수송하는 수송체계를 허물어버리기 때문에 그 수치를 왜곡시킬 수 있기 때문이다. 실제로 제이크의 케이스를 보면 수은의 수치는 아주 낮은 수치를 보인다.

아래쪽에 있는 필수 성분(essential element) 영역에서의 막대기들을 보면 정상적인 분포를 보이지 않는다. 대부분의 막대기들이 왼쪽을 향해 있다.

제이크의 결과는 닥터 커틀러의 카운팅 룰1을 만족시키고 있다. 1번 룰을 만족시키기 위해서는 오른쪽으로 치우친 막대기가 5개 또는 그 이하이어야 한다. 이 검사는 가능성을 말하고 있다. 수은 때문에 미네랄의 수송체계가 망가진 상태일 높은 가능성을 말하는 것이다. 이런 경우는 위쪽 레벨에서 보이는 독성성분들도 실제로는 보이는 것보다 훨씬 높은 수준일 수 있다는 이야기가 된다.

제이크는 또한 아주 낮은 리튬 레벨을 가지는 것을 확인할 수 있다(막대기가 왼쪽으로 쭉 나가 있어 거의 제로에 가깝다). 이것은 수은중독이 있는 사람들에게서 흔히 보이는 결과이다. -이것 또한 하나의 힌트가 될 수 있다.

다음은 제이크의 두 번째 모발검사 결과이다. 처음 12번은 DMSA만했고 이후

12번은 8 mg DMSA와 5 mg ALA를 시행한 이후 결과이다. 제이크는 현재 12.5 mg ALA 와 8.3 mg DMSA 를 세 시간 간격으로 하고 있다(킬레이터에 대해서는 35장에서 다루겠다).

TOXIC METALS		RESULT µg/g	REFERENCE INTERVAL	PERCENTILE 68th 95th
Aluminum	(Al)	8.3	< 7.0	
Antimony	(Sb)	0.060	< 0.066	
Arsenic	(As)	0.15	< 0.080	
Barium	(Ba)	0.41	< 1.0	
Beryllium	(Be)	< 0.01	< 0.020	
Bismuth	(Bi)	0.044	< 2.0	
Cadmium	(Cd)	0.067	< 0.065	
Lead	(Pb)	2.4	< 0.80	
Mercury	(Hg)	0.77	< 0.80	
Platinum	(Pt)	< 0.003	< 0.005	
Thallium	(Tl)	0.001	< 0.002	
Thorium	(Th)	0.001	< 0.002	
Uranium	(U)	0.022	< 0.060	
Nickel	(Ni)	3.8	< 0.20	
Silver	(Ag)	0.10	< 0.08	
Tin	(Sn)	0.22	< 0.30	
Titanium	(Ti)	0.62	< 0.60	
Total Toxic Representation				

ESSENTIAL AND OTHER ELEMENTS		RESULT µg/g	REFERENCE INTERVAL	PERCENTILE 2.5th 16th 50th 84th 97.5th
Calcium	(Ca)	350	200– 750	
Magnesium	(Mg)	50	25– 75	
Sodium	(Na)	130	20– 180	
Potassium	(K)	110	9– 80	
Copper	(Cu)	13	11– 30	
Zinc	(Zn)	280	130– 200	
Manganese	(Mn)	0.23	0.08– 0.50	
Chromium	(Cr)	0.56	0.40– 0.70	
Vanadium	(V)	0.090	0.018– 0.065	
Molybdenum	(Mo)	0.036	0.025– 0.060	
Boron	(B)	5.6	0.40– 3.0	
Iodine	(I)	2.6	0.25– 1.8	
Lithium	(Li)	0.47	0.007– 0.020	
Phosphorus	(P)	165	150– 220	
Selenium	(Se)	1.2	0.70– 1.2	
Strontium	(Sr)	1.1	0.30– 3.5	
Sulfur	(S)	48600	44000– 50000	
Cobalt	(Co)	0.012	0.004– 0.020	
Iron	(Fe)	15	7.0– 16	
Germanium	(Ge)	0.036	0.030– 0.040	
Rubidium	(Rb)	0.21	0.011– 0.12	
Zirconium	(Zr)	0.055	0.020– 0.44	

킬레이션 24라운드 후에 시행한 제이크의 모발 검사 결과

필수 성분(essential element)들이 이제 오른쪽으로 전반적으로 이동한 것을 볼 수 있다. 이것은 킬레이션을 하면서 같이하는 보충제에 의해 흔하게 변동할 수 있는 부분이다. 그러나 제이크는 리튬 제제는 전혀 복용하지 않았다. 이 리튬

레벨의 변화는 명백히 그의 신체에서 수은을 제거함으로써 미네랄 수송체계가 정상화되면서 생긴 것이라 말할 수 있겠다.

또한 독성성분들에서 보면 수은의 레벨은 증가를 보였으나, 다른 물질들은 조금씩 레벨이 감소한 것을 볼 수 있다.

제약회사나 정부 기관 관계자들은 수은이 오늘날 자폐증이 폭발적으로 늘어나고 있는 이유라는 것에 대해 강한 저항을 보이고 있다. 그들은 조작된 데이터나 잘못된 스터디를 가지고 그들의 주장을 이어나가고 있다. 그들의 주장이 잘못되었다는 강한 근거가 바로 중금속 킬레이션을 통해 완전히 자폐에서 회복한 제이크와 같은 아이들의 사례이다.

가장 큰 규모의 조사에 의하면 킬레이션을 했거나 또는 하고 있는 중인 자폐아동들 사이에서 자폐증상이 많이 사라졌거나 호전되었다는 사례가 아주 흔하게 보고되고 있다.

또한 조사에 의하면 acrodynia(말단동통증)가 있었던 사람들의 손자들에게서 훨씬 자폐아동이 더 잘 발생하였다.- 유전적으로 수은에 예민하기 때문이라 해석할 수도 있겠다.

2000년까지는 대부분의 소아 백신에 씨메로살(에틸수은)이 존재했다. 그리고 여전히 인플루엔자백신에는 쓰이고 있다. 그러나 특히 자폐가 유독 많이 발생하고 있는 미국에서는 두 번째 원인이 있다.- 프럭토즈 콘 시럽(fructose corn syrup)인데 이것이 수은을 안전수치 이상으로 가지고 있는 경우가 있다. 게다가 태아의 수은에 영향을 주는 것으로는 백신들이나 주사제들, 음식을 통한 것도 있겠지만 모체의 아말감으로부터 유입되는 수은이 있을 수 있다.

이 모든 요소들이 결합되어 진단되는 자폐 아동 점점 많아지는 것으로 생각할 수 있고, 이 가설은 킬레이션을 통해 자폐에서 극복하는 아이들에 의해 검증되고 있다.

Footnotes

1. Shandley, K., & Austin, D. W. (2011). Ancestry of pink disease (infantile acrodynia) identified as a risk factor for autism spectrum disorders. Journal

of Toxicology and Environmental Health, Part A, 74(18), 1185-1194.

ATEC measures a child's symptoms in 4 areas - communication, sociability, sensory/cognitive and health/physical behavior. The assessment can be completed by a parent, researcher or health professional.

ATEC는 아이들의 증상을 4가지 영역에서 체크하고 있다. - 의사소통, 사회 성도, 감각과 인지 그리고 신체적인 행동과 건강 상태로 나누어 측정한다. 평가는 부모 또는 연구자, 의료진 등에 의해 이뤄질 수 있다. https://www. autism.org/atec/interpreting-atec-scores/ 에서 ATEC score 는 시행해 볼 수 있다.

Recommended reading (추천 서적)

Fight Autism and Win. By Jan Martin and Tressie Taylor with Rebecca Claire from

http://www.fightautismandwin.com

(a practical guide for chelation and supplements for autistic children)

자폐아동을 위한 킬레이션과 보충제에 대한 가이드

Chapter 20

수은과 알츠하이머병

Mercury and Alzheimer's disease

1980년대 초 이래로 알츠하이머로 인한 사망률이 급격히 증가했다.

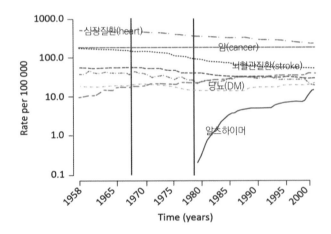

지난 50년간 미국에서 질환별 사망에 이르게하는 10만명당 사망률
Reproduced from National Vital Statistics 2002;50.

이 증가의 일부는 아마도 알츠하이머의 위험인자로 잘 알려져 있는 당뇨병의
유병률의 증가 한 것과 관련이 있는 것으로 생각된다. 또한 건강관리를 잘하게
되면서 수명이 길어졌기 때문이기도 하고, 진단율이 높아지면서 생긴 결과이기
도하다.

2차 세계대전 이 후 더 나은 의료서비스가 제공이 되는 시대가 되면서 여기에 치과 치료도 또한 포함이 되어 베이비붐 세대의 치아에는 수많은 아말감이 심어지게 되었다. 30년에서 40년간 치아에 있는 아말감으로부터 서서히 방출이 되는 수은은 알츠하이머가 이렇게 많아지고 흔해지는데 기여한 바가 있을까? 그럴 수 있다는 증거들이 있다.

알츠하이머병에서 수은의 역할을 관찰해보면 왜 어떤 이들이 다른 사람보다 유전적으로 수은에 더 예민하게 손상을 받는지를 이해하는 데 도움을 받을 수 있다.

알츠하이머로 발전하는 것을 결정하는 중요한 인자는 아포리포단백질(apolipoprotein) 합성을 위한 유전자이다. 아포리포단백질은 콜레스테롤과 같은 지방에 결합하여 혈류를 타고 운반이 된다. 이것은 특히 뇌(brain)에 중요하다. 우리 체 질량의 약 2%를 구성하고 있지만 우리 몸의 콜레스테롤의 25%를 차지하고 있다. 이 아포리포단백질E 는 3가지 형태를 가지고 있다.: ApoE4, ApoE3 및 ApoE2. 우리는 부모로부터 각각 하나의 유전자를 가져오기 때문에 두 개의 다른 유전자를 가지거나 두 개의 같은 유전자를 가질 수 있다.

연구에 따르면 ApoE4 형태 유전자 두 개를 가진 사람들이 알츠하이머병의 발병의 위험도가 훨씬 증가한다.-두 개의 ApoE3 유전자를 가진 사람에 비하여 약 14.9배의 위험도를 가지고 ApoE2 유전자 두 개를 가진 사람은 ApoE3 유전자 두 개를 가진 사람에 비해 0.6배의 위험도를 보인다.

상대 위험도(relative risk)	Apo E 타입	황화 수소기(sulfhydryl group)
0.6	2/2	4
0.6	2/3	3
1.0	3/3	2
2.6	2/4	2
3.2	3/4	1
14.9	4/4	0

ApoE 유전형 타입에 따른 알츠하이머질환의 위험도
J Mutter. Neuro Endocrinol Lett. 2004 Cct; 25(5):331-9

왜 두 개의 ApoE2 유전자를 갖은 사람은 알츠하이머로부터 그런 보호를 받게 되는 것일까? 우리는 35장에서 권장되는 킬레이터가 모두 sulfur-hydrogen(황화수소기sulfhydryl group)을 가지고 있다고 설명할 것이다. 수은은 이 황화수소기에 아주 큰 친화성을 가진다. 그래서 DMSA, DMPS, ALA 등의 킬레이터가 수은과 결합하여 체외로 배출이 되는 것이다.

위 표는 두 개의 ApoE2 유전자를 가진 사람이 4개의 황화수소기를 가지고 있는 것을 보여준다. 이 사람들은 다른 사람들보다 수은을 훨씬 더 잘 배출 할 수 있다. 황화수소기의 갯수와 알츠하이머 사이의 명백한 상관관계가 있다. 황화수소기가 많을수록 알츠하이머의 위험도가 낮아진다.

9장에서 보았듯이, Gianpaolo Guzzi 와 Lars Bjorkmann의 연구는 두 가지 모두 치아의 아말감의 개수와 뇌 안에 축적된 수은의 농도와의 상관관례를 밝혔다. Guzzi 의 연구에 의하면 치아 아말감을 12개 이상 가진 사람은 세 개 미만으로 가지고 있는 사람보다 뇌에 10배나 많은 수은이 축적되어 있었다. 캔터키 대학 치주과 노인 치주학 교수인 Stanley Saxe 박사가 이끈 실험에서는 상관성이 없다고 보고하였다. Saxe의 연구는 미국 치과 연합 학술지(the Journal of American Dental Association)에 실렸고 동료 연구자들의 리뷰(peer review)는 없었다. 이 학술지는 미국 치과 협회의 대표적인 학술지이고 치과용 아말감 재료들을 선전하는 광고물들이 같이 실려 있다. 이 논문은 동료 의사들의 리뷰가 같이 있어야 하는 저널인 the journal of American Medical Association과 the New England Journal of Medicine 에서는 개재가 거절되었다.

적어도 두 개의 연구에서 알츠하이머를 겪고 있는 환자의 혈액에서 수은의 수치가 높게 나타난다는 것은 확인하였다. 크리스토프 혹(Christoph Hock) 박사와 그의 동료들은 33명의 알츠하이머 환자들의 혈액에서 수은 농도를 측정하였다. 그들은 혈액 내 수은 농도가 대조군에 비해서 2배나 높다는 사실을 알아냈다. 심한 치매 증상을 가지는 알츠하이머의 경우의 환자들은 혈액 내 수은의 농도가 대조군의 3배 정도에 이르렀다. 스웨덴의 Sahlgrenska Academy and University Hospital의 라스 게르하드슨(Lars Gerhardsson)이 173명의 알츠하이머 환자와 25명의 대조군을 통해 혈액과 뇌척수액(cerebro-spinal fluid) 에서의 많은 중금속의 수치를 확인하면서 다시 한번 확인이 되었다.

일단 알츠하이머 환자의 그룹이 대조군에 비해 24% 정도 혈액 내 수은 레벨이 높게 나타났다. 그리고 심지어 알츠하이머군 중에 가장 높은 수은 수치를 보이는 경우는 대조군의 가장 높은 수치를 보이는 사람보다 5배나 높은 수치를 보였다. 낮은 수치의 수은 농도를 보이더라도 이것이 장기적으로 노출이 된 경우는 수은이 축적되면서 해로운 영향을 줄 수 있다. 그런데 심지어 혈류에 높은 농도의 수은이 계속 흐르고 있다면 뇌에 상당한 손상을 가져올 만하다.

알츠하이머에 수은이 분명한 역할을 하고 있다는 추가적인 증거들이 캘거리 대학의 연구자들이 밝힌 바가 있다. 실험실에서 48시간 동안 배양된 신경세포를 수은(염화수은의 형태로), 알루미늄, 납, 카드뮴, 망간 등의 1천만 분의 1몰의 농도의 희석 용액에 넣었다. 이 농도는 부검을 통해 확인하였던 뇌의 후두부 피질에서 확인되던 수은의 농도와 같다.

이렇게 아주 낮은 농도의 수은에서도 신경세포는 손상되는 것이 확인되었다. 다른 중금속에서는 신경세포의 손상은 보이지 않았다.

수은 용액이 첨가된 이후에 시간 간격을 두고 사진 촬영을 하였는데 신경세포의 "성장원추(growth cone, 성장원추는 신경세포가 다른 신경 세포에 연결하기 위해 뻗어나가는 부위인 액손(axon)의 끝 쪽에 있으면서 그 axon의 길이를 성장하게 하는 부위)의 세포막의 77%가 드라마틱하게 붕괴되는 모습을 확인할 수 있었다. 이것을 영상으로 확인하고자 하면 다음에서 확인 가능하다. http://www.youtube.com/watch?v=Ipi3OneIw0A

이런 효과는 특히나 뇌가 빠르게 성장하는 시기인 태아나 영유아의 시기일 경우에서 특히나 더 파괴적인 효과를 가져올 것이다. 연구자들은 또 알츠하이머병의 특징인 "neurofibrillary tangles(신경섬유가 엉킨 듯이 보이는 소견)"의 형성에 주목하였다.

200만 리터 중에 단 한 방울의 염화수은이 신경세포에 노출이 되어도 또는 더묽게 되도록 주변 영양액에 단 한 방울을 공급하는 것만으로도 뇌세포가 영향을 받는다는 것은 정말 놀라운 일이었다. 수은이 뇌에 영향을 주는 효과는 직접적으로 신경세포에 영향을 주는 것만으로 끝나지 않는다. 수은은 또한 뇌 안의 항산화 성분의 레벨을 낮춘다. 그로 인해 뇌 안의 산화스트레스를 높인다. 예를 들면 염화수은 50 mcg/L 에 30분간 노출이 된 신경세포는 우리 몸에서 생산되는 주된 항산화 성분인 글루타치온(glutathione)의 레벨을 30% 낮춘다. 글루타치온은 비타민 C와 비타민 E가 사용된 이후 활성 형태로 다시 재저장되도록 하는 강한 항산화 능력을 가지고 있다.

항산화제가 몸에서 낮아져 산화가 많이 되면 뇌는 질병에 취약하게 된다. 뇌는 수은에 의해 성장 원추가 직접적인 손상을 받을 뿐만이 아니다. 항산화 능력의 감소로 인해 성장 원추가 붕괴되는 부위에 염증반응이 심해지면 성장 원추는 그로인해 수상이나 감염에 더욱 취약한 상태가 된다.

수은은 즉각적인 효과를 보이는 유일한 중금속이다. 다른 중금속이나 독소, 감염등도 뇌에 산화스트레스를 높이고 신경세포에 영향을 가져올 수 있는데 그것은 다음 장에서 설명할 것이다.

알츠하이머 환자의 킬레이션(Chelation for Alzheimer's disease)

1926년에 스톡(Stock) 교수는 수은중독의 결과로 두통, 신경과민(jitteriness) 그리고 건망증 등을 경험하였다. 그는 다음과 같이 기록하고 있다.

> "나는 전화번호부에서 번호를 보고 전화기로 가는 중에 번호를 잊어버렸다. 한때 내가 암기했던 것을 모두 잊어버렸다. 나는 방금 읽은 책의 내용도 잊어버렸고 방금 본 연극의 내용도 잊어버렸다. 심지어 내가 출간했던 책의 내용마저 잊어버렸다."

1991년 "Beating Alzheimer's 알츠하이머 이기기"라는 책에서 톰 워렌(Tom Warren)은 그가 50세의 나이에 자신의 경험을 말하고 있다. 이름을 기억하는 능력이 엄청나게 빠르게 떨어졌다. 그리고 그는 자신의 전화번호를 말하기 위해서 전화번호를 적어두고 찾아봐야 했다. 그는 머리가 늘 아프다했고, 성미가 괴팍하고 불평이 많았다. 그는 대화가 어렵게 느껴졌고, 대화를 하는 중에 말하는 내용을 잊어버렸다.

톰 워렌의 뇌 CT 소견은 전두엽과 측두엽에 가벼운 위축증이 보였다. 의사는 그에게 알츠하이머라는 진단을 내렸다.

약사인 아내의 도움으로 킬레이션을 포함하여 미네랄, 비타민 등의 많은 치료를 받았다. 일단 그의 치아의 아말감들을 모두 제거했다. 4년간의 치료 후에 병세는 반전되었다. 다시 검사한 뇌 CT 소견은 더 이상 위축되지 않았다(알츠하이머 질환의 경우 시간이 갈수록 영상에서 보여지는 뇌는 마치 쪼그라들 듯이 위축되어 간다).

그 이후로 톰 워렌은 같은 증상을 겪고 있는 환자들에게 정신적인 능력과 건강을 회복할 수 있다고 조언을 해왔다.

리차드 캐스도르프(Richard Casdorp)캘리포니아 대학의 임상조교수는 1953년 이래로 의술을 펼치던 사람이다. 그는 1880년대 중반부터 킬레이션 치료를 시행해왔다. 그가 공동 저자로 쓴 책 "Toxic metal syndrome(독성 중금속 신드롬)"에서 그는 이렇게 적고 있다.

알츠하이머성 치매는 킬레이션 치료에 잘 반응을 한다. 임상 환경에서 15명의 알츠하이머 환자에서 처음 킬레이션 치료가 시행되었다. 그리고 사랑하는 가족들이 그들이 정상화 또는 정상 가깝게 기능을 하게 되는지를 관찰하도록 했다. 그 실험은 감사하게도 임상 실험에 참여한 진단, 치료, 환자 그리고 그들의 사랑하는 가족 모두에게 만족스러운 경험이었다.

뇌의 금속이온과 알츠하이머병 사이의 관계가 알려지고 알츠하이머의 킬레이션 치료가 효과적인 치료일 수 있다는 것에 대한 의학적 논문들이 많이 나왔다. 그러나 지금까지 쥐에 대한 실험실적인 연구 이 외에 더 이상 진행이 크게 되지 않았다.

화학자 앤디 커틀러에 의해 고안된 프로토콜에 따라 시행된 알츠하이머 환자의 임상적 킬레이션의 시도가 책에서 후반부에 논의가 된다. 알파 리포산(alpha lipoic acid)을 밤 시간을 포함해서 3시간마다 복용시켰다. 복용량은 환자의 정확한 요구량에 맞춰져 있었고, 일반적인 의학적 접근방법처럼 모두에게 똑같은 정량이 정해져 있지 않았다.

임상적 실험이 치료에 있어 훌륭한 데이터 소스가 된다. 그러나 경우에 따라서는 임상적인 실험이란 것은 사실 불가능할 수 있다. 치료의 방법이 충분한 이론적, 사례적인 근거를 제시하고 있다면 시도해보는 것은 잃을 것이 없는 게임일 수 있다. 이런 접근이 톰워렌과 그와 같은 시도를 했던 사람들에게는 확실한 효과를 발휘하였던 것이다.

Footnotes

1. Mutter J, Naumann J, Sadaghiani C, Schneider R, Walach H Alzheimer disease: mercury as pathogenetic factor and apolipoprotein E as a moderator. Neuro Endocrinol Lett. 2004 Oct;25(5):331-9.

2. Guzzi G, Grandi M, Cattaneo C, Calza S, Minoia C, Ronchi A, Gatti A, Severi G. Dental amalgam and mercury levels in autopsy tissues: food for thought. Am J Forensic Med Pathol. 2006 Mar;27(1):42-5.

3. L Bj-rkman, BF Lundekvam, T L æ greid. Mercury in human brain, blood, muscle and toenails in relation to exposure: an autopsy study Environmental Health: a Global Access Science Source [2007, 6:30]

4. C. Hock, G. Drasch, S. Golombowski, F. M-ller-Spahn, B. Willershausen-Z-nnchen, P. Schwarz, U. Hock, J. H. Growdon, R. M. Nitsch Increased blood mercury levels in patients with Alzheimer's disease. Journal of Neural Trans- mission March 1998, Volume 105, Issue 1, pp 59-68.

5. Gerhardsson L, Lundh T, Minthon L, Londos E, Metal Concentrations in Plasma and Cerebrospinal Fluid in Patients with Alzheimer's Disease. Dementia and Geriatric Cognitive Disorders Vol. 25, No. 6, 2008.

6. Leong, Christopher C. W.; Syed, Naweed I.; Lorscheider, Fritz L. Retrograde degeneration of neurite membrane structural integrity of nerve growth cones following in vitro exposure to mercury Neuroreport: 26 March 2001 - Volume 12 - Issue 4 - pp 733-737 Membrane and Cellular Biophysics and Biochemistry.

7. Warren, T. (1991). Beating Alzheimer's. New York: Avery.

8. Casdorph, R.H. (1994) Toxic Metal Syndrome. New York: Avery.

Chapter 21

납과 알츠하이머병

Lead and Alzheimer's disease

우리가 11장에서 보았듯이 수은과 납은 시너지 효과를 일으키는 독성 성분이다. 납은 그 자체가 아이들에게서 IQ의 감소와 행동적 문제를 일으키는 신경 독으로 잘 알려져 있다.

1970년대(당시 휘발유에서 납 성분을 서서히 줄여나가고 있었다.) 미국의 아이들의 평균 혈류납의 양은 17 mcg/dl이었다. 이것은 2008년 평균에 비하면 약 3배 이상이다. 1970년대 납수치가 너무 심각하였고 1980년에 장기 연구가 시작되었다. 어린 원숭이들에게 태어나서 400일간 납 아세테이트(lead acetate)를 먹였다. 납에 중독이 된 유아나 어린 원숭이들은 성인에 비하여 훨씬 납중독에 취약했다. 어린아이들은 종종 오염이 되어 있을 수 있는 물건이나 흙 등을 입에 넣는다. 그리고 입에 넣은 납 성분을 성인보다 더 많이 흡수한다. 성인의 경우 입에 들어간 납 성분의 10~15%를 흡수하는 반면 아이들의 경우는 50%를 흡수한다. 발달 중인 뇌(developing brain)는 납에 의한 독성효과를 가장 많이 받는 기관이다.

400일이 되고 나서 원숭이들의 혈중 납 레벨은 19~26 mcg/dl(대조군의 경우는 3~6 mcg/dl이었다.)이었고 1970년대 아이들의 평균보다 약간 상위하는 수치였다.

400일 이후 원숭이들은 더 이상 납에 노출은 없었고, 그들은 23세가 될 때까지 대조군 원숭이들과 함께 National Health facility(국가 건강시설)에서 살게 되었다(원숭이의 평균 수명은 30세 정도이며 대략 23세는 인간의 60세정도 나이에 해당한다). 그들은 23세가 되고 희생되었는데 당시까지 어떤 납중독의 증상도 겉으로 보이지 않았다.

하지만 원숭이들의 뇌를 검사한 내용은 전혀 달랐다. 그 원숭이들의 뇌는 마치 알츠하이머병에서 나타나는 변화와 비슷한 변화가 있었다. 알츠하이머의 뇌에서 보이는 특징인 아밀로이드(amyloid plaque)가 쌓여 있었다. 그리고 연구자들은 메틸레이션(methylation)과 관련된 유전자의 활성이 20% 감소된 것도 확인하였다.- 메틸레이션은 해독능력(detoxification)에 필수적인 과정이다. 이런 뇌의 손상이 원숭이가 태어나 어릴 때 노출이 된 납에 의해 생긴 것이다. 성인기 초반에도 혈액 샘플이 진행되어 납 수치를 측정하였었는데 대조군의 혈액샘플과 별다른 차이가 없었다. 희생되던 그 시기에도 대조군과 마찬가지로 뇌 안에는 납 성분은 발견되지 않았고, 모두 검출한게인 0.1 ng/g 미만이었다.

이것은 베이비붐 세대에게 달갑지 않은 정보이다. 그들의 대부분은 400일이 아니라 20년에서 30년간 유사한 납 레벨에 노출이 된 세대이다. 2013년 4월 Land corporation이 예측한 대로 납의 노출은 분명히 치매가 증가하고 있는데 부분적으로라도 역할을 하고 있고 아주 유력한 원인이다. 그들의 연구는 미국에서 2040년이 되면 치매에 걸린 사람의 수는 지금의 두 배가 될 것이고 910만 명에 이르게 될 것이라고 예측하고 있다.

어릴 적에 납에 의해 중독이 되었을지 모르는 사람들에게 한 가지 희망이 있다. 유명한 포화지방과 심장질환에 대한 연구인 프레밍햄(Framingham)연구에서는 DHA (docosahexaenoic acid)를 중등도(180 mg/day)로 복용한 군이 치매의 위험을 50% 감소시켰다. 단지 100 g의 연어를 일주일에 두 번 먹는 것으로 이 정도 양의 DHA는 보충할 수 있다. 44장에서 논의가 되겠지만 DHA는 킬레이션을 하는 사람들에게 추천이 되는 보충제 중에 하나이다.

Footnotes

1. Jinfang Wu, Md. Riyaz Basha, Brian Brock, David P. Cox, Fernando Cardozo- Pelaez, Christopher A. McPherson, Jean Harry, Deborah C. Rice, Bryan Maloney, Demao Chen, Debomoy K. Lahiri, and Nasser H. Zawia. Alzheimer's disease (AD) like pathology in aged monkeys following in-

fantile exposure to environmental metal lead (Pb): Evidence for a developmental origin and environmental link for AD. J Neurosci. 2008 January 2; 28(1): 3-9.

2. Hurd, M. D., Martorell, P., Delavande, A., Mullen, K. J., & Langa, K. M. (2013). Monetary costs of dementia in the United States. New England Journal of Medicine, 368(14), 1326-1334.

3. Elizabeth J Johnson and Ernst J Schaefer, Potential role of dietary n□3 fatty acids in the prevention of dementia and macular degeneration. Am J Clin Nutr June 2006 vol. 83 no. 6 S1494-1498S.

4. Appendix G2: Original Food Guide Pyramid Patterns and Description of USDA Analyses Addendum A: EPA and DHA Content of Fish Species http://www.health.gov/dietaryguidelines/dga2005/report/HTML/table_g2_adda2.htm

Chapter 22

다발성 경화증

Multiple sclerosis

다발성 경화증은 인체가 자신의 신경세포 주변에 있는 미엘렌 피복(myelin sheath)을 공격하는 본인 스스로 생산한 Tcell(백혈구의 종류)을 가지는 자가 면역 질환(autoimmune disease)이다. 이 myelin sheath는 마치 전선의 피복과 같이 신경세포를 따라 발생하는 전기적인 전도의 스피드를 높이기 위한 절연체의 역할을 한다. 다발성 경화증에서 발생하는 이 myelin sheath(수초)가 벗겨지는 현상(demyelination)은 이 신경세포의 전기적인 신호의 전달의 속도에 영향을 준다. 발병은 대게 성인기 초반에 발생한다. 증상은 저림 증상. 밸런스가 무너진 듯한 증상, 근육의 경련, 피로감, 시력 이상, 방광 기능 이상, 정신적인 장애 증상 등으로 나타난다. 질병의 과정은 점점 진행되고 서서히 악화 경로로 간다. 또는 악화와 호전을 반복한다. 중간에 호전되어 증상이 잠시 없는 기간을 가지기도 한다.

현재 코티손과 프레드니손과 같은 면역억제제들이나 인터페론과 나탈리주맙(natalizumab)과 같은 약제가 주 치료제로 쓰이고 있다. 이것들은 상당하고 잦은 부작용을 나타내기 때문에 과학자들은 이런 부작용이 적은 치료를 찾고 있다.

아직까지 다발성 경화증의 원인은 밝혀지지 않았다. 하지만 증상의 시작이 수은의 중독과 연결고리가 있다는 증거자료들이 있다. 대공황 시기동안 잉갈스(Ingalls)는 6명의 형제자매와 사촌들이 모인 자리에서 가족의 난로에 시너바(cinnabar, 황화수은)를 녹였던 젊은 남자의 케이스 보고를 하였다. 그 자리에 있던 사람 모두가 다발성 경화가 발병하였다.

알레산드로 풀겐지(Alessandro Fulgenzi)와 그의 팀은 이전까지는 아주 건강했으나 1997년 19세의 나이에 시력을 잃고, 복시가 생기고 눈을 움직일 때마다 통증이 있으면서 시신경염을 앓게 된 젊은 남성의 케이스를 보고하고 있다. 1998년 7월까지 오른손의 미세한 운동능력의 장애가 있었고 몸의 오른쪽 편에 저린감과 핀과 바늘로 찌르는 듯한 느낌이 계속되었다. MRI가 시행되었고 그해 9월에 다발성 경화증이 진단되었다.

2003년에 가지고 있던 4개의 아말감이 제거되었고 아주 괜찮은 시기가 잠시 있었다.

그러나 다시 재발이 잇달았다. 2005년 11월에 그는 다리에 경련이 있으면서 걸음걸이의 이상이 생겼고(ataxia) 방광 기능 이상이 생겼다. 그는 심각한 피로감을 얻었고 더 이상 왼쪽 손을 컨트롤할 수가 없었다.

환자는 GSTM1 유전자 검사가 시행되었다. 결과는 null expression- 뜻은 유전자가 결실이 되었거나 기능을 하지 않는다는 뜻이다. 이 유전자는 환경적인 독소와 약물, 발암물질의 해독에 관여하는 글루타치온 S-트랜스퍼레이즈(glutathione S-transferase)의 효소(enzyme)의 유전자 코드이다. 이것이 null expression을 보인다면 유전자가 아예 삭제되었거나 기능이 없다는 뜻이기 때문에 중금속을 포함한 독소들에 대한 해독능력이 현격히 떨어질 수밖에 없다.

환자는 2006년 4월에 비타민 C와 B, 글루타치온과, 알파리포산(alpha lipoic acid- 수은과 비소를 킬레이션 할 수 있다.)를 정맥 내 주입하는 치료를 받고 두 달간의 증상이 없는 시기를 경험하였다.

그러나 2006년 8월 다시 증상이 재발되어 입원하였고, MRI를 시행하였다. 8년 전에 시행한 MRI보다 더 나빠진 소견을 보였다. 진행성 다발성경화증의 진단이 내려졌다.

그의 담당 의사는 중금속중독의 가능성을 고려하고 있었다. 그래서 중금속 킬레이터인 EDTA 유발검사가 시행되었다. 이런 유발검사는 적절한 테스트도 아니고 항상 믿을 수 있는 것은 아니다. 어떤 케이스에서도 약물이 들어가면 알루미늄, 납, 수은등의 배출이 매우 증가된다. 이것은 중금속의 중독의 진단을 확인하는 데 이용되었다.

이 환자는 이후에 킬레이션 치료가 정맥 내로 한 달에 두 번 정도 시행되었다. 그의 증상은 점차 호전되었다.

2007년 2월에 그는 자전거를 타고 몇 킬로를 달릴 수 있는 정도가 되었다.

차트에서 볼 수 있듯이 킬레이션을 6개월간 시행한 이후 소변에서 배출되는 알루미늄과 납 그리고 수은의 양이 현격히 줄어들었다.

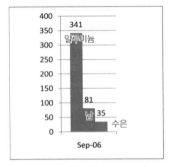

2006년 9월 소변의 중금속 양

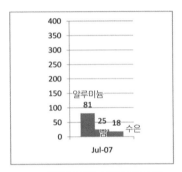

2007년 7월 소변의 중금속양

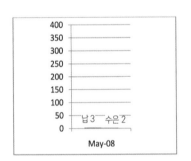

2008년 5월 소변의 중금속 양

마지막 소변검사는 2008년 5월에 킬레이션을 32회 시행하고 나서 시행되었다. 크레아티닌1그램당 3, 2마이크로그램으로 떨어졌다. 2012년 10월 그는 아주 건강한 상태로 건강이 회복되었다. 그는 다른 사람의 도움 없이 걸을 수 있었고, 자전거도 탈 수 있었다. 그는 간헐적으로 아주 더운 날씨일 때는 감각적 문제가 생기곤 했으나 견딜만한 정도였고, 그것은 스테로이드를 가지고 조절되었다.

the Journal Of Neurology, Neurosurgery and Psychiatry에 알렉스 피셔(Alex Fisher)에 의해 보고된 케이스는 7년 전에 다발성경화증을 진단받은 47세 남자에 대한 내용이다. 진단 당시에 이 환자는 보행 장애(ataxia), 시력의 이상, 요실금(incontinence) 등의 증상이 있었다. 그는 증상이 있을 때마다 코티코스테로이드를 가지고 치료를 하였다. 그가 병원에 입원하기 5개월 전부터 이 환자는 본인의 컨디션이 좋지 않다는 것을 느꼈다. 그는 굉장히 예민해지고, 균형감각을 잃었다. 몸에 잔떨림(tremor)이 생기기 시작했고, 기억력은 떨어졌다. 그리고 복시(diplopia)가 생겼다. 그의 담당의사는 메틸 프레드니솔론(methylprednisolone)을 더 처방하였다. 그의 증상은 계속 진행하였고, 환자는 걷기 위해선 지팡이를 사용해야 했다.

그가 병원에 입원하기 3개월 전 정신과적인 평가가 이뤄졌는데 그의 기억력의 회상(recall), verbal index(언어이해도의 측정), 집중력 모두 정상범위에서 맨 하위수준을 보이는 것을 확인했다. 그는 새로운 개념을 이해하기 어려웠고, 카드를 모양에 따라 분류하는 능력도 아주 떨어졌다. 그리고 그는 임상적으로 우울증을 겪는 상태였다.

그 환자가 입원한 이후 혈액검사에서 나타난 아연 포피린(zinc porphyrin)이 극도로 높은 상태인 것으로 나타났다. zinc porphyrin은 납중독의 마커였다. 그의 혈액 내 납의 농도는 91 mcg/dl로 성인 기준의 안전수치 범위의 3배에 해당하였다.

5일간 DMSA로 경구 킬레이션을 하였다. 그리고 나중에 14일간 더 치료를 하였다. 그 결과 그의 혈중 납 레벨은 60% 감소를 보였고 그는 증상이 호전되었다. 그는 지팡이 없이 짧은 거리는 걸을 수 있게 되었다. 그 다음에 킬레이션이 진행될 때는 그는 이렇게 컨디션이 좋았던 적이 없다고 말했다.

납에 어떻게 중독이 된 것인지 환자에게 묻자, 그는 다발성 경화증의 증상을 견디기 위해 마리화나를 피웠다고 자백하였다. 금속성 덩어리가 그의 파이프에서 발견이 되었다. 그 덩어리를 분석해보니, 이 덩어리는 아주 많은 양의 납을 함유하고 있었다.

킬레이션이 끝나고도 여전히 그의 혈 중납 수치는 39.3 mcg/dl에 달했다. 성인에 대해 우려 수준(어떤 조치가 취해져야하는 수준)은 25 mcg/dl이다. 납의 중독은 신경세포의 탈수초 현상(수초가 벗겨지는 현상)을 일으키는 원인으로 알려져 있다. 그러나 심지어 단기간의 킬레이션만으로도 성공을 보였고 이 환자의 담당 의사들은 납이 그의 병세의 원인일 수 있다고 생각하고 있었음에도 단지 두 번의 킬레이션으로 그의 치료를 끝냈다. 환자가 그토록 컨디션이 좋은 적이 없다고 했던 것을 고려했다면 킬레이션 치료를 계속해 볼 수도 있었을 것인데 더 이상 킬레이션은 진행되지 않았다.

성인의 경우 80~95%의 납은 뼈와 치아에 저장되어 반감기가 20~ 30년에 이른다. 연구에 의하면 납의 수치는 평생에 걸쳐서 점차 증가하는 것으로 조사되었다. 아동의 tibia(경골, 정강이의 굵은 뼈)에서 평균 3 mcg/g, 30~50대 성인에서 17 mcg/g, 70대 노인에서 30 mcg/g 정도로 나타났다. 그래서 납의 킬레이션은 여러 해가 걸릴 수 있는 과정이다. 킬레이션 되어 배출되는 납을 대체해 가면서 뼈에서 혈액 내로 납은 매우 천천히 빠져나온다.

우리는 지금 산업화 이전의 조상들에 비해 몇백 배에 해당하는 납에 노출이 되고 있고 약 10배에 해당하는 수은에 노출이 되고 있다. 우리는 최근에는 이전에 존재하지도 않았던 PCB(폴리염화비닐)와 같은 많은 독소들의 숙주가 되었다. 이 독성 성분들의 섞였을 때 일어나는 시너지 효과는 노르웨이의 hordaland 지역에 심각하게 다발성 경화중이 증가하는데 영향이 있다는데 의심의 여지가 없다. 이 지역에서는 1953년에 100,000명당 1.8명이던 다발성 경화중의발생률이 1993년 100,000명당 6.0명으로 엄청난 증가를 보였다.

Footnotes

1. Ingalls T. Endemic clustering of multiple sclerosis in time and place, 1934-1984. Confirmation of a hypothesis. Am J Forensic Med Pathol 1986;7:3-8.
2. Fulgenzi A, Zanella SG, Mariani MM, Vietti D, Ferrero ME. A case of multiple sclerosis improvement following removal of heavy metal intoxication. Lessons learnt from Matteo's case. Biometals. 2012 Jun;25(3):569-76. Epub

2012 Mar 2.

3. Alex A Fisher, David G Le Couteur. Lead poisoning from complementary and alternative medicine in multiple sclerosis. J Neurology Neurosurgery & Psychiatry 2000;69:687-689.

4. Lyn Patrick, Lead Toxicity, A Review of the Literature. Part I: Exposure, Evaluation, and Treatment. Altern Med Rev 2006;11(1):2-22)

5. N. Grytten, Cand.polit.; S.B. Glad, MD; J.H. Aarseth, PhD; H. Nyland, MD, PhD; R. Midgard, MD, PhD; and K.-M. Myhr, MD, PhDA 50-year follow-up of the incidence of multiple sclerosis in Hordaland County, Norway. Neurology 2006;66:182-186.

Chapter 23

운동 신경 질환

Motor neuron disease

　　운동신경질환의 상태는 흔히 ALS (Amyotrophic Lateral Sclerosis) 또는 루게릭병(Lou Gehrig's disease)으로 불리는 질환이 알려져 있다. 다소 증상은 다발성경화증(multiple sclerosis)와 유사하나 근본적인 병태생리가 다르다. 이병의 주요 특징은 척수와 신경핵(운동을 조절하는 신경세포들의 모임), 그리고 뇌간(brain stem)의 anterior horn(앞쪽 뿔)에 있는 신경세포의 손실에 의해 일어난다.

　　스테판 슈바르츠(Stefan Schwarz)는 수은 체온계를 흔들다가 부서뜨린 간호사의 사례를 보고했다. 수은 입자들이 피부에 박혔지만 수술로 완전히 제거할 수 없었다. 2년 뒤 그녀의 혈중 수은의 레벨은 15 mcg/l 였다(기준치 또는 안전 수치는 5 mcg/l). 수은체온계가 그녀를 찔렀을 때 수은의 액체의 작은 방울들이 그녀의 피부 속으로 파고들었고, 그것은 몇 해에 걸쳐서 수은을 체내로 스멀스멀 방출해 냈다.

　　사고 후 3년 반이 지나서 38세의 나이에 그녀는 다리에 점진적인 위약감이 생겼다. 그녀는 병원에 입원하였고 중등도의 근육의 약화, 균형을 잡지 못하고 걷는 걸음걸이, 사지와 눈의 운동 조절을 잘하지 못하는 증상이 있었다.- 그것은 운동의 조절을 담당하는 뇌의 부분인 소뇌가 손상을 받았기 때문이었다. motor neuron disease(운동 신경 질환)로 진단이 되었다(이 때 그녀의 혈액, 소변, 모발에서 보이는 수은은 정상 레벨 안에 있었다. -다시 말하지만 혈액검사로 수은중독을 진단하는 것은 어렵다).

　　이 여성은 DMSA를 가지고 킬레이션을 하였고 소변에서 수은이 상당하게 배출이 되었지만 임상적인 증상의 호전은 없었다. 당시 치료자는 환자에게 적용된 프로토콜이나 킬레이터의 용량, 그리고 킬레이션을 시행한 기간 등을 밝히고 있지 않다. 이 보고서가 1996년에 발표되었기 때문에 분명히 앤디 커틀러(Andy Cutler) 박사의 프로토콜은 아니었다는 것은 분명하다(앤디 커틀러는 수은이 위험하게 체내 다시 재분포되는 부작용을 최소화하면서 수은을 체내에서 배출하게 하는 방법으로 킬레이션을 할 때 킬레이터의 반감기와 대등한 시간을 간격으로 최소 3일간 킬레이터를 유지하는 프로토콜을 개발하였고 37장에서 자세하게 설명될 것이다). 수은에 영향을 받아 심각한 건강상의 문제를 가진 사람들은 보통 매주 킬레이션을 하면서 적어도 3~4년간 유지를 해야 완치라는 개념에 해당하는 정도까지 다다를 수 있다. 아마 이 여성의 의사가 이런 치료의 개념을 알지 못했을 것이라 생각한다. 이 여성은 사고 후 4년 뒤 사지마비(quadriplegia) 상태가 되었고, 의사소통은 오로지 눈을 깜빡이는 정도로 가능한 수준이 되었다.

일단 킬레이션의 원리를 잘 알고 있는 의사를 만나는 것이 중요하다(그러나 그런 의사를 만나기란 정말 힘들다). 이 케이스는 단순한 수은 체온계 하나가 깨지는 것으로 이후 얼마나 무서운 일이 발생할 수 있는지에 대해 깊은 생각을 하게 만든다. 이 간호사에게 생긴 일은 이 사람뿐만이 아니라 정말 많은 사람에게 생길 수 있는 일이고, 아마 실제로 알게 모르게 여기저기서 발생했을 수 있다. 다행히 수은체온계는 서서히 퇴출이 되었고, 지금은 디지털 체온계로 대부분 대체되었다.

이런 운동 신경계 질환과 비슷한 증상이 오염된 돼지고기를 먹은 이후 수은중독을 겪었던 로마니아의 가족 4명에게도 발생했다. 이 돼지는 에틸수은을 포함한 곰팡이제거제로 오염이 되어있는 곡물을 우연히 먹게 되었다(에틸수은은 일부 백신에 보존제로 쓰인다). 그리고 이후 그 돼지 자체가 신경학적 증상을 보였다. 그 돼지는 도살이 되기 전에 비틀거리는 걸음을 걷다가 높은 곳에서 추락하였었다.

이 돼지고기를 먹은 지 10일 후, 가족이 모두 증상을 보이기 시작했다. 15세와 10세의 두 아들들은 부쿠레슈티(Bucharest, 루마니아의 수도)에 있는 한 병원에 입원하였다. 이때 15세 아들은 일어설 수가 없었다. 그의 왼쪽 발은 근수축이 지속되는 상태였고, 허벅지 쪽은 씰룩씰룩하는 경련이 지속되고 있었다. 그는 말을 할 수가 없었고, 삼킴 장애도 생겼다. 후에 그는 지시수행을 더 할 수 없게 되었고, 방광을 스스로 조절할 수 없는 상태가 되었다. 증상이 발생하고 채 한 달이 되기 전에 그는 심장마비로 사망하였다.

10세 되는 동생도 비슷한 증상을 보였고, 코마 상태로 10일을 보냈다. 이후 그 아이도 역시 심장마비로 사망하였다.

아들들이 증상이 시작된 지 일주일 후 그들의 엄마와 역시 15세인 딸 두 사람이 병원에 입원하였다. 엄마는 걸음을 걸을 수 없었고, 그녀의 시력이 점점 악화되었다. 그녀는 점점 손을 움직일 때 떨기 시작했다. 그녀도 점점 의식이 혼미해지면서 불안증세가 시작되었다. 심전도에서 그녀의 심장 상태도 이상이 있는 상태를 보이는 전기전도 상태를 보이고 있었다.

그럼에도 그녀는 두 달 후 증상이 회복세를 보였고 퇴원을 하게 되었다. 4개월 후 추적관찰 결과 그녀의 증상은 단지 시야가 좁아진 상태가 된 것 이외에 다른 증상은 남아있지 않았다.

15세의 딸은 처음에 그녀의 엄마와 남동생들과 비슷한 증세를 보였다. 그녀의 심전도상의 리듬도 이상한 패턴을 보여주고 있었다. 그녀가 운동장애가 생겨 입원한 지 10일 정도 후에 증상의 호전을 보였고, 걸을 수 있게 회복되었다. 그녀는 입원한 지 한 달 뒤에 1그램의 페니실라민치료(예전에는 킬레이터로 사용되었으나 지금은 추천되지 않는 킬레이터이다.)가 21일간 시작되었다. 그리고 입원한지 두 달 뒤 퇴원할 수 있었다.

이 케이스에서 주의 깊게 보아야 할 중요한 점은 수은중독 증상의 다양성이다. - 시각적인 부분에서의 문제, 심장 기능장애, 의사소통의 장애, 운동장애, 감정적 정서적인 문제 등이 나타난다는 것이다. 그리고 이것은 남성에서 수은에 대한 독성이 더욱 취약하게 나타나는 것을 보여주기도 한다(이것에 대해서는 17장에서 확인한 바 있다). 여기서도 두 명의 남성은 사망하였으나 여성은 살아남았다.

켄터기 대학의 보이드 헤일리(Boyd Haley)박사는 수은 중독 분야에서 세계 최고라 볼 수 있는 과학자 중의 하나이다. 그는 테스토스테론이 수은의 독성을 증가시키는 반면, 여성호르몬인 에스트로겐의 가장 주요한 형태인 에스트라디올(estradiol)은 수은 독성을 낮추는 것을 보여주었다. 이것은 또한 자폐가 남성에서 여성보다 4배 더 발생하는 것에 대한 설명이 되기도 한다.

Footnotes

1. S Schwarz, I W Husstedt, H P Bertram, K Kuchelmeister. Amyotrophic lateral sclerosis after accidental injection of mercury. Journal of Neurology Neurosurgery Psychiatry 1996 Jun, 60(6):698.

2. I Cinca, Irina Dumitrescu, P Onaca, A Serbanescu, B Nestorescu. Accidental ethyl mercury poisoning with nervous system, skeletal muscle, and myocardium injury. Journal of Neurology, Neurosurgery, and Psychiatry, 1979, 43, 143-149.

3. BE Haley Mercury toxicity: genetic susceptibility and synergistic effects. Medical Veritas 2 (2005) 535-542.

Chapter 24

파킨슨병

Parkinson's disease

모든 신경학적 질환들은 병의 발달에 원인이 될 수 있는 수많은 인자들은 가지고 있다. 그리고 중금속이 원인이 되는 경우처럼 증상이 발현되기 전까지 장기간의 잠복기를 가질 수도 있다.

1950년대 태평양의 섬 괌(Guam)에서 운동신경 질환이 발생하였다. 그리고 파킨슨에 의한 치매 발생이 세계 다른 지역에 비해 50~100배가 높았다. 일부 과학자들은 이 높은 발병률은 지역주민들이 신경 독을 가지고 있는 시카드(Cycad, 야자나무 종류) 씨앗을 사용하는 것이 이유일 것으로 생각했다.

그 지역의 주민들은 그 씨앗을 볶아서 7일간 물에 담가 절인다. 그리고 그것을 작은 조작으로 빻은 다음 다시 몇 주간 물에 담가 절인다. 물은 매일 다시 갈아주면서 한 달간 반복한다. 이 과정이 끝나면 마지막으로 그 물을 닭에게 준다. 그리고 그 닭이 아픈 것처럼 이상한 상태를 보이면 이 과정은 다시 반복이 된다. 다시 반복해서 닭이 괜찮으면 이제 또띠야를 만들 가루로 곱게 빻아질 준비가 된 것이다. 그리고 이 주민들은 시카드를 먹는 박쥐를 먹는 것을 좋아한다(cycad 자체는 주민들이 만들어 먹는 가루형태보다 훨씬 독성 성분의 농도가 높다). 어떤 독소에 노출이 된 것이든 아무튼 이 지역주민은 10대에 미국 본토로 이주한 사람들조차도 신경학적 질환이 발생하는 발생률이 높았기 때문에 아마도 신경학적 질환의 발병시기가 상당히 어릴 때부터 시작되는 것으로 추정된다.

신경학자인 피터 스펜서(Peter Spencer)와 화학자인 피터 누운(Peter Nunn)은 시카드 너트에서 BMAA (B-methylamino-L-alanine, B-메틸아미노-L-알라닌)를 추출하였다. 그들은 이것이 괌에서 발생하는 신경학적 질환의 원인이 되는 화학

물질이라고 생각했다. 그들은 살아있는 쥐의 배양된 신경세포에 BMAA를 첨가하였다. 결과 신경세포가 바로 죽는 것을 확인하였다. 후에 고용량의 BMAA를 원숭이에게 먹였다. 그것을 먹인지 단 한 달 후 원숭이는 괌의 신경학적 질환 환자들과 비슷한 증상이 발생하였다.

스펜서는 이런 신경학적 상태의 발생률이 높은 다른 두 지역도 조사를 하였다. - 일본의 기이반도(Kii-peninsula)와 뉴기니(New guinea)의 이아강(river Ia)이었다. 그는 그 지역에서는 시카드를 먹지 않는다는 것을 알고 있었지만 두 지역이 어떤 연관성이 있는지 확인하기 위해 두 지역을 방문하였다.

기이반도에서는 그는 시카드가 종종 위통이 있는 경우 통증을 줄이기 위해 약초로 사용이 된다는 것을 알게 되었다. 그는 25세의 나이에 운동신경질환으로 딸을 잃은 여성을 인터뷰했다. 딸이 5세가 되던 해 딸이 시카드를 먹었었다는 것을 알게 되었고 그의 생각은 더욱 확고해졌다.

그는 뉴기니의 이아강도 방문하였고 이 지역의 원주민들이 상처에 바르는 습포제에 시카드 너트를 으깨서 넣는다는 것을 알게 되었다. 이것을 통해 많은 양의 BMAA와 다른 독소들이 혈류를 타고 체내 유입이 되는 것이었다.

각각 다른 지역에서 발생하는 신경학적 질환이 시카드라는 공통된 물질로 강하게 연결고리가 이어진다.

1950년대 이후 괌에서 시카드 너트의 소비는 급격히 줄어들었다. 그래서 역시 운동신경질환의 발생률도 줄었다. 지금은 다른 나라와 거의 비슷한 정도이다. 치매성 파킨슨의 발생률도 눈에 띄게 줄어 1950년대의 반 정도 수준에도 미치지 않는다.

독소에 노출되는 것이 질병의 원인이라는 것을 확인하는 일은 정말 힘들다. 왜냐면 그에 대한 노출이 몇십 년에 걸쳐 축적이 된 이후에야 그 증상이 명확하게 나타나기 때문이다. 그래서 수십 년에 걸쳐 뚜렷하게 높은 신경학적 질환의 발생률을 보였던 괌의 사건은 우리에게 독소의 노출이 신경학적 손상을 가져올 수 있다는 얻어내기 힘든 증거를 제공하고 있다. 그리고 독소들은 무궁무진하기 때문에 또한 병의 원인을 찾는 데 있어 단 한 가지의 요인만을 찾는다는 것은 얼마나 무의미할 수 있는지도 보여주는 내용이다.

동물 모델에서 수많은 화학물질들이 파킨슨병의 증세를 재현하는데 사용될 수 있다. MPTP (1-methyl-4-phenyl-1,2,3,6-tetrahydropyridine)는 파킨슨의 증상과 병리학적 소견까지 동일하게 만들어 낼 수 있다. MPTP는 MPPP라는 합성형 마약제를 합성할 때 오염물질로 발생하는 성분이다. MPP+chloride (MPP+ 염소)는 사이퍼쿼트(cyperquat)라는 이름으로 살충제로 사용되고 있다. 이런 살충제를 사용하는 사람들은 파킨슨이 발생할 수 있는 높은 위험도를 가질 수 있다. 일부 할돌과 같은 항정신성 약물들도 파킨슨과 같은 증상을 일으킬 수 있다.

망간 중독(Manganese poisoning)

망간 중독은 거의 파킨슨과 비슷한 증상을 보이는 것으로 알려져 있다.

광시의과대학(Guanxi Medical university)의 유밍찌앙(Yu Ming Jiang)과 그녀의 동료들은 17년간 망간중독 파킨슨환자들의 케이스를 모았다. 19년간 망간광석을 가공하는 공장에서 일한 이후 45세의 여성이 망간에 중독이 되었다. 그녀의 초기증상은 손 떨림, 두통, 두근거림, 양다리의 통증과 근육의 긴장도(tone)이 증가 되는 증상들이었다. 그녀는 침 분비가 증가했고, 저린 증상과 팔과 다리에 심한 근육경련이 있었다. 그녀는 걸을 때 아무 이유도 없이 무릎이 접혀지면서 무릎을 꿇게 되었다. 그녀는 입원한 이후 EDTA킬레이터 치료를 두 코스에 걸쳐서 받았다. 결과 그녀의 컨디션이 다소 호전이 되었고 병원에서 퇴원하였다.

그러나 다음 해 그녀의 증상은 더욱 악화가 되었다. 그녀는 바늘로 찌르는 듯한 이상감각과 떨림 증상, 저린 증상, 사지의 근육 경련 등이 심해졌다. L-dopa(파킨슨 약물)와 비타민들을 일 년간 복용하였음에도 그녀의 컨디션은 계속 악화가 되었다. 다시 병원에 입원하였고 그녀는 두 코스의 EDTA 킬레이션 치료를 받았고, 다시 증상이 호전되어 퇴원하였다.

그녀가 세 번째 입원할 때는 그녀는 혀를 깨물고 있었고 입가에 틱이 있었다. 그녀는 글을 쓰거나 물건을 들 때 심하게 사지를 떨었다. 그녀는 일상생활을 할 수 없을 정도였다. 그리고 아무런 이유도 없이 울고 웃는 등의 정신과적인 증상도 시작되었다.

이번에 환자는 파라아미노살리실산(PAS, para-aminosalicylic acid, 항 박테리아 항 염약제이면서 망간을 킬레이션 하는 약제)으로 정맥을 통해 4일간 치료하고 3일간 쉬는 코스로 15코스가 진행되었다. 그 이후 그녀의 증상들의 대부분이 상당히 좋아지고, 거의 사라졌다.

튜린대학(the University of Turin)의 엘레나 헤레로 헤르난데스(elena herrero Hernandez)와 그녀의 동료들은 망간 때문에 파킨슨을 가진 7명의 근로자를 EDTA를 가지고 치료를 하였다. 7명 중 5명이 아주 우수한 결과를 얻었다. 이 연구자들은 혈액 내 망간의 수치와 뇌 MRI에서 보이는 손상 부위의 정도와는 아무런 상관성이 없음을 확인하였다. - 여기서도 다시 한번 확인하지만 혈액 내 레벨이 중금속 중독의 잣대가 될 수 없다.

수은과 파킨슨병(Mercury and Parkinson's)

앤드류 커틀러(Andrew Cutler), 그의 책 모발검사의 해석: 그 숨겨진 독성((Hair Test interpretation: Finding Hidden Toxicity)에서 치과에서 4개의 아말감 치료를 하고 난 이후 몇 주 뒤 관절염이 발생한 남자의 이야기를 담고 있다. 그는 또한 일생 동안 수은압력계(공기의 압력 차이를 측정하는 기계)를 사용해왔고 그것을 통해 수은에 노출이 있었다. 그는 후에 전형적인 파킨슨 증상을 가지게 되었다. 글씨쓰기도 어렵고 미세한 운동 조절능력이 감소했으며 밸런스가 무너지고 이상한 걸음걸이를 하게 되었고, 건망증, 타인과 다른 이질감 등이 생기고 손과 손목이 떨리는 증상을 보였다. 그의 모발검사는 수은이 높은 수준으로 나타났다.

그의 아말감을 제거하고 9개월 뒤 아무런 약물이나 치료를 하지 않았는데도 그의 떨림 증상은 사라졌고 그의 글씨 쓰는 능력이 좋아졌다. 그는 더 이상 다른 사람들과 동떨어져 있는 느낌도 받지 않았고 그의 밸런스도 훨씬 나아졌다.

위에서 본 바와 같이 많은 종류의 독소들이 파킨슨과 같은 증상을 만들 수 있다. 여러 중금속과 화학물질들의 시너지를 일으키는 독성효과가 파킨슨을 일으키는 데 일조를 했을 수도 있다. 혈액 검사와 소변 검사가 중금속의 중독에 믿을 만한 지표가 아니기 때문에 수은이나 망간의 중독이 증상의 원인인지를 알기 위한 명확한 방법은 킬레이션을 해보는 것뿐이다(반드시 아말감을 제거하고 중금속의 노출 소스를 제거한 후에 시행되어야 한다). 증상이 악화되는지 완화되는지를 보는 것으로 그 질병에 이것이 원인이었는지 아니었는지를 확인할 수 있을 것이다.

　이런 접근법은 특히 정신과적인 증상이 있을 경우는 강조할만한 가치가 있다. 왜냐면 정신과적인 증상이 있는 경우 진단 시 이런 중금속 중독에 대한 가능성이 거의 고려조차 되지도 않기 때문이다. 그런 경우 원인과는 다르게 전혀 별개의 치료를 하게 되는 경우가 많다.

　이런 독소들의 긴 잠복기간을 설명하는 이론 중의 하나는 우리가 기능하는데 필요로 하는 뇌세포의 수보다 훨씬 많은 세포를 가지고 있기 때문이라는 것이다. 우리가 태어날 때 1,000억 개의 뇌세포를 가지고 있다고 가정하면 그중에 400억 개만이 우리가 정상적으로 기능을 하는 데 필요하다. 태어난 이후 많은 신경세포가 점차 감소한다. BMAA나 망간과 같은 독소들은 이런 신경세포의 사망률을 가속화 시킬 수 있다. 그러나 뇌의 기능에 영향을 줄 수 있을 때까지는 약 30~40년 정도가 걸린다. 다음 그림에서 보면 실선은 신경 독성분에 노출이 되지 않는 사람의 곡선을 보여준다. 이 경우에는 심지어 90세가 되어도 정상 뇌기능을 할 수 있는 반면 노출이 있었던 사람은 60세만 되어도 증상이 나타나기 시작할 것이다.

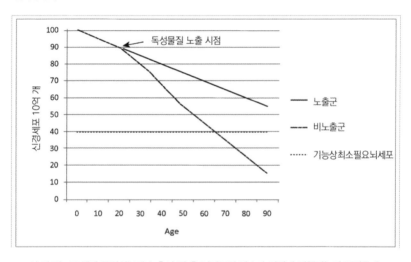

이 차트는 20세에 독성성분에 노출이 된 후 뇌세포의 감소가 어떻게 진행되는지 보여준다.

60대 즈음 되었을 때 다른 사람보다 이른 나이에 증상이 시작될 수 있다.

Footnotes

1. Chris C. Plato, Ralph M. Garruto, Douglas Galasko, Ulla-Katrina Craig, Meropi Plato, Anthony Gamst, Jose M. Torres, and Wigbert Wiederholt. Amyotrophic Lateral Sclerosis and Parkinsonism-Dementia Complex of Guam: Changing Incidence Rates during the Past 60 Years Am. J. Epidemiol. (2003) 157(2): 149-157.

2. PS Spencer, PB Nunn, J Hugon, AC Ludolph, SM Ross, DN Roy, RC Robertson Guam amyotrophic lateral sclerosis-parkinsonism-dementia linked to a plant excitant neurotoxin Science 31 July 1987: Vol. 237 no. 4814 pp. 517-522.

3. Yue-Ming Jiang et al. Effective treatment of manganese-induced occupational Parkinsonism with p-aminosalicylic Acid: A case of 17 year follow-up study. J Occup Environ Med. 2006;48:644-649.

4. E Herrero Hernandez et al. Follow-up of patients affected by manganese-induced Parkinsonism after treatment with CaNa2EDTA. Neurotoxicology 27 (2006) 333- 339.

5. Andrew Hall Cutler, Hair Test Interpretation: Finding Hidden Toxicities. http://noamalgam.com/

Chapter 25

중금속과 정신질환

Heavy metals and mental disease

중금속은 때로 의학적인 어떤 질환과 또는 여러 가지 질환과 연결 고리를 가진다. 그렇지만 대체로 거의 임상에서는 그것에 대해 잘 고민해보지 않는다. 정신과적인 질환이 있는 경우는 더군다나 그런 생각을 해보는 곳은 거의 없는 것이 사실이다.

정신과 질환을 가진 환자들이 입원해있는 한 기관에서 시행한 연구 중에 하나는 다음과 같은 이야기를 하고 있다. 입소자들의 46%가 순수히 신체적인 질환에 의해 정신병적인 병증세가 시작되거나 신체적인 질환에 의해 악화되었다고 설명하였다.

신경 독성학(Neuro-toxicology)에서 스태픈 제이 제뉴스(Stephrn J Genuis)는 심한 우울증과 극단적인 분노감, 불면증, 자신을 자해하려는 사고 등으로 4년간 고생한 38세의 남성에 대한 케이스를 보고하고 있다. 그는 어지러움증, 다발성 관절염 그리고 만성적인 피로감을 겪고 있었다. 그 남성은 항우울제, 항정신성 약제, 리튬, 전기 충격 요법 등 수많은 치료를 해보았지만 모든 치료가 실패하였다.

그 환자의 예후는 좋지 않았다. 그는 계속해서 자살하고 싶은 생각 때문에 괴로워 했다.

좀 더 검사가 진행되는 중에 우연히 수은 레벨이 높은 것이 확인되었다. 그의 치아에 있는 아말감이 제거되었고 그 이후 그는 킬레이션을 진행하였다.

아말감 제거 후 2년 뒤 그의 관절통과 신경학적 증상들 그리고 정신병적인 증상들은 모두 사라졌다.

아말감이 문제가 없다고 생각하는 사람들은 위의 케이스는 매우 예외적인 케이스라고 말할지도 모르지만, 정신과적인 증상을 가진 환자에 대한 접근이 지금과 같은 상황이면 어떻게 이것이 어떻게 예외적인 케이스라고 말할 수 있을까? 실제 중금속에 대한 검사 자체를 거의 하지 않고 어쩌다가 우연히 하게 되는 경우가 대부분이고 게다가 검사를 한다고 해도 결과를 신뢰할 수 없는 혈액검사나 소변검사를 하고 있다. 심지어 그 정확하지도 않은 검사를 해놓고 수치가 높게 나오면 문제가 있다고 보고, 낮게 나오면 실제로 높은 수준임에도 문제가 없다고 해석하고 있다. 게다가 이 검사들은 수은에 대한 개인적인 민감도의 차이 등의 다양성은 전혀 고려조차 하지 않는다. 위와 같은 정신과적 증상이 수은에 의한 중독에 의해 생기는 경우가 흔하지 않아서 매우 예외적인 것일까? 아니면 그것을 발견하는 일이 흔하지 않아서 매우 예외적인 것일까?

중금속의 중독이 인정되어 아내의 살인에 대해 무죄선고를 받은 남자
(Man found not guilty of wife's murder due to heavy metal poisoning)

2008년 케나다의 한 법원에서 아내를 살해한 혐의로 2급 살인에 기소된 한 캄보디아인 남성은 중금속 중독에 의한 정신장애 때문이었다고 판단되어 무죄가 선고되었다.

그 남자는 아내가 "뱀의 영혼"에 사로잡혀 있다고 생각했다. 그는 몇 년간 고철을 다루는 곳에서 일을 하였다. 다양한 종류의 금속류를 재활용하기 위해서 금속들을 분류하고, 철사를 자르기도 하고 그것의 외부 비닐이나 코팅을 벗겨내기도 하는 작업 등을 하였다. 그 작업장에는 많은 종류의 금속들이 쌓여있었고 녹이 슬기도 하고, 그 금속류에 베이기도 했다. 그리고 금속 먼지들이 생성되는 그곳에서 호흡하면서 일을 하였다. 금속 바깥 쪽의 비닐이나 코팅물을 벗겨내는 작업은 금속 먼지를 발생시킬 수 있다. 그는 대부분의 작업시간에 마스크를 사용하지 않았다. 아마도 그는 수년에 걸쳐 그런 금속성의 먼지를 엄청나게 들이마셨을 것이다.

2007년 캄보디아에 갔다가 두 개의 "마법의 벨트"를 사가지고 돌아왔다. 그것은 납(lead), 아연(zinc), 은(silver)으로 이루어져 있다. 이것이 임신 가능성을 높일 수 있다고 그는 생각하였던 모양이다. 그와 그의 아내 둘 다 이 벨트를 끊임없이 착용하고 있었다.

아내가 죽기 전날 밤 그 남자는 팬에 벨트를 올려놓고 벨트를 녹이려 했고, 아파트 전체가 연기로 가득하게 되었다. 나중에 그는 그가 왜 그녀의 팔을 얇은 금속막대로 찔렀는지, 왜 그녀의 목에 의자를 놓은 뒤 그 위에 쌀자루를 올려놓고 눌렀는지를 모르겠다고 대답했다. 경찰이 아파트에 들어갔을 때 창문은 검은 비닐로 덮여 있었고, 그 남자는 바닥에 다른 쓰레기 봉지를 찢으면서 앉아있었다. 그의 혈액검사에서 납, 망간, 카드뮴 등의 중금속들이 발견되었다(중금속에 노출이 된 지 얼마 되지 않는 시기이기 때문에 혈액검사 결과는 완벽히 의미가 있음). 이것은 그의 심장, 신장, 간 기능을 손상시켰다. 그의 변호사는 자신이 변호사를 36년간 해왔지만 이런 경우는 처음보고 앞으로도 없을 것 같다고 말했다.

중금속의 중독 증상은 스펙트럼상에 있다. 아마도 정규분포 곡선상에서 보면 이 남자는 중금속에 대량 노출이 된 흔하지 않은 케인스이기 때문에 스펙트럼의 가장 끝트머리쯤에 서 있을 것이다. 정규분포 곡선상에는 낮은 용량의 중금속에 장기간동안 노출이 된 사람들도 있을 것이다. 그 사람들에게서도 아마도 증상이 시간이 흐르면서 더 심하게 발생하게 될 것이고 증상들은 주로 분노, 짜증, 조급함 등으로 나타나면서 대개는 정신과적인 원인으로 생각되어 그쪽에서 치료를 받게 될 것이다. 의사나 법을 집행하는 기관에서 위의 케이스처럼 중금속의 중독을 고려하는 경우는 드물다. 그러나 사실은 이런 중금속의 중독이 범죄에 원인에 일정부분 연관이 되어 있을 수 있다는 증거들이 있다.

납의 중독과 범죄(Lead and crime)

1990년대 초 미국의 범죄의 통계를 보면 총격 살인, 약물, 차량탈취, 강간 등을 포함한 범죄가 급증하였다. - 범죄학자들이 예측한 바에 따르면 이런 추세는 앞으로도 계속 진행할 것이라고 예측했다. 10대 살인 비율이 향후 10년간 15% 정도 증가할 것이라고 예상하는 정도면 좋게 보는 편이었다. 클린턴 대통령은 임기 시작할 때 "우리가 6년간 이 소년 범죄들 줄이지 않으면 우리는 아마 대 혼란 속에서 살게 될 것이다"라고 말했었다.

그리고 이후 1994년부터 놀랍게도 범죄율은 떨어지기 시작했다. 미국 전역에서 그리고 범죄의 전 영역에서 범죄율이 떨어지고 있었다.

이런 예상치 못했던 감소는 매년 계속되었다, 15%가 증가할 것이라고 예측했었으나 오히려 6년간 범죄가 50% 이상 감소한 것이다.

2000년 미국에서 살인율은 35년 만에 최저를 기록했다. 범죄학자들 사이에서는 효과적인 경찰치안 체계 때문이라든지, 총기규제 전략 때문이라든지 많은 이유 분석 내용들이 쏟아져 나왔다. 1994년에 베스트셀러였던 "Freakonomics"에서 스티븐 레비트(Steven Levitt)와 스테픈 듀브너(Stephen Dubner)는 이런 주장들에 결함이 있음을 지적하고 그들 자신의 이론을 피력하였다. :"범죄의 감소는 1973년 낙태를 합법화한 대법원의 사건인 로와 웨이드(Roe v. Wade) 때문이다."라는 것이었다.

로와 웨이드 사건의 결과로 원하지 않는 아이들의 수백만이 태어나지 못하고 낙태되었다. 원치 않는 임신으로 태어난 아이들은 범죄자로 자라나기가 쉽다. 그래서 그 법이 통과하고 난 이후의 세대는 범죄율이 급감하게 된 것이라는 것이다. 그러나 이런 주장은 미국 내에서 생긴 현상은 설명할 수 있을지 모르겠지만, 미국보다 먼저 같은 법을 통과시킨 영국의 경우는 낙태가 합법화된 이후로도 범죄율은

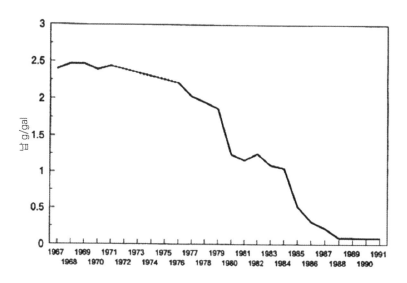

미국에서 석유에 있는 납의 양을 보여준다. 1970년대부터 급격하게 양이 줄기 시작했다.

계속해서 증가하였던 것을 보면 그 이론이 성립하기는 어려워 보인다.

Freakonomics 이후 휘발유에서 납을 제거한 것이 범죄율의 감소에 상당부분에 기여를 한 것이 아니겠느냐는 관점이 형성되었다.

1973년 매년 20만 톤의 납이 휘발유 연소 때문에 방출이 되고 있었다. 1995년에는 이 수치가 2000톤으로 줄어들었다. 이 기간 동안 미국 아이들의 평균 혈중 납 농도는 16 mcg/dl에서 2.7 mcg/dl 로 떨어졌다.

미국에서 석유에 있는 납의 양은 1970년대부터 급격하게 줄기 시작했다.

휘발유에서 납을 제거하기 시작한 이래로 20년간 미국 내 범죄율은 다음 그래프가 말해주듯이 급격하게 감소하였다. 1976년 이후 태어난 아이들은 점차 낮은 농도의 납을 가진 대기에 노출이 되면서 성장하였다. 1976년에 태어난 아이들이 1994년에 10대 후반이 되었다. 이때부터 범죄율은 드라마틱하게 떨어지기 시작한다.

미국의 범죄율, US Justice Department Statistics, 1973-2010
12세 이상 인구 1000명당 희생자 수

Source: Bureau of Justice Statistics
GALLUP

사회학 교수인 폴 슈트레트스키(Paul Stretesky)와 범죄학자인 마이클 린치(Michael Lynch)에 의한 연구에서는 납의 농도가 높은 국가에서 납의 농도가 낮은 국가보다 살인율이 4배 정도 높은 것을 보여주고 있다.

미국의 국립건강센터(the US National Center for Healthy Housing)의 고문인 릭 네빈(Rick Nevin)은 취학 전 아동들의 혈중 납의 농도와 이후 수십 년간 범죄율과의 상관관계에 대해 조사하였다. 그는 20년 뒤 미국, 영국, 캐나다, 프랑스, 호주, 핀란드, 이탈리아, 서독과 뉴질랜드에서 어린이의 혈중 납 농도와 절도와 폭력 등의 범죄율 사이에 상당한 상관관계가 있음을 확인하였다.

어린이에서의 납중독(Lead poisoning in children)

미국에서 지난 수십 년간 혈중 납의 수치는 상당히 개선되었다. 그러나 여전히 오래된 집에 사는 넉넉지 못한 가정에서는 문제가 되고 있다. 이런 오래된 집은 여전히 납이 베이스가 된 실내 인테리어 페인트를 가지고 있고, 이것은 지속적으로 미세한 먼지를 생성하여 호흡기를 통해 체내 유입이 된다. 아이들은 성인보다 이것을 더 흡수하게 되고 또한 아이들의 뇌는 발달 중이기 때문에 납의 중독에 취약할 수밖에 없다.

허버트 니들만(Herbert Needleman)이 미국 공립학교에서 시행한 연구에서 확인한 바에 따르면 납은 지능과 행동 모두에 영향을 미친다. 부모, 교사, 그리고 300명의 아이들이 공격적 성향이나 비행적인 행동 등을 포함한 아이들의 신체적, 정신적인 건강 상태에 대한 아동행동 체크리스트를 작성하였다.

이 설문지는 7~11세 사이의 아이들을 대상으로 작성이 되었고, 이 아이들이 12세가 되었을 때 연구자들은 그들의 정강이뼈(tibia)에서 x선 투시를 통해 납의 수치를 측정하였다. 이 데이터에 의하면 납의 농도가 높은 아이들이 공격 성향이 높고 비행적인 행동을 하는 경우가 더 많았다.

그의 논문에서 니들만은 RK Byers 박사의 연구 결과를 인용하였다. 그는 급성 납중독으로 칼로 교사를 공격하는 등의 공격적이고 비행적인 행동을 한 몇몇의 아이들을 치료한 바가 있다.

니들만의 다른 연구에서 보면 높은 납 수치를 가진 사람들이 고등학교를 중퇴할 확률은 7.5배가 높았고, 읽기 장애를 가지는 확률은 5.8배 높았다. 그리고 높은 납 수치를 가지는 경우 결석도 많고 어휘점수도 낮고, 눈과 손의 협응 능력이 떨어지고 반응의 지연시간이 길었다. 납의 농도와 청소년들의 비행 사이에 아주 강한 상관관계가 있었다.

세계 보건기구(WHO)는 혈액 내 납 수치의 "우려 수준(level of concern-어떤 조취가 취해져야 하는 수준)"을 10 mcg/dl로 설정하였다. 2012년에 미국 CDC (질병관리본부)에서는 5 mcg/dl 로 수준을 낮추었다. 왜냐면 연구자들에 의해 이정도 수치에서도 지능에 악영향이 있는 것을 확인하였기 때문이다. 하지만 5 mcg/dl이면 괜찮다는 의미가 아니다. 이 정도도 산업화 이전 인간에게 노출되던 수치에 비하면 300배에서 600배에 해당하는 농도이기 때문이다.

기타 금속과 정신과적 증상(Other metals and psychiatric symptoms)

수은은 인체의 정상적인 생화학과는 거리가 먼 물질이다. 의식의 혼돈, 우울증, 주의력 결핍, 불안·초조, 언어적, 비언어적으로 빈약한 기억력, 눈과 손의 협응 능력의 손상, 공포증(예를 들면 극도의 죽음에 대한 공포), 예민함, 과장된 분노의 반응 등의 신경학적 증상을 가져온다.

메틸수은에 중독이 된 일부 사람들은 환시와 환청을 경험하기도 한다.

납과 수은만이 이런 증상의 유일한 주범은 아니다. 심지어 우리 몸에 필수적인 성분인 구리와 망간과 같은 성분은 과량이 되면 또한 심각한 건강상의 문제를 가져온다.

윌슨병은 간에서 구리의 배설을 감소시킨다. 과도하게 남는 구리는 독성을 가지게 되고 치료하지 않으면 윌슨병은 치명적일 수 있다. 윌슨병의 약 50%에서 무관심상태, 충동성, 판단력 저하, 사고력의 저하, 기억력 상실, 어눌해진 말, 움직임의 부조화, 경련과 편두통 등의 신경학적 증상이 나타난다.

망간의 중독은 망간이 많이 들어 있는 물을 많이 마시거나 또는 배터리 제조 산업현장에서 발생한다. 망간 화합물은 비료나 광택제, 곰팡이 살균제, 가축의 보충제 등에 사용된다. 그러나 가장 위험한 용도로는 많은 양의 망간증기를 내뿜는 용접봉일 것이다.

망간중독의 증상으로는 무관심상태, 성욕 감소, 불면증, 그리고 이와는 반대로 낮 시간에 과도하게 졸린 증상, 근육의 경직, 공격적인 행동, 지나치게 감정적인 상태 등의 증상들이 흔하게 나타난다. 우리가 24장에서 본대로 망간의 노출은 또한 파킨슨 증상처럼 운동능력과 밸런스에 영향을 가져올 수 있고, 떨림 증상이라든지, 얼굴 표정이 없어 보이게 굳어진다든지, 근육 경직 등의 증상 나타날 수 있다.

중금속에 의한 중독은 실제로 거의 어떤 정신과적인 증상이든지 일으킬 수 있다. 그러나 주류의학계에서는 이것에 대해 전혀 고려하지 않는다. 주류의학계에서 이것이 정신질환의 잠재적인 요인으로 생각하고 중금속 검사를 정기적으로 하지 않는 한 우리는 얼마나 중금속에 의해 생기는 정신과적인 질환이 만연해 있는지 알 방법이 없다.

Footnotes

1. Hall, R. C., Popkin, M. K., Devaul, R. A., Faillace, L. A., & Stickney, S. K. (1978). Physical Illness Presenting as Psychiatric Disease. Archives of General Psychiatry, 35(11), 1315-1320.

2. Stephen J Genuis, Toxic causes of mental illness are overlooked. Neuro-Toxicology, Volume 29, Issue 6, November 2008, Pages 1147-1149.

3. Blais, T. (2011, May 9). Heavy Metal Poisoning Blamed in Killing. Edmonton Sun. Retrieved from http://www.edmontonsun.com/2011/05/09/heavy-metal-poisoning-blamed-in-killing

4. Paul B. Stretesky1 and Michael J. Lynch The Relationship between Lead and Crime. Journal of Health and Social Behavior June 2004 vol. 45 no. 2 214-229.

5. Rick Nevin Understanding international crime trends: The legacy of pre-school lead exposure. Environmental Research 104 (2007) 315-336.

6. HL Needleman, JA Riess, MJ Tobin, GE Biesecker, JB Greenhouse. Bone lead levels and delinquent behavior. Jama, 275(5), 363-369.

Chapter 26

정신 분열증(조현병)

Schizophrenia

　정신분열증을 가지고 있는 사람들은 비정상적인 사고 과정과 부적절한 감정적인 반응을 가진다. 그리고 환시와 환청을 가지기도 한다. 그리고 보통은 증상이 이른 성인기에 처음 나타난다. 환자들은 우울증과 불안증을 또한 겪는 경우들이 많다. 어린이와 노인기에 시작되는 경우는 드물다.

　19세기 전에는 정신분열증은 흔하지 않았다. -실제로 토레이(Torrey)와 밀러(Miller) 연구원은 수천 개의 오래된 기록들을 조사했다. 산업화 이전에는 정신이상이라 결론은 내린 사람들은 2,000명 중 한 명 정도였다. 그러나 정신분열증은 지난 2세기 동안 그 발생률이 급격히 증가했다. 아일랜드나 스웨덴 같은 북유럽국가들의 경우는 정신분열증이 25명당 1명에 이를 만큼 흔하게 발생하고 있다. 미국의 경우는 100명 중의 한 명이고, 아프리카 일부 지역에서는 천 명당 5명 정도로 추정된다.

　정신분열증의 원인에 대한 몇 가지 이론들이 있고, 그중 많은 이론들이 도파민, 아세틸콜린, 세로토닌과 같은 신경전달물질과 관련되어 있다. 많은 연구들이 수은이 뇌에서 도파민, 세로토닌, 노르에피네프린, 아세틸콜린을 감소시킨다는 것을 증명하였다.

　니코틴은 반대의 효과를 가지고 있다.- 정신분열증의 환자들의 60~80%가 담배를 피우는 이유가 설명될 것도 같다.

　콜로라도 대학의 로버트 시벨류드(Robert Sibelrud)는 115명의 아말감그룹이 119명의 아말감이 없는 그룹에 비해서 2.5배 더 흡연율이 높다는 것을 확인하였다. 그것은 어쩌면 아말감을 가지는 사람들이 신경전달물질이 떨어지는 것을 보상하기 위해 몸이 스스로 니코틴에 중독이 되는 것일 수도 있을 것 같다.

프라하의 찰스 대학 병원의 다니엘라 펠클로바(Diniela Pelclova)는 16년간 당뇨를 앓고 있는 21세 남성에 대하여 보고를 하였다. 그는 너무 약해서 걸을 수가 없어 휠체어로 입원을 하였다. 그는 창백하고 지쳐있었으며 음식을 자를 기운도, 차를 컵에 따른 기운도 없었다. 그 환자는 지난 두 달간 사는데 즐거움이란 전혀 없었다고 말했고, 대부분의 일들이 그를 너무 초조하게 만들었다고 했다. 그는 밤에 불면증에 시달렸고 낮에는 하루 종일 자야 했다. 지난 2개월 동안 20킬로그램의 체중감소가 있었다. 그는 인슐린 용량을 두 배로 올려야 했고, 입원을 위해 싸인을 하는 손은 심하게 흔들렸다.

그는 신경심리학 검사를 하는 동안 동의가 되지 않고 예민했다. 그는 거의 감정을 보이지 않았고 마치 자폐와 같은 증상을 보였다. 그의 행동과 언어적 표현은 정신분열증을 암시하는 것이었고, 그의 뇌 CT 소견은 정상이었다(정신분열증의 30% 정도는 CT 소견이 비정상적이다). 그의 지적능력은 대학생치고는 현저히 낮은 상태였고 검사 결과 운동신경과 감각신경의 일부에서 탈수초현상(demyelination, 신경세포를 둘러싸고 있는 절연체 역할을 하는 수초가 탈각되는 현상, 마치 전선의 피복과 같은 부분이 벗겨져 나간 상태와 비슷하여 신경세포 내 신경 전도의 속도를 떨어뜨린다.)이 확인되었다.

사실, 그 후 검사와 조사를 통해 그의 증상이 수은중독에 의한 것임을 알아냈다. 그가 대학에 입학하기 3개월 전부터 그는 자신의 몸에 습진을 치료하기 위해 연고를 사용하기 시작하였는데 그것이 염화수은(mercuric ammonium chloride)을 10% 함유한 것이었다. 그는 6월의 3주간 50 g의 크림을 사용했다. 6월 말쯤엔 피곤을 느끼고 근육의 간헐적인 경련과 사지의 저림 증상을 경험하기 시작했다. 8월에 그의 혈압이 170/120으로 상승하였다.

환자는 dimercaptopropane sulfonate (DMPS, 킬레이터 중의 하나로 35장에서 이야기할 것이다.)으로 치료하기 시작했다. 12일 후 그의 소변에서 보이던 수은 수치가 2,300 mcg/L에서 600 mcg/L로 떨어졌다. 한 달 뒤에는 19 mcg/L로 떨어졌다. 일 년 뒤 소변에서는 1 mcg/L로 그 수치가 줄었다.

환자는 DMPS로 2주간 치료를 받은 후 전반적인 건강 상태가 호전 경과를 보였다. 그의 몸의 떨림(tremor) 증상이나 피곤함, 불면증들이 사라졌다. 입원 후 4달 만에 전혀 다른 사람이 되었다. 그는 아주 예의 바르고, 협조적이며, 의사에게 농담을 던지기도 했다. 그의 지적능력도 일반적인 대학생에 비하여 약간은 떨어지는 편이었지만 많이 향상되었다. 그는 미세 운동기능에 문제가 지속되었지만, 필체도 많이 좋아졌다.

7개월 후에도 여전히 그의 신기능에도 문제가 있고 신경의 기능이상이 있었지만, 그렇지만 1년간의 치료가 완료되고 나서는 아주 미세한 정도만 남게 되었다.

앤드류 커틀러의 저서 "모발검사의 해석: 그 숨겨진 독성"에서 모든 사람과 잘 어울리고 운동도 잘하는 한 젊은 10대 청년의 케이스가 나온다. 그는 학업에 특별한 재능이 있는 것은 아니었지만 학교생활을 잘했고 특별한 부모의 강요 없이 평균적인 학업을 수행했다.

그가 16세였을 때, 그는 갑자기 다른 아이들이 학교에서 자신의 이야기를 한다고 불평하기 시작했다. 그리고 그는 사람들이 자신을 해치려고 집으로 들어오려 한다고 문을 모두 걸어 잠그기 시작했다. TV 속의 사람들이 자신에 대해서 말하기 시작했고 다른 사람들은 들을 수 없는 목소리를 듣기 시작했다.

그의 부모들은 그를 정신과 병원에 데려갔고 3주간 약물치료를 하면서 안정되었다.

의사들은 그에게 조울증을 진단하였고 그에게 약물을 주었는데 그것은 끊임없이 몸무게를 증가시켰다. 그는 어떤 감정도 보이지 않았고 어떤 것에도 집중할 수 없었다. 이후 용량이 감량이 되었고 집으로 돌아왔다. 그는 아무런 이유 없이 미소를 짓거나 많이 웃었다. 그리고 대화를 유지할 수 없었다.

결국 그의 부모들은 그의 중금속 모발검사를 하기로 결정하였다. 모발 검사 결과 미네랄 수송체계에 이상이 확인되었고, 그들은 아들의 킬레이션을 진행하였다.

그의 부모들은 세 번째 주말부터 긍정적인 싸인들을 보기 시작했다. 6개월간의 킬레이션(금요일 저녁부터 시작해서 월요일 아침까지 진행) 후에 그의 정신병적인 증상이 상당히 호전이 되어 그의 정신과 약물을 많이 줄일 수 있었다. 그의 등 쪽에 생겼던 여드름이 사라지고 다시는 생기지 않았다. 그의 부모들은 킬레이션을 하는 과정 중에 일시적으로 정신병적인 증상이 악화되는 경우도 있었다고 보고했다.

그 소년의 정신과 의사는 그의 증상의 호전은 킬레이션과 아무런 상관이 없다고 믿었다.

만약 정신분열증과 유사한 증상이 수은중독에 의해 발생할 수 있다면, 얼마나 많은 사람들이 실제로는 중금속에 의한 중독으로 고통 받고 있는 것인데 전혀 다른 정신질환으로 몰려 고통을 받았을지... 현재 정신분열증의 경우 수은 중독에 대한 검사는 전혀 진행되지 않고 있기 때문에 우리는 알 길이 없다.

Footnotes

1. Torrey, EF., and Miller, J.(2002) The invisible plague: The rise of mental illness from 1750 to the present. New Brunswick: Rutgers University.

2. Robert L. Siblerud, Eldon Kienholz, John Motl Evidence that mercury from silver dental fillings may be an etiological factor in smoking. Toxicology Letters Volume 68, Issue 3, June 1993, Pages 307-310.

3. D. Pelclová et al, Mercury intoxication from skin ointment containing mercuric ammonium chloride, International Archives of Occupational and Environmental Health: Volume 75, Supplement 1 (2002), 54-59.

4. Cutler, A. Hair Test Interpretation: Finding Hidden Toxicities.

Chapter 27

양극성 장애

Bipolar disorder

이전에 조울증이라고 알려진 이 장애는 1,000명당 4~16명 정도 발병하는 것으로 추정이 되고 15~19세 사이에 발병하는 경우가 가장 많은 것으로 생각된다. 이런 양극성 장애를 가진 사람들은 조증상태와 울증상태 사이를 왔다 갔다 하면서 경험을 한다. 그들은 조증 상태 중에 약간 경한 상태를 경험하는 경우도 있는데 그런 경우를 경조증(hypomania)이라 부른다.

- 조증(mania)- 기분이 붕 떠 있는 듯하면서, 과장되거나 또는 예민하고 불안한 감정 상태를 가지는데 정신병적인 증상(psychotic symptom)이 있기도 하고 없기도 한다. 기능적으로 뚜렷한 문제가 있다.
- 경조증(hypomania)- 기분이 붕 떠 있는 것 같으면서, 과장되거나 또는 예민하고 불안한 감정 상태를 가지나 정신병적인 증상은 없다. 기능적으로 문제는 적다.
- 울증(depression)- 정신병적인 증상이 동반되기하고 동반되지 않기도 하면서 경한 상태와 중등도의 상태 심각한 상태로 나누어진다.
- 빠른 주기형(rapid cycling)- 적어도 1년간 4번의 에피소드가 발생한다.
- 혼합형(mixed state)- 같은 에피소드에 조증과 울증이 함께 나타난다.

National Institute for Health and Clinical Excellence에서
양극성 장애의 주요한 특징을 설명한 내용임.

많은 과학자들은 양극성 장애가 신경전달물질의 불균형에 의해 나타난다고 믿는다. 신경전달물질은 시냅스(synapse)라고 불리는 신경세포와 신경세포사이의 아주 작은 간격을 왔다 갔다 하면서 신호를 전달하는 몸에서 분비하는 화학물질이다. 도파민은 보상과 동기에 관련된 신경전달물질이다. 동기의 상실과 무쾌감증(anhedonia, 즐거움을 경험할 수 없는 상태)은 수은중독과 양극성 장애가 모두 가지고 있는 증상이다. 양극성 장애를 가진 사람들에 대한 연구에서 도파민의 레벨이 조증의 상태일 때는 상승하고 울증의 상태일 때는 감소하는 것을 밝혔다.

쥐를 이용한 실험에서 수은은 뇌의 시냅스에서 도파민과 노르에피네프린의 uptake(시냅스 공간에 있는 신경전달물질을 신경세포가 취하여 시그널을 전달한다. 그 신경전달물질을 취하는 과정)를 줄이는 것을 보여주었다.

로키마운틴 리서치 기관(Rocky Mountain Research Institute)에 있는 로버트 시블류드(Robert Siblerud) 와 그의 동료들은 치아에 아말감을 가지고 있는 양극성 장애 환자 20명을 모집했다. 지원자들은 2가지 치료 방법을 선택할 수 있었다. 그들은 아말감을 제거하고 비금속의 컴포짓 레진 필링을 받거나 아말감에서 수은이 빠져나가는 것을 막을 수 있는 실런트를 바르는 치료 두 가지 중에 선택할 수 있었다. 실런트 그룹에게는 그들의 치아에 실런트를 바르게 되거나 또는 위약(효과가 없는 플라시보)을 바르게 될 것이라고 말해주었다.

그들은 치료를 받기 전에 정신적 건강 상태가 현재 어떤 상태에 있는지를 검사하는 MMPI- II (Minnesota Multiphasic Personality Inventory-II)가 먼저 시행되었다. 질문지는 우울증과 정신분열증, 히스테리아, 편집증, 내향성 등을 판단하는 측정 도구로 사용되었다. 또한 참여자들은 MCMI-II (Million Clinical Multi-axial Inventory II)가 시행되었는데 이것은 정신병리학적인(psychopathology) 정보를 제공한다. 그리고 세 번째로는 증상 체크리스트 90개를 작성하였다.

11명의 지원자들은 그들의 아말감을 제거했고, 9명은 실런트 혹을 위약(placebo)이 시술되었다. 이들은 6개월에서 8개월 뒤 다시 검사가 진행되었다.

아말감 제거 그룹에서는 MMPI 검사 87개의 측정항목에서 47개가 제거 전보다 더 높게 평가되었다. 우울증과 경조증, 편집 증세 등 다양한 영역에서 의미 있는 호전을 보였다. 20개의 측정항목에서는 별다른 의미 있는 호전은 없었다. 반대로 대조군에서는 단 6개의 측정 항목에서만 의미 있는 호전이 확인되었다. 아말감을 제거한 그룹은 MCMI-II 검사에서 20개의 항목 중에 4개의 항목이 대조군과 비교해서 통계적으로 의미 있는 호전을 보여주었다. 그 항목은 회피성, 독립성, 반사회성, 경계성의 항목이었다.

증상 체크리스트 90의 경우에는 세 가지 검사 중에 가장 큰 변화를 확인할 수 있었다. 체크리스트는 총 9개의 대분류로 되어있는데 아말감 제거 그룹은 대조군과 비교해서 9개의 대분류 전 영역에서 의미 있게 호전된 결과를 보여주었다. 이 대분류 영역은 신체화(somatization, 마음의 문제를 몸에 문제가 있는 것처럼 표현하는 경향), 강박 증상(obsessive compulsive), 대인관계에서의 예민함(interpersonal sensitivity), 우울증(depression), 불안(anxiety), 적개심(hostility), 공포증(phobic anxiety), 편집증(paranoia) 그리고 정신이상(psychotism)으로 9개의 영역으로 이뤄져 있다.

양극성 케이스(A bipolar case history)

58세의 간호사인 브래드 맥블레인(Brad McBlain)은 캐나다의 온타리오의 한 농장에서 자랐다. 그는 과수원에서 사용되었던 스프레이를 통해서 수년에 걸쳐 수은에 노출이 되었다. 또한 한 전기 기술자가 그의 침대 옆에 화장대에 있는 변압기에서 수은진공관을 제거하는 과정에서 수은이 그의 카펫에 쏟아졌다. 이것은 그와 그의 형제들에게 상당한 양의 수은 증기에 노출이 되는 상황을 만들었다. 브래드의 가족들은 그가 9살 즈음 되었을 때부터 성격의 변화가 생기는 것을 알아챘다. 그의 학교생활은 산만했고 주의 결핍처럼 보이는 증상은 10대 중반쯤 때 양극성 증상으로 진행하였다.

처음에는 브래드 스스로 그의 증상을 조절할 수 있었다. 그는 여행이나 자전거타기, 여러 다양한 직업에서 긴 시간 일을 하면서 그의 에너지의 방향을 다른 곳으로 집중시키려 노력했다. 그가 30대가 되어 간호사로 일하기 시작했을 때 그는 더욱 잦은 양극성 에피소드를 겪기 시작했다. 케어가 필요할 정도는 아닌 경조증 상태에서 혼합형태(한 에피소드 안에 조증과 울증이 동시에 발생하는)로 진행하였다. 그는 점점 스스로 조절이 힘들어졌고 결국 40대가 돼서는 도움이 필요한 상태가 되었다. 브래드는 약물이 지속적인 안정상태를 주지 못해 약물 조절을 위해 5차례 병원에 입원하였다. 그는 또한 도저히 악화한 컨디션을 컨트롤할 수가 없어 뇌에 ECT (electro convulsive therapy, 전기충격요법)을 시행하기도 했다. 이 시기에 그는 약한 양극성 장애II에 rapid cycling, 혼합형태의 상태로 진단되었다.

2007년에 그는 자신의 병이 생화학적 장애이며 정신과의 약물이 아닌 생화학적 치료가 필요하다고 생각하여 그동안 치료하였던 의사를 더 이상 만나지 않았다.

그 후 3년간 브래드는 정신과 약물의 도움 없이 그럭저럭 버텨왔다. 2010년 그는 수은에 대한 검사를 하였고, 그것이 정상에서 많이 벗어나 있다는 것을 발견하였다. 그는 DMPS (킬레이터 종류중에 하나) 유발검사를 시행하였다(지금은 이런 유발검사는 추천되지 않는다. 이런 유발검사는 끔찍한 결과를 가져올 수 있다). 유발검사를 하는 동안 그는 잠시 말을 하지 못하는 상황이 발생하였다. 그는 침착하게 자신에게 지금 뇌졸중이 발생한 것이라고 생각했다. 그러나 다행스럽게도 증상은 몇 분 정도만 유지되고 다시 정상화되었다.

브래드는 2010년 10월 13일에 아말감을 제거하기로 하였다. 이 당시에 브래드는 더 이상 일도 할 수 없는 상태였다. 그는 간호사가 할 일인 환자들에게 약물을 주는 일을 기억하지 못하고 잊어버렸다. 그의 치과의사는 아말감 때문에 수은의 중독이 생길 수 있다는 것을 믿지 않는 사람이었지만 일단 그것을 제거하는 것은 동의하였다. 그의 치과의사와 보조자는 아말감을 제거할 때 스스로에게 어떤 보호 장구도 사용하지 않았다. 그러나 브래드에게는 아말감 조각이 흩어지지 않도록 고무댐(rubber dam)을 이용했고, 외부에서 공기도 따로 주입해주었다. 브래드는 그래도 역시 수은이 심하게 방출되는 반응을 겪었다. 브래드는 그 담당 치과의사가 아말감을 갈아낼 때 적절한 드릴 속도로 아말감을 갈아내지 않아 아마도 수은 증기가 더욱더 발생하였을 것이라고 추정했다. 처음 아말감 제거 후 그는 비정상적인 우울감과 뇌에 안개가 낀 듯한 brain fog, 심한 피로감을 겪었다. 브래드는 그의 증상이 부신 기능과 갑상샘 기능의 문제 때문에 생기는 증상이라 생각하고 브래드 부인의 갑상샘 약물을 소량 복용하였다. 그의 GP(일반의)가 그가 증상의 호전이 있는 것을 보고 작은 용량을 처방해주었다. 첫 번째 아말감 제거 후 5주 뒤 그는 남아있는 아말감을 제거하기 위해 두 번째 치과 예약을 해두었다. 이 당시에는 그의 증상은 정말로 심각했는데, 대화를 할 수 없을 정도로 그의 뇌는 안개가 낀 듯이 brain fog 증상으로 뒤엉켜있었다. 그는 서 있기도 힘이 들어 그의 아내가 부축을 해야 했고 계단을 오르기 위해서 난간을 붙들고 손으로 몸을 끌어야 했다. 그는 그의 인생에서 이토록 몸이 피곤하고 땅으로 꺼질듯한 증상을 느껴본 적은 없었다.

브래드는 아말감 제거 4일 후 킬레이션을 시작했다. 그의 처음 용량은 DMSA 6 mg이었으며 그는 킬레이션을 하는 동안 컨디션이 약간 좋다 느꼈다.

그러나 이런 호전되는 느낌은 오래지 않았다. 2011년 2월쯤에 그는 다시 부인의 부축 없이는 일어설 수도 없는 상태가 되었다. 그의 인지적 증상들은 더욱 우려가 될 정도였다. 그의 체온은 34.5℃ 정도로 떨어졌다. 그는 의사소통에 어려움을 겪었고, brain fog는 점점 심해졌다. 새벽 2시경에 깊은 잠에서 깨게 되기 시작하고 나서는 그의 뇌를 괴롭히고 있는 그 무언가를 해결해야 한다는 생각이 들기 시작했다. "너의 뇌는 작동이 잘 되지 않고 안개가 낀 상태 속에서 헤매고 있다. 그것이 너를 초조하고 불안하고 짜증나게 만드는 것이며 너를 혼자 있고 싶게 만드는 것이다."라고 생각하였다.

그는 취미나 친구들에게 관심도 없었고, 감정적으로 메마르고 유머도 즐겁지 않았다. 양극성증상은 점차 극도의 만성적인 피곤함으로 바뀌어갔다. 그의 체온은 10개월간 36℃를 넘어서 본 적이 없었다. 심지어 활동을 하면 그의 체온은 더욱 떨어졌다. 뭔가 활동을 하고 나면 그 후 3~4일은 거의 초죽음이 된 상태로 지내야했다. 걷기만 하는 것도 견딜 수가 없었다. - 만성피로증후군(chronic fatigue symptom, CFS)의 전형적인 증상이었다.

2012년 여름은 그의 건강에 있어 큰 전환점이 되었다. 한 포럼의 멤버가 브래드가 메틸레이션(체내 메틸화 능력) 기능에 문제가 있을지도 모른다는 이야기를 하였다. 메틸레이션은 에너지 생산이나 신경전달물질이나 글루타치온의 생성, 간에 의한 물질의 디톡스 등을 포함한 많은 세포 기능에 필수적인 과정이다. 그는 엽산과 비타민 B12의 특수형태의 보충제를 복용하기 시작했다. 그리고 168 라운드의 킬레이션 후에 그는 아직 다음 킬레이션이 언제라는 것을 알려줘야 하는 brain fog가 남아 있긴 하지만, 그리고 여전히 금세 피곤해지는 상태이긴 하지만 일을 하고 나면 밀려드는 죽을듯한 피로감 없이 5시간 정도 정원 일을 할 수 있는 정도가 되었다.

"나는 나의 상태가 어떻게 돌아가고 있는지를 알게 되어서 기쁘다. 나의 조울증은 치료되었다. 이전과 같은 상태가 아니다. 나는 CFS라는 그물에도 걸려있었다. 심지어 CFS 중 겨우 10%만이 그 그물에서 벗어나는 것으로 알고 있다. 전혀 모르는 사람인데도 나에게 친절함과 관대함을 베풀어준 앤드류 커틀러 박사에게 정말 큰 빚을 졌다. 그는 심지어 나뿐만이 아니라 인터넷을 통해 많은 사람들에게 그의 관대한 친절을 베풀었다. 20년 전 정말 나는 영원히 정신과 수용시설에 갇혀 지내게 될 위험에 있었던 사람이었다."라고 브래드는 말하고 있다.

Footnotes

1. National Institute for Health and Clinical Excellence
   www.nice.org.uk/CG038niceguideline.
2. Robert L. Siblerud, M.S.; John Motl, M.D.; Eldon Kienholz, Ph.D. Psychometric evidence that dental amalgam mercury may be an etiological factor in manic depression. The Journal of Orthomolecular Medicine Vol. 13, 1st Quarter 1998.

Chapter 28

변신술의 귀재: 류마티스 열? 대장염? 루푸스? 아니면 정신질환? 수은중독의 복잡 다양한 증상

The Great Pretender: rheumatic fever? colitis? lupus? or psychiatric disorder? the complexity of mercury symptoms

이 사례는 수은 중독의 증상이 얼마나 복잡하고 다양하게 나타나는지와 그래서 얼마나 진단이 잘못되기가 쉬운지, 또한 이해되지 못하고 어떻게 정신질환으로 오해가 되기도 하는지를 보여주고 있다.

12세의 히스패닉 소녀는 텍사스대학 병원에 입원하기 한 달 전까지는 건강했었다. 소녀가 텍사스병원에 입원할 때 소녀의 주증상은 걸음을 걸으면 어지럽다는 것이었다. 소녀는 여기저기 관절의 통증을 호소했고, 위약감, 메스꺼움, 땀 흘림, 손바닥에 저린감과 얼얼한 이상감각을 호소했었다. 소녀는 무릎반사가 떨어지고 양다리의 힘이 떨어졌다. 머리의 CT 소견과 EEG, 뇌척수액 검사(lumbar puncture, CSF tapping)는 모두 정상 소견이었다.

이렇게 되기 전까지 2주 동안 목에 통증이 있은 이후 병원에 입원했었기 때문에 류마티스열(rheumatic fever)이라 진단이 내려졌다(보통 류마티스열을 스트렙토코커스 균에 감염이 된 지 2~3주 후에 발생하는 염증성 질환이다). 그래서 아스피린과 페니실린으로 2주간 치료가 이뤄졌다.

다음 6주 정도가 지나서 그 소녀는 너무나 다양한 증상을 겪으면서 많은 시간 동안 여러 클리닉을 거치다가 다시 응급실로 들어왔다. 이 시기 동안 소녀는 관절에 통증이 있었고 복부와 엉덩이 허벅지에 발진이 있었으며 복통과 혈변이 있었다. 한 응급실 의사는 소녀의 증상이 다분히 히스테릭한 면이 많다고 설명하였다. 그러나 소녀는 혈변을 보았고 내시경 소견상 항문에서 10 cm 정도 위쪽의 직장 점막에 궤양이 있었다.

일주일 뒤 소녀는 복통이 심해지고 생식기 주변부의 타는 듯한 증상이 있었다. 소아과 의사는 류마티스열, 피부염, 장염, SLE(전신 홍반성 루프스)등을 진단으로 고려하고 있었다. 그런데 환자의 행동들이 또한 비정상적이었다. 의료진이 방에 들어가면 소녀는 극도의 통증이 있는 듯하다가도 그들이 사라지고 환자가 모르게 관찰을 하면 조용하고 편안해 보였다. 그녀는 끊임없이 자신을 할퀴고 긁었다 특히 성기 부분을 심하게 긁었다. 때때로 변을 보면서 손가락을 항문에 넣기도 했다. 또한 잘 때 이상한 자세로 잠을 자기도 했다.

여러 과에 많은 의견을 묻는 협진이 오갔다. 소화 면역학 전문의는 그녀가 분명히 신체적인 문제들 특히 피부의 병변들의 경우 인위적으로 만들고 가장한 것들이라고 믿었다. 소화기 내과 전문의는 혈변 후 관찰한 내시경상에 보이는 궤양은 궤양성 대장염(ulcerative colitis), 위막성 대장염(pseudomembranous colitis) 또는 성적학대(sexual abuse)에 의한 것일 것이라 믿었다. 이런 소견들은 정신과적인 평가를 필요하게 했다.

환자는 정신과 상담 중에도 침대에서 한 손은 배를 만지고 있고 한 손은 성기 쪽을 움켜쥐고 있었다. 그녀는 엄마가 말을 시작하자 얼굴을 찌푸리고 엄마 앞에서 말하기를 주저했다. 환자 혼자 두고 상담이 시작되었고 그녀는 울면서 자신이 두 번이나 성적인 학대를 받은 상황을 이야기했다. 또한 그녀는 우울증(major depressive disorder)의 증상과 수면장애, 기운이 없고 에너지가 떨어지는 것 같고 입맛이 없다는 증상들을 표현했다.

그녀는 상담 후 정신과 병동에 입원하게 되었다. 소녀는 아프기 시작한 이후 거의 9 kg의 몸무게가 빠졌다. 그때 그녀의 손과 발바닥의 피부가 벗겨졌다(acrodynia의 증상에서 보였듯이- 2장에서 설명하였다). 정신상태 시험을 하는데 그녀는 의자에 주저앉아 부드러운 목소리로 말을 했고, 눈을 거의 맞추지 않았다. 그녀는 잘 칭얼대기도 했고 잘 이해할 수 없는 말로 중얼거리기도 했다. 그녀의 기분이 어떠냐고 물었을 때 그녀는 "오케이"라고 답했다. 그리고 그녀는 환청을 듣는 것으로 보였는데 그녀를 웃기게 하거나 그녀를 비웃는 목소리를 듣는다 했다.

환자는 정신과 병동에서도 계속 이상 행동들을 보였다. 그녀는 그녀의 방에 있을 때 블라인드를 닫아놓고 불을 끄고 침대 커버로 전신을 덮고 있었다. 그리고 그녀는 생식기 부분을 긁거나 다른 환자나 직원들 앞에서 자위를 했다. 그녀는 자주 성질을 부렸고, 의사 앞에서 무릎을 꿇고 집에 보내주면 그녀의 모든 재산을 다 주겠다고도 했다. 당시 그녀의 진단은 정신병적 증상을 동반한 우울증이었다.

두 번째 EEG(뇌파검사)에서 전반적인 뇌장애를 의심하는 이상 징후가 발견되었다. 소변 샘플에서 coproporphyrin(코프로포피린)의 수치가 높게 측정되었다. 코프로 포피린은 중금속 중독의 마커 중의 하나이다. 납의 검사는 정상레벨을 보였으나 수은의 레벨은 극도로 높은 수치를 보이고 있었다. 수은 중독에 대한 진단이 마침내 이뤄졌다.

그녀는 여러 가지 킬레이터를 이용해서 킬레이션이 이뤄졌고 수은의 레벨은 떨어졌다. 그리고 그녀의 증상은 호전되었다. 증상이 가라앉고 이후 병원에서 퇴원할 수 있게 되었다.

병원에서는 가족들과 그녀의 수은 중독의 출처가 어딘지를 알아내기 위해 상담을 했다. 라텍스 페인트나 물과 토양의 오염 등도 없었고 아버지가 직업적으로 용접공과 같은 사람도 아니었고, 별다른 수은의 중독이 될 만한 소스가 없어 보였다. 그러나 미팅이 끝나갈 때쯤 13세의 그녀의 오빠는 6개월 전에 발생했던 사고를 기억해 냈다.

친구의 아버지가 석유화학 공장의 쓰레기통에서 큰 금속 실린더를 발견했다. 친구는 그것을 이들의 집에 가지고 왔고, 환자와 그녀의 형제들은 그것을 안에 무엇이 들어있는지 보려고 망치가지고 그것을 깨뜨렸다. 액상의 수은이 새어나왔고 그것이 카페트 위에 쏟아졌다. 환자는 그것이 독성물이라는 것을 알지 못했고 그것을 카펫에서 떠내어 유리병에 넣었다. 그들의 엄마가 그것을 버리기 전까지 아이들은 며칠간 유리병 안에 들어 있는 수은을 가지고 놀았다.

그 이후로 카펫에 묻어있는 수은 증기에 그들은 지속적으로 노출이 되었다. 그녀가 수은이 묻어 있는 그 카페트에서 잠을 잤기 때문에 가족 중에 수은의 중독 증상을 보인 것은 그녀 혼자였던 것으로 보인다. 그 사건이 확인되고 나서 온 가족이 수은 검사를 하게 되었고, 모두 양성반응을 보였다. 그들 모두에게 킬레이션 치료가 진행되었다.

예민함, 우울함, 분노, 흥분, 부끄러움, 얼굴이 붉어지는 현상, 그리고 짜증을 부리는 등의 기분의 변화는 수은 중독에서 흔하게 보고된다. 우리 모두가 점점 더 많은 중금속에 노출이 되고 있기 때문에 갑작스럽거나 설명할 수 없는 기분의 변화가 있을 시는 중금속의 중독을 꼭 고려해 보아야 한다. 운이 좋게도 이 케이스의 경우는 그 원인이 수은중독으로 확실하게 확인이 되었다. 만약 그 일이 밝혀지지 않았다면, 어쩌면 그녀는 정신과 병동에서 더 오랜 세월을 고생을 해야 했을 수 있다.

영구적인 문제를 남길 수 있는 수은중독
(Mercury poisoning with permanent consequences)

또 다른 수은중독의 케이스는 결과가 좋게 끝나지 않았다. 34세의 공장근로자였던 한 남성은 체내에서 아주 빠르게 무기수은으로 분해되는 수은 화합물인 페닐수은 암모늄 아세테이트(phenylmercury ammonium acetate)가 들어있는 탱크를 청소해야 했다.

그 남자는 그 탱크 안에서 5일을 보냈고, 그 기간 동안 보호복과 호흡기를 착용했다. 5번째 날 그는 몸이 이상하다는 느낌을 받았고 다음 날 휴가를 신청했다.

그는 일하면서 이틀째 되던 날부터 공황장애의 증상을 느꼈고 몸이 뜨거워지고 떨리는 증상이 있었다고 했다. 3번째 날 저녁에는 전신에 발진이 생겼고 그의 관절은 부어올라 통증이 생겼다. 특히 손이 심했다. 그는 연차를 신청했다. 쉬는 동안 집에 돌아가기를 원했다. 그때 그는 두통이 있고 전신의 근육통이 있으면서 온몸이 떨렸기 때문에 당시 그가 인플루엔자에 걸렸다고 생각했다. 발진은 사라졌지만 그는 그때부터 그녀의 아내와 아이들에게 공격적으로 대하기 시작했다. 그의 행동은 완전히 다른 사람 같았다.

얼마 지나지 않아 그는 그의 증상이 단순한 것이 아니라 심각하다는 것을 느끼기 시작했다. 그는 이마에 씰룩거리는 경련이 생겼고 전신의 잔떨림(tremor)가 있으면서 밤에 자는 중에도 자신의 이가 달가닥달가닥 떨리는 소리 때문에 잠에서 자꾸 깨야 했다.

그가 며칠 쉬고 일에 복귀한 후에도 몸을 떠는 증상과 잔경련들 때문에 물건을 자꾸만 떨어뜨렸다. 그리고 불안감과 설명할 수 없는 공포감이 생겼다. 그는 일터를 떠나야 한다는 생각이 들어 집에 다시 돌아왔다.

3개월 후 그의 소변에서 수은이 166 mcg/L로 수은 노출 노동자에게 허용된 수치인 30 mcg/L의 5배 이상인 것이 확인되었다. 연달은 법정싸움에서 회사는 안전규정을 어겼고 그것이 수은중독을 가져오게 한 것이라 인정했다. 법정에서는 그는 일하기에 적당한 상태가 아니라고 판단을 내렸다.

4년 뒤 그의 삶은 도저히 직장으로 복귀할 수 없는 상태에 있었다. 계속해서 근육의 경련과 떨림 증상을 가지고 있었고 그런 근육경련은 걷는 것조차 어렵게 만들었다. 그는 수없이 넘어져야 했다. 약해진 상태인데다가 몸을 떨고 있어 서 있는 것조차 불안하고 쓰러질 듯했다. 또한 어지러움을 느끼고 이인감(deper-sonalization, 마치 내가 아닌 것 같은 느낌, 몸에서 분리되는 듯한 느낌)등을 호소했다. 게다가 이제 명확하게 사고를 하는 것도 어렵게 되었고 적절한 단어를 머릿속에서 생각해내는 것도 어려웠다.

이 시점에 그는 정신과에 소개가 되었다. 정신과전문의는 낮은 자존감과 자살사고(suicidal thoughts)를 가진 우울증으로 진단했다. 그는 밤마다 아미트립틸린(amytriptyline 225 mg)을 복용하면서 다소 정신적으로 호전을 느꼈다. 용량을 낮추면 굉장히 예민해지고, 침울해지고 우울해졌다. 그는 그의 아내에 대한 깊은 불확실한 감정을 느끼게 되면서 때때로 자살을 생각하게 되었다. 그러나 심지어 잘 지낼 때도 쉽게 화를 버럭 내고 매우 불안한 상태가 되었다. 불행하게도 아무도 그에게 킬레이션 치료에 대해 설명하는 자가 나타나지 않았다.

아말감으로 인해 수은중독을 경험하고 있는 많은 사람들이 이 사람처럼 극단적이지는 않겠지만 이 남자의 증상과 비슷한 증상을 가지고 있을 수 있다. 증상과 원인의 발생 시점이 명확하지 않기 때문에 가족들이나 친구들이나 그리고 의료진들은 모두 안타깝게도 "저 사람의 머리가 어떻게 된 걸거야"라고만 생각할 수도 있을 것이다.

Footnotes

1. Gwen E Fagala and Cindy L Wigg, Psychiatric Manifestations of Mercury Poisoning. Journal of the American Academy of Child and Adolescent Psychiatry, 31:2, March 1992.

2. O'Carroll RE, Masterton G, Dougall N, Ebmeier KP, Goodwin GM. The neuropsychiatric sequelae of mercury poisoning. The Mad Hatter's disease revisited. Br J Psychiatry. 1995 Jul;167(1):95-8.

Chapter 29

만성 피로

Chronic fatigue

만성 피로는 수은 중독이 있는 환자들이 가장 흔하게 호소하는 증상이다. 아래 표는 스웨덴 웁살라(Uppsala)에 있는 the Department of Clinical Metal Biology(임상적으로 중금속에 의한 증상을 겪는 사람들을 관리하는 곳)에서 아말감 때문에 생긴 증상으로 고통받는 796명의 사람들의 증상들의 빈도를 정리한 것을 보여준다.

전체 그룹의 증상의 빈도, No. 는 설문지에서 질문지 번호이다.

NO	증상	빈도(%)
1	만성적 또는 주기적인 피로감(chronic or periodic)	74.5
17	낙심하게 되거나 우울하게 되는 느낌(dejection or depression)	74.3
6	근육에 통증 또는 불편감을 느낌(pain or discomfort in the muscles)	73.7
7	운동 후(가벼운)에 생기는 정상적이지 않은 피로감(post exertion)	72.4
16	집중력이 떨어짐(impairment of concentration)	72.1
5	전신에 걸친 근육의 불편감(muscle discomfort in the whole body)	70.2
25	위장관 트러블(troubles with stomach/intestines)	69.8
29	입안에 수포라든지 상처라든지 궤양 등의 불편감	69.5
18	수면장애(impairment of sleep)	67.8
21	손발의 불편감(discomfort in hands/feet)	67.8
12	기억력의 저하 (건망증 등, forgetfulness)	67.6
19	어지러움이나 넘어질 듯한 불안정함	64.6
8	두통	62.6
15	생각하기 어려움(difficulties to think)	62.0

9	관절의 트러블	61.6
28	잦은 감염상태(often infections)	61.3
23	어깨의 통증	60.7
10	빛에 대한 예민함	60.3
13	쉽게 불안하고 초조해지는 증상	60.0
2	추운느낌, 오들오들 떠는 증상(shivering) 또는 열	59.6
30	치아나 턱, 얼굴의 통증	57.9
3	목안의 통증(sore throat, other throat problems)	55.1
22	근육의 잔 떨림(tremor)과 경련(spasm)	54.6
24	심장문제	53.8
26	방광기능의 문제와 소변문제	49.0
14	어리둥절함을 느끼는 증상	47.9
27	피부에 습진이나 수포, 피부트러블	47.1
11	시력의 일시적인 이상	43.4
20	귀에서 들리는 이명(tinnitus)	40.4
4	목이나 겨드랑이의 림파선의 통증	37.6

U.Lindh (2002)

위에서 보는 대로 75%의 사람들이 주기적이거나 만성적인 피로감을 느낀다고 한다. 물론 만성피로는 수은중독 때문에 생기는 것만은 아니다. 그것은 잇따르는 바이러스나 박테리아의 감염 때문에 생기기도 하고 또는 다른 원인들 때문에 생기기도 한다. 그러나 위 테이블의 증상 중 여러 가지 증상을 가지고 있다면, 그리고 12장에서 보았던 증상들 중 여러 가지 증상을 가지고 있다면 당신의 증상은 수은중독 때문일지도 모른다는 생각을 해 볼 필요가 있다.

부신에 미치는 수은의 영향
(The effect of mercury on the adrenal glands)

수은이 만성피로를 일으킬 수 있는 많은 경로들이 있다. 먼저 첫 번째는 수은은 부신에서 코티졸의 생산을 줄이게 되는데 그것이 만성피로를 가져올 수 있다. 한 연구에서는 만성 수은 중독이 쥐의 부신과 고환(testis gland)에 미치는 영향에 대해 연구를 진행하였다. 그 쥐들은 이틀에 한 번씩 아주 적은 용량의 수은 을 투여받았다. 총 6 mg의 메틸수은을 6주간에 걸쳐 소량씩 주사했다. 이 시기가 지나서 쥐들은 작업능력을 확인하는 테스트가 이뤄졌는데 25℃의 수온의 탱크에서 피로감을 느껴 할 수 없을 때까지 수영을 하게 했다. 메틸수은에 중독이 된 쥐들은 정상적으로 수영을 하는 것처럼 보였으나 대조군의 쥐들이 180분이 넘도록 수영을 할 수 있었던 것에 비해 평균 7분 정도밖에 수영을 하지 못했다. 이 실험쥐에게 코티졸을 주사하였고 이후에 그 쥐는 25분간을 수영할 수 있었다. 운동을 하는 동안 이런 체력적인 부족 현상은 아말감에 의해 중독증상을 겪고 있는 사람들 중에서는 정말 흔하다. 또한 오랫동안 운동을 할 수 없기 때문에 일을 한 후나 그냥 하루 중에도 오후쯤이 되면 기진맥진해지고 녹초가 되는 증상을 겪는다.

이 연구에서 발견한 또 다른 중요한 사실은 휴식 중에 나타나는 코티졸의 레벨은 정상이라는 것이다. 보통 심리적이건 신체적인 스트레스이건 스트레스를 받고 있는 상황에서는 뇌하수체가 ACTH (adrenocorticotropic hormone)을 분비하여 부신에서 코티졸의 생산을 늘려 혈류 내 코티졸 레벨을 상승시킨다. 그러나 이 실험쥐에서 보면 휴식시기에는 정상 코티졸 레벨을 보이지만 스트레스 상황이 되었을 때 코티졸 레벨은 대조군 쥐의 반 정도밖에 되지 않았다. 이것은 우리가 시행하는 혈류 내에서 측정하는 코티졸 레벨이나 타액에서 측정하는 코티졸 레벨은 보통 스트레스 상황에서 측정이 되는 것이 아니기 때문에 그 검사 결과는 정상을 나타낼 수 있다는 중요한 정보를 준다. 스트레스 상황에서는 정상레벨로 측정되지 않을 수 있다는 말이 된다. 그렇다면 그것은 분명한 문제가 될 수 있기 때문이다(검사 결과는 정상이나 실제로는 괜찮지 않은 상황). 이것이 '안전한 코티졸의 사용'의 저자인 윌리암 맥 제퍼리스(William Mck Jefferies)가 검사 결과가 정상이더라도 2주 정도는 하이드로코티손을 복용해 볼 것을 권하는 이유이다.

갑상샘에 미치는 수은의 영향
(The effect of mercury on the thyroid gland)

수은중독은 또한 갑상샘에 영향을 주기 때문에 만성적인 피로로 이어질 수 있다. 갑상샘 호르몬 T4는 iodothyronine deiodinase 라는 효소를 통해 그것의 활성형태인 T3로 전환이 된다(조직에서는 이 활성형태가 쓰인다). 수은은 이 효소의 부분에 있는 셀레늄과 결합하여 T3로 전환되는 양을 줄인다. 이것은 뇌에서 더욱 중요한데, 조직에서 T3로 전환되는 양의 80%가 뇌에서 이뤄진다. 갑상샘 자체에서 나오는 T3의 양보다 실제 조직에서 전환이 되어 T3로 변화되는 양이 훨씬 많은 것이다(전환되어야 쓰일 수 있는 호르몬이 훨씬 더 많은데 전환되지 못하는 상황이 되기 때문에 조직에서 이용되지 못한다).

존 매슨(John Masson)이 킬레이션을 하기 전 자신이 겪었던 주증상은 피로감 이었다. 아래그림은 그의 모발검사결과이다. 그의 검사 결과는 룰1을 만족시키 는 것을 확인할 수 있다(필수성분의 막대기가 오른쪽으로 치우친 것이 5개 이하 이다. 미네랄 수송체계의 이상이 생긴 상태임). 이런 경우에 위쪽에 보이는 독성 물질들이 실제 존재하는 양에 비해 낮게 결과치가 나타나는 경향이 있다. 그래 서 해석할 때 그것을 감안할 필요가 있다.

POTENTIALLY TOXIC ELEMENTS				
TOXIC ELEMENTS	RESULT µg/g	REFERENCE RANGE	PERCENTILE 68th	95th
Aluminum	9.2	< 12		
Antimony	0.013	< 0.080		
Arsenic	0.078	< 0.12		
Barium	0.20	< 1.5		
Beryllium	< 0.01	< 0.020		
Bismuth	0.10	< 2.0		
Cadmium	0.029	< 0.065		
Lead	0.12	< 1.5		
Mercury	0.60	< 0.80		
Platinum	< 0.003	< 0.005		
Thallium	< 0.001	< 0.002		
Thorium	< 0.001	< 0.002		
Uranium	0.041	< 0.060		
Nickel	0.06	< 0.40		
Silver	0.04	< 0.10		
Tin	0.04	< 0.30		
Titanium	0.48	< 0.70		
Total Toxic Representation				

ESSENTIAL AND OTHER ELEMENTS							
ELEMENTS	RESULT µg/g	REFERENCE RANGE	PERCENTILE 2.5th	16th	50th	84th	97.5th
Calcium	254	375– 1100					
Magnesium	24	40– 140					
Sodium	62	60– 400					
Potassium	19	28– 160					
Copper	9.8	11– 32					
Zinc	150	120– 200					
Manganese	0.05	0.15– 0.65					
Chromium	0.38	0.40– 0.70					
Vanadium	0.037	0.018– 0.065					
Molybdenum	0.057	0.040– 0.080					
Boron	0.81	0.40– 2.5					
Iodine	5.4	0.25– 1.8					
Lithium	< 0.004	0.008– 0.030					
Phosphorus	191	200– 300					
Selenium	0.93	0.80– 1.3					
Strontium	0.54	1.0– 6.0					
Sulfur	48100	41000– 47000					
Cobalt	0.013	0.006– 0.035					
Iron	7.2	7.0– 16					
Germanium	0.033	0.030– 0.040					
Rubidium	0.032	0.030– 0.25					
Zirconium	2.4	0.040– 1.0					
SPECIMEN DATA				RATIOS			

John Masson's hair test

그가 느끼던 증상들은 이런 것들이 있었다.

- 현훈(어지러움증, vertigo)
- 손과 발, 두피가 건조함. 갈라지기도 하고 심지어 피가 나기도 했다.
- 손톱에 수직으로 라인(약간 융기된 결, ridge)이 있었다.
- 손톱이 잘 부러지고 부스러짐
- 부비동의 막힌감(sinus congestion)
- 콧물
- 빛에 민감해서 눈물이 날 정도
- 후각 및 미각 감소
- 사람 또는 배경 소음이 많은 방에서 대화를 듣기 어려움
- 윤기가 없는 건조하고 가늘어진 머리
- 눈썹의 바깥쪽 1/3은 눈썹이 적고, 다리에 털도 없어짐
- 잇몸이 깎이고 잇몸에서 피가 남
- 입 냄새
- 손가락 따끔거리는 이상감각(tingling sense)
- 단어를 발음하기에 어려움을 느낌
- 글쓰기가 어려움(이전에는 글씨를 잘 쓰는 편이었음)
- 차가운 손과 발(이전에는 항상 따뜻한 편이었다.)
- 근육에 피로감이 빠르게 나타남
- 단기 기억력이 뚜렷하게 나빠짐
- 인생과 개인적 관계에 대한 전반적인 열의가 떨어짐
- 소소한 문제들도 굉장히 크게 느껴짐
- 쉽게 동요되고 불안해짐
- 순수한 의미의 코멘트에도 예민해하고 민감함
- 인생이 단조롭게 느껴짐
- 사회화에 대한 관심이 떨어짐
- 수면의 리듬이 망가짐
- 집중하기 어려움

- 내가 하고 싶은 말을 전달할 적절한 단어를 찾는데 어려움이 생김
- 명료하게 생각하기 위해 많은 노력을 쏟아야 함
- 꿈을 자주 꾸지 않음
- 소변을 보기 위해 적어도 한두 번은 밤에 일어나야 한다.
- 콜레스테롤이 매우 낮음
- 낮은 갑상선 기능
- 매우 낮은 테스토스테론
- 낮은 코티솔
- 미네랄 밸런스의 이상
- 호르몬 균형의 이상
- 목과 등 위쪽 부위의 설명되지 않은 긴장감
- 설사/변비
- 신경병증
- restless leg syndrome
  (다리를 이러지도 못하고 저러지도 못하고, 저린 것 같기도 하고 통증인 것
  같기도 한 증상, 하지 불안 증후군)
- 이유 없이 생기는 재채기 증상

DMPS와 알파 리포산(ALA)을 이용해 2년 반 동안 킬레이션을 하였고 지금은 ALA 300 mg을 3시간 간격으로 복용하고 있다(킬레이션 시 사용하는 최대용량). 그가 킬레이션을 시작했을 때 단 6.25 mg을 사용해도 심각한 부작용으로 극심하게 지치고 늘어지면서 brain fog(안개가 낀 듯이 사고가 명료하게 되지 않는 증상), 어지러움 증, 입안에 출혈 등의 증상들이 나타났다. 그는 좀 더 편안하게 킬레이션을 하기 위해 15 mg의 하이드로코티손을 복용하기 시작했다. 41장에서 설명하겠지만 부신 기능을 하이드로코티손이나 감초(licorice) 같은 허브제품 등으로 부신 기능을 서포트하는 것은 킬레이션 과정을 보다 쉽게 만들 수 있기 때문에 굉장히 중요하다.

120라운드의 킬레이션 후 그의 증상은 드라마틱하게 좋아졌는데, 그의 변화

들은 다음과 같다.

- 잠을 잘 자게 되었다.
- 다시 꿈을 꾸기 시작했다.
- 하루 중에 기진맥진 지쳐 늘어지는 일이 없다.
- 항상 하품하곤 했는데 그렇지 않다.
- 어깨와 흉부 뒤쪽에 항상 있던 긴장도가 50%는 감소했다.
- 운동을 에너지 있게 한다.
- 치아가 킬레이션 라운드 중에 예민해지곤 했는데 지금은 70% 정도는 좋아진 것 같다.
- 손톱에 반달도 생기고 건조하지 않고 건강하게 보인다.
- 부비동에 꽉차있는 느낌은 70% 정도 호전되었다.
- Restless leg syndrome(다리를 이러지도 저러지도 못하던 증상이 80%는 사라졌다.
- 전보다 덜 불안 초조해 한다.
- 일할 때나 스트레스가 있을 때 부신 기능이 떨어져 힘들던 상황이 많이 좋아졌다.
- 좀 더 이런저런 대화에 참여하게 된다.

킬레이션을 시작하기 전에 존은 아말감을 적절하지 않은 방법으로 제거를 했다. 그리고 그로 인해 또 다른 증상들을 겪기도 했었다. 당시 그는 글을 쓸 수도 없고 단어를 발음하기도 어려웠고 말하고자 하는 말을 전달할 수도 없었다. 단기 기억에도 문제가 생기고 다른 사람의 이름을 회상하는 것도 너무 어려웠다. 그러나 그는 운이 좋게도 갑자기 최근에 생겼던 증상들은 빠르게 사라졌고 다른 증상들도 약 50% 정도는 호전되었다.

Footnotes

1. Lindh U, Hudecek R, Danersund A, Eriksson S, Lindvall A. Removal of dental amalgam and other metal alloys supported by antioxidant therapy alleviates symptoms and improves quality of life in patients with amalgam-associated ill health. Neuro Endocrinol Lett. 2002 Oct-Dec;23(5-6):459-82.

2. G. V. Burton & A. Wayne Meikle Acute and chronic methyl mercury poisoning impairs rat adrenal and testicular function. Journal of Toxicology and Environmental Health Volume 6, Issue 3, 1980.

3. Kawada J, Nishida M, Yoshimura Y, Mitani K. Effects of organic and inorganic mercurials on thyroidal functions. J Pharmacobiodyn. 1980;3:149-159.

Chapter 30

섬유근육통

Fibromyalgia

미국 인구의 약 2% 정도가 섬유근육통으로 고통을 받고 있다. 여성이 남성보다 7배는 더 많다. 만성 피로 증후군과 섬유근육통은 증상이 겹치는 부분이 많다. 그래서 종종 두 가지를 감별하기가 어려운 경우들이 있다. 사실 일부 의사들은 두 가지가 같은 것이라고 생각하기도 한다.

2002년 9월 미국 섬유근육통 협회의 발간잡지에 찰스 랩(Charles Lapp) 박사는 "만성 피로 증후군을 가진 환자의 약 70%가 섬유근육통의 진단기준을 만족하고, 섬유근육통 환자의 70%가 또한 만성 피로 증후군의 진단기준을 만족한다."고 발표했다. 두 진단의 주요한 차이점이라면 만성피로증후군의 가장 큰 증상은 피로감이고 섬유근육통은 통증이라는 점 정도이다.

섬유근육통을 가진 환자들의 증상은 다음과 같다.
- 지속적 또는 반복적으로 발생하는 신체적 또는 정신적 피로
- 운동 후 늘어짐
- 수면 문제
- 광범위한 통증
- 집중력 저하, 단기 기억력 저하 또는 단어 회상이 떨어짐(단어가 잘 떠오르지 않음)
- 빛, 소음 또는 감정적인 과부하에 대한 예민함
- 의식이 떨어지기도 하고, 횡설수설하고 상황을 분간하지 못함
- 근육 약화, 걸음걸이 이상

- 기립 시 이상 증상(예: 현기증, 두통, 피로, 시야의 흐림-일어설 때 생기는)
- 빈맥
- 어지러움
- 두근거림
- 빈뇨
- 과민성 장 증후군
- 저체온, 고온과 저온을 참지 못하는 증상
- 땀
- 재발성 감기 증상, 인후염, 압통을 가진 림파선
- 식품, 의약품, 악취 또는 화학물질에 대한 민감성

위에서 볼 수 있듯이 섬유근육통의 증상들은 12장에서 열거한 수은중독의 증상들과 유사한 면이 많다.

섬유근육통 환자에서 흔하게 보이는 임상적 특징으로는 갑상샘에 항체를 가지고 있는 경우가 흔하게 있다는 것이다. 로라 바치치(Laura Bazzichi) 류마티즘 전문의는 그의 동료들과 함께 섬유근육통을 진단받은 120명의 환자에서 갑상샘의 문제가 얼마나 나타나는지 조사했다. 그들은 적어도 41%가 갑상샘에 항체를 가지고 있다는 것을 알아냈다. 갑상샘의 문제를 가진 환자들의 경우에 눈마름 증상과 소변볼 때 따갑고 통증이 생기는 증상, 가벼운 터치에도 통증을 느끼는 증상(allodynia), 시야가 흐려지는 증상(blurred vision) 그리고 목구멍에 통증을 느끼는 증상(sore throat) 등을 더 경험하는 것 같았다. 2007~2008 NHANES 조사에서 혈류 내 수은이 높은 상위 20% 가 갑상샘에 항체를 가질 확률이 수은 레벨이 낮은 사람들보다 두 배가 높았다. 그 상위 20%에 분포하고 있는 여성들의 혈류 내 수은 농도는 1.8 mcg/L 를 넘는 수준이었고 EPA의 현재 우려 수준으로 권고되는 5.8 mcg/L 수준에 채 못 미치는 수준이다. 그러므로 현재 혈류 내 수치가 권고 수준에 못 미치는 정도라고 해서 수은에 대한 증상이 나타나지 않을 것이라고 장담할 수 없다.

스웨덴 고테버그(Gotebug)에 있는 대학 병원에 인제거드 로스보그(Ingegerd

Rosborg)와 그녀의 동료들은 섬유근육통을 가진 38명의 여성과 대조군 41명의 여성을 데리고 몇 가지 추적검사들을 시행하여 비교하였다.

(어떤 추적 요소가 질병의 발병과 연관성이 있는지 평가하기 위해서....) 그들은 카드뮴, 구리, 아연, 셀레늄, 수은, 코발트, 납, 칼슘과 마그네슘을 포함해 총 30가지의 요소들을 검사했다. 이것들의 분석 결과 그들은 30가지의 요소들 모두 질병의 발생과는 중대한 관련성이 없다고 결론을 내렸다.

아래쪽 표는 섬유근육통을 가진 환자군과 대조군의 혈액과 소변에서 수은농도의 중간값과 범위를 측정하였다. 범위는 가장 낮게 측정된 값에서 가장 높게 측정된 값의 영역을 말한다.

FM은 fibromyalgia(섬유근육통 환자)

Control은 대조군을 나타낸다.

	FM patients		Controls	
	중간값	범위	중간값	범위
혈액 내 수은	0.5	〈DL - 18.2	0.5	〈DL - 4.4
소변 내 수은	0.46	〈DL - 5.8	1.3	〈DL - 20.7

단위는 mcg/L
DL (Detection limit)- 측정할 수 있는 가장 낮은 수치를 의미.

섬유근육통 환자와 대조군 모두 혈류 내에서의 중간값은 비슷하다. 혈류에 비슷한 농도의 수은을 가지고 있지만 소변에서 나오는 수은의 양은 섬유근육통을 가진 군이 대조군에 비해 3분의 1 정도밖에 되지 않는다. 이것은 섬유근육통을 가진 사람들이 대조군에 비해 체내에서 수은을 배출하는 능력이 떨어지고 체내 축적 비율이 높은 것이라 생각해 볼 수 있다.

그리고 결과 값의 범위를 보면 섬유근육통 환자의 최고결과치가 18.2 mcg/L인데 적어도 한 명은 그 정도의 수치를 보였다는 이야기다. 이것은 EPA 우려 수치인 5.8의 세배에 해당하는 수치이다. 그리고 동시에 소변으로는 대조군보다 적은 양의 수은을 배출하고 있는 셈이었다. 보통의 자폐 아동들이 모발 검사에서 수은의 양이 낮게 나타나는 것처럼, 섬유근육통을 가진 환자들도 수은을 배출하는 능력이 떨어져 있는 것 같다.

　연구진들은 다른 연구자들처럼 소변에서 나오는 수은의 양이 몸에 전체 남아 있는 수은의 양과 비례한다 생각했기 때문에 이 검사 결과에서 섬유근육통과 수은과의 관계는 큰 의미가 없다고 생각했다. 그러나 그것의 결괏값의 의미는 정반대로 해석해야 하는 것이다. 즉, 수은이 배출되지 못하고 몸에 그대로 남아 축적되어 있다고 보아야 한다.

　만약 섬유근육통의 원인으로 금속이 중요한 역할을 하는 것이라면 킬레이션을 하면 증상이 개선되어야 할 것이다.

　노스캐롤라이나주의 애쉬빌에 있는 카이로프랙터(chiropractor, 경락이나 추나처럼 통증을 조절하는 사람)인 니콜라드 헤드버그(Nikolas Hedberg)는 한 케이스 보고를 하였다. 그는 섬유근육통을 진단받은 35세의 한 여성을 상담하고 치료를 하게 되었다. 그녀는 한 류마티스 전문의에게 진단을 받았다. 여러 의사들과 상담도 하고 치료를 받았지만 그녀의 증상에는 별다른 치료법이 없다는 말만 들었다고 했다. 그녀는 전신에 걸쳐 근육통이 심하였고 불면증과 피로감, 우울감, 소화 장애, 정신기능의 이상, 침침하고 흐려진 시야 등의 증상을 호소하였다. 일 년이면 심하게 증상이 갑자기 심하게 올라오는 시기(flare-up시기, 플래어업 시기라 하자)가 4번 정도 있었고 한 번 올라오면 약 한 달에서 두 달 정도 지속되었다. 이런 플래어업 시기에 그녀의 고통을 숫자로 표현해서 10을 죽을 것 같은 정도의 통증이라 하고 0을 통증이 없다고 카운트해서 생각해보면 환자는 10점 중에 8점을 이야기할 정도였다. 그런 통증과 함께 다른 증상들도 심해졌다. 그녀는 10대에 아말감을 6개 정도 치아에 넣었다. 입안에서 금속 맛을 자주 느끼곤 했다.

　치료를 시작하기 전에 헤드버그 박사는 그녀에게 DMSA 유발검사를 시행하기로 했다. DMSA 20 mg/kg를 빈속에 먹고 6시간 동안 소변을 모았다. 이런 유발검사는 한꺼번에 짧은 시간 안에 많은 양의 수은을 방출하면서 그로 인해 간과 신장에 엄청난 무리를 가져올 수가 있고 일부 사람들에게는 심각한 부작용들이 나타나기 때문에 지금은 권장되지 않는 검사이다. 그 환자는 심하게 높은 양의 납(63 ppm, 정상레벨은 5 ppm 이하)과 높은 수준의 수은(9.4 ppm, 정상레벨은 4 ppm)이 검출되었다. 중금속이 여러 가지가 함께 있을 경우 시너지 효과를 일으키게 된다. 전체 독성은 단독으로 있을 때 발생하는 독성결과보다 12배는 크게 나타날 수 있다.

그 환자는 아말감을 제거하고 킬레이션 치료가 진행되었다. 이후에 그 카이로 프랙터는 많은 보충제를 또한 복용하도록 했다. 3주 후 모든 증상들이 개선되었지만 아직도 그녀는 10점 중에 7점에 해당하는 통증을 호소했다.

이후 다시 3주 후에는 증상이 계속 호전되는 중이었고 통증은 4/10을 말하고 있었다. 총 12주간의 킬레이션을 하고 35년간 그녀가 고생해왔던 극심한 근육의 통증들은 모두 사라졌다. 그녀는 밤에 잠을 잘 수 있게 되었다. 더 이상 brain fog(머릿속에 안개가 낀 듯이 명확하지 않는 뇌 기능 장애)는 없었고 뿌옇게 흐려졌던 시야도 개선되었다. 입안에서 나던 금속 맛도 사라지고 소화 장애도 없었다. 치료기간동안 15파운드의 몸무게(대략 7~8 Kg)정도가 빠졌지만 그녀는 "지금이 내가 십 년 안에 느껴본 최고의 상태인 것 같다."라고 말했다.

그녀는 납의 수치가 정상이 될 때까지는 킬레이션을 유지할 것을 권유받았다. 납은 뼈에 저장이 된다. 그것이 킬레이션을 하면서 혈류로 빠져나오는 것이기 때문에 뼈에서 그것이 빠져나오게 되면 다시 한번 혈류에서 납의 농도가 상승하기 시작한다. 뼈에 저장이 된 납을 완전히 제거하는 데는 몇 년이 걸릴 수 있다.

Footnotes

1. Lapp, CW "CFD versus FM: twins, cousins, or just acquaintances?" Fibromyalgia Aware, Sep-Dec 2002; 72-73.

2. IACFS/ME, ME/CFS: A primer for clinical practitioners. http://www.iacfsme.org/Home/Primer/tabid/509/Default.aspx

3. Laura Bazzichi, Alessandro Rossi, Tiziana Giuliano, Francesca De Feo, Camillo Giacomelli, Arianna Consensi, Antonio Ciapparelli, Giorgio Consoli, Liliana Dell'Osso, Stefano Bombardieri Association between thyroid autoimmunity and fibromyalgic disease severity. Clinical Rheumatology (2007) 26:2115-2120.

4. Carolyn M Gallagher, Jaymie R Meliker Mercury and thyroid antibodies in U.S. women, NHANES 2007-2008. Environment International 40 (2012) 39-43.

5. Ingegerd Rosborg, E Hyllen, J Lidbeck, B Nihlgard, L Gerhardsson Trace element pattern in patients with fibromyalgia. Science of the total environment. 385 (2007) 20-27.

6. Nikolas R Hedberg Case study: a comprehensive approach to pseudo fibromyal- gia. The original internist March, 2009.

Chapter 31

심장질환

Heart disease

중국에서 나타난 유행병(An epidemic in China)

1935년 겨울 중국 북동부 헤이룽찌앙(Heilongjiang)지역의 고원에 치명적인 질병이 휩쓸었다. 증상으로는 가슴 통증과 부정맥, 구역, 구토가 갑자기 시작되었다. 2세에서 7세 사이의 어린이와 가임기 여성이 가장 그 질환에 취약했다.

그 질병의 발생은 이후 몇십 년이 지나도록 계속되었다. 1940년대 사망률이 80%에 이르렀다. 부검에서 심장이 중등도로 비대해 있었고, 심장의 심실과 심방이 늘어나 있었다. 그리고 심근이 섬유조직으로 변화되어 있었다. 그 병은 Keshan disease(케샨병)이라 이름이 붙여졌다.

이 질병의 첫 발발(outbreak) 이후 바이러스, 스트렙토코커스 박테리아, 기생충, 곰팡이에 의한 독소 등 여러 가지 가능한 원인들이 제시되었다. 나중에 그것들 모두 케샨병의 원인이 아니라는 것이 밝혀졌다.

1973년에 그들의 머리카락과 혈액 분석 결과 이병을 가진 사람들에게서 셀레늄이 낮게 측정되는 것으로 확인되었다. 유행지역의 사는 사람들의 모발에서의 셀레늄의 레벨은 0.1 ppm 이하였고, 그 외 지역에서는 0.2~0.9 ppm 정도였다. 이 지역에 사는 사람들에게 셀레늄 보충제를 복용시켰고, 이후 케샨병의 발생은 드라마틱하게 감소하였다. 그렇게 케샨병과 셀레늄과의 관계가 인정이 되었다. 그러나 셀레늄 하나만으로는 계절적인 유행의 차이에 대해 설명할 길이 없었다. 겨울에는 북동쪽에서 발병이 피크를 이룬다면, 여름에는 중국 남쪽 지역에서 발병이 많았다. 나중에 밝혀졌지만 콕사키 B바이러스 그리고 셀레늄의 부족이 동시에 있는 쥐에서 심근의 손상이 유발되었다. 그리고 콕사키 바이러스의 계절적 변화도 케산병의 계절적인 유행을 설명할 수 있었다.

수은은 계산병처럼 같은 기전으로 심근병을 일으킬 수 있다. (Mercury may cause cardiomyopathy through the same mechanism as Keshan disease)

그렇다면 케산병과 수은은 무슨 관계가 있을까? 케산병의 발달은 셀레늄의 부족과 동시에 바이러스의 감염이 심장의 근육에 영향을 주어 심근병을 일으킨다. 수은의 중독도 여러 가지 기전에 의해 같은 결과를 유발할 수 있다.

1. 수은은 셀레늄의 레벨을 낮춘다. (Mercury reduces selenium levels)

수은은 체내에서 셀레늄과 결합하여 수은 셀레나이드(mercury selenide)를 형성한다. 이 화합물은 셀레늄이 불활성화 상태가 되어 생화학적 과정을 진행하지 못하도록 한다.- 즉 이용할 수 있는 셀레늄이 없는 부족 상태를 만든다.

7장에서 보았듯이 수은은 황(sulfur)과 황화수소(sulfur-hydrogen)기에 대한 친화성 때문에 인체에 많은 영향을 준다. 이 친화성은 효소나 세포막, DNA 등과 강하게 결합하여 그것의 기능을 방해한다. 그래서 다양한 증상들을 가져온다. 그리고 그 친화성은 또한 셀레늄과도 100만 배나 더 강하게 결합하게 한다. 수은 이렇게 셀레늄을 불활성화시키는 방법과 셀레늄을 기초로 한 항산화제를 불활성화를 통해 심장질환을 일으킬 수 있게 만든다. 또한 이것은 인체를 염증을 일으켜 조직을 손상시킬 수 있게 한다.

2. 수은은 콕사키 바이러스 감염을 악화시킨다. (Mercury worsens coxsackie infection)

연구에 따르면 수은은 염증과 콕사키 감염을 심각하게 만든다. 스웨덴의 헬싱보그에 있는 독성 및 안정성 평가 센터(the Toxicology and Safety Assessment Center)에 있는 연구자들은 12주간 쥐에게 0.37%의 염화수은을 포함한 식단을 먹였다. 이 연구 기간이 끝날 때 콕사키 B3 바이러스에 감염이 되도록 했다. 감염 후 상태는 수은을 먹이지 않은 대조군의 쥐들에 비해서 훨씬 심각했다. 심장벽이 훨씬 더 염증성 상태가 되고 심장의 면적은 50%가 커졌다. 감염 후 3일째에 γ-interferon(인터페론 감마)의 농도는 대조군보다 2배가 높았고 이것은 심한 염증 상태에 있음을 말해주었다. 염증반응이란 정상적인 면역 반응이지만 이것이 너무 지나칠 경우 본인의 조직에도 손상을 입힐 수 있다.

3. 수은은 미토콘드리아에 손상을 가져온다. (Mercury causes mitochondrial damage)

미토콘드리아는 세포가 살아가는데 에너지를 공급한다. 어떤 세포들은 세포 내 단 하나의 미토콘드리아를 가지고 있지만 심장근육은 계속해서 일을 해야 하는 조직이기 때문에 아주 많은 에너지를 필요로 한다. 그래서 세포 하나당 수천의 미토콘드리아를 가지고 있다. 수은의 중독은 미토콘드리아의 기능의 이상을 가져오고 에너지 생산의 감소를 초래한다.

미토콘드리아는 에너지를 생산하는 과정에서 산소를 소비하게 된다. 그 과정에서 생기는 부산물이 free radical(자유라디칼, 활성산소)이다. 이것은 세포에 아주 독으로 작용한다. 지방질(lipid, fat), 단백질, 효소, DNA(미토콘드리아는 그것 자체의 DNA를 따로 가지고 있다.)에 특히나 독으로 작용한다. 이런 유리된 자유라디칼인 활성산소는 항산화제인 superoxide dismutase나 glutathione peroxidase에 의해 해독이 된다. 수은은 glutathione peroxidase에 있는 셀레늄과 결합하여 항산화 기능을 손상시킨다. 이것은 높은 농도의 자유라디칼을 형성하고 그것은 미토콘드리아에 있는 단백질과 효소, DNA 등을 손상시키고 에너지 생성을 저하시킨다. 게다가 자유라디칼이 생성되면 수은은 그것을 중성화시키는 항산화제의 기능을 떨어뜨린다.

심근병(Cardiomyopathy)

대부분의 사람들은 심장의 혈관이 좁아지거나 막혀서 산소가 부족해지면서 생기는 심근경색이나 심장마비는 잘 알고 있으나 심장의 기능의 감소에 의해 발생하는 심근병증에 대해서는 잘 알지 못한다. 수은이나 안티몬(중금속 중의 하나)의 레벨이 증가하면 다음과 같은 세 가지 타입의 심장질환을 일으킬 수 있다.

- 특발성 심근 확장증, 심장 벨브 질환, 심근허혈성질환

특발성 심근확장증과 추적 요소
(Idiopathic dilated cardiomyopathy and trace elements)

특발성 심근 확장증(I-DCMP)는 심장이 비대해지고 약화되어 충분히 심장이 펌프작용을 못 하게 되는 질환이다. 이 특발성의 의미는 원인이 불명할 시 붙여지는 이름이다. 운동선수들이 운동하는 중에 갑작스럽게 사망하는 경우(sudden death) 이런 경우들이 종종 있다.

로마의 카톨릭 대학에 있는 안드레아 프러스타시(Andrea Frustaci)에 의해 실시된 연구를 보면 수은은 IDCMP를 일으키는 원인으로 생각할만한 내용이 있다. 그녀과 그녀의 동료들은 IDCMP가 있는 그룹을 A그룹으로 하고 심장과 골격근에서 생체조직검사를 시행하였다. 그리고 다음의 세 가지 다른 그룹의 검사결과와 비교를 하였다.

- 그룹 B: 밸브 기능 장애를 가진 12명의 환자와 허혈성 질환(심장으로 들어오는 혈류가 부족한)을 앓고 있는 13명의 환자
- 그룹 C: 승모판 협착증 환자 10명 - 좌심실과 좌심방상이에 있는 승모판이 활짝 열려야하는데 제대로 열리지 않는다. 이 그룹의 환자는 벨브의 이상은 보이나 앞의 A, B 그룹과는 달리 심실 기능은 정상을 유지하고 있는 상태의 환자들이었다.
- 그룹 D: 심장 문제가 없는 4명

32개의 추적 요소들이 검사되었다. 이 연구에서 32개의 추적 요소 중에 하나로 수은이 측정되었다. IDCMP를 가진 A그룹의 수은 레벨은 그룹C의 대조군에 비해 평균 22,300배 정도 높았다.

IDCMP를 가진 그룹의 안티몬 레벨은 그룹C 대조군에 비해 평균 13,000배정도 높았다. 안티몬의 중독 증상 중의 하나가 심장 기능 저하이다.

B그룹에 있는 환자들(벨브 장애와 허혈성 질환)의 경우는 중등도로 수은과 안티몬레벨이 상승되어 있었다. 그것은 그룹C의 약 5배 정도 되는 수준이었고 그

룹D보다는 4~6배 정도 높은 수준이었다.

골격근의 경우에는 모든 그룹이 추적 요소가 정상치를 보이고 있었다. 오직 심장근육에서만 이런 이상한 검사 수치가 확인이 된 것이다.

아래의 차트를 보면 다른 종류의 심장질환을 가진 사람이나 건강한 정상인과 비교하였을 때 수은과 안티몬의 수준은 확연한 차이를 보인다.

또한 연구자들은 수은과 안티몬이 높을 경우는 심장의 전기적인 불안정성(부정맥이 생길 수 있는)과도 아주 높은 상관관계가 있는 것을 확인하였다.

어떻게 이런 높은 수준의 중금속들이 심장에 축적이 될 수 있을까? 한 연구에 의하면 콕사키바이러스가 수은, 니켈, 카드뮴 등의 중금이 심장의 심방 근육에 축적하는 양을 매우 증가시킨다고 보여주었다. 이것은 콕사키바이러스가 있으면 수은은 콕사키바이러스의 감염상태를 더 중하게 만들고, 다시 콕사키 바이러스는 수은의 축적 양을 증가시키는 피드백을 일으키는 것이다.

그렇다면 어디에서 이런 수은이 오는 것일까? 심장은 약 300그램 정도의 무게를 가진다. 178,000 ng/g의 정도의 농도라면 심장이 53 mg의 수은을 가지고 있다는 말이 된다. 9장에서 본 바와 같이 평균적인 아말감을 가진 사람의 경우 하루 20 mcg 의 수은을 섭취하게 된다고 했다. 일 년이면 7.2 mg 이 된다. 그중 5 mg 이 심장으로 간다고 가정하자(골격근의 레벨은 정상이었던 것으로 보아 모든 장기에 일정하게 축적이 되는 것은 아니라고 생각된다. 또한 콕사키의 경우 심장에 축적되는 양을 늘린다). 그러면 IDCMP 환자의 경우 약 10~11년 정도 수은이 축적이 돼야 저 정도의 수은을 축적할 수 있게 된다(이 계산은 WHO의 발표처럼 침을 통해서 흡수가 되는 수은양의 계산에 포함한 것이 아니기 때문에 실제는 훨씬 짧은 기간에 축적이 가능할 수도 있다는 계산이 선다).

그렇다면 안티몬이 몸에서 축적되는 것은 어디서 오는 것으로 설명할 수 있을까? 안티몬 트리옥사이드(Antimony trioxide)는 매트리스, 아동복, 장난감, 섬유 유지 컴포지트, 자동차시트커버 등에 쓰이는 내화제(화염방지제)에 사용이 된다. 그리고 이것은 폴리에틸렌 테레프탈레이트(PET) 플라스틱병 제조에도 사용이 된다. 플라스틱에 담겨있는 액체 내로 안티몬이 흘러들 수 있다. 실제로 EU에서는 높은 수준의 안티몬이 과일주스 농축액에서 나오는 것을 확인하였다. 이 케이스는 심지어 마시는 물에서보다 10배 수준을 초과하였다. 안티몬이 심장에 독성을 나타내는 중금속인 것은 확인하였으나 수은과 같이 중독이 되었을 때 시너지 효과에 대해서는 아직 연구된 바가 없다.

고래의 심근증(Cardiomyopathy in whales)

수은에 중독이 되고 있는 것은 인간만이 아니다. 고래들도 높은 수준의 수은을 가지고 있는데 고래가 먹는 물고기들과 해양의 플랑크톤들이 이미 심각하게 중금속에 오염이 되어 있기 때문이다.

해변에 늘어서있는 피그미 고래의 절반 이상이 심근병의 증상을 보여준다. 사우스 캐롤라이나의 홀링스 해양연구소(the hollings Marine Laboratory)의 콜렌 브라이언(Colleen Bryan)은 1993년에서 2007년 사이 미국의 아틀랜틱 걸프 해안을 따라 늘어서있는 고래의 심장을 분석하였다. 고래의 심장은 평균 그램 당 1.4 마이크로그램의 수은이 확인되었다. 이것은 프러스타시의 연구에서 심장질환이 없는 사람과 비교하면 230배에 달하는 수치이다. 일부 고래는 심지어 410배에 달하는 수은의 수치가 확인되기도 했다. 우리가 에너지 생산에 사용하는 석탄이 지구 온난화에만 영향을 주고 있는 것이 아니다. 석탄 1톤을 태울 경우 대기로 수은이 0.17g 정도 방출된다. 2011년 80억 톤의 석탄이 세계적으로 사용이 되었으므로 대충계산을 해도 대기 중으로 약 천 톤의 수은이 방출이 된 것이다.

매년 인간은 대기로 수은을 5천에서 8천 톤 가량 더 뿜어내고 있다. 이 수은은 유기체에 흡수가 되고 그것의 먹이사슬을 따라 축적이 된다. 이렇게 축적이 된 수은은 비소, 카드뮴 그리고 PCB나 살충제와 같은 독소들과 같이 결합이 되어 먹이사슬의 상위 단계에 있는 생물들의 면역체계를 교란시키고 있다.

나중에 우리는 수은의 면역체계에 대한 영향에 대해서도 이야기 할 것이다.

Footnotes

1. Chen J, An original discovery: selenium deficiency and Keshan disease (an endemic heart disease). Asia Pacific Journal of Clinical Nutrition, 2012, 21(3):320-326.

2. Ilbäck, N. G., Wesslén, L., Fohlman, J., & Friman, G. (1996). Effects of methyl mercury on cytokines, inflammation and virus clearance in a common infection (coxsackie B3 myocarditis). Toxicology letters, 89(1), 19-28.

3. Pieczenik, S. R., & Neustadt, J. (2007). Mitochondrial dysfunction and molecular pathways of disease. Experimental and molecular pathology, 83(1), 84-92.

4. Frustaci, A., Magnavita, N., Chimenti, C., Caldarulo, M., Sabbioni, E., Pietra, R., ···& Maseri, A. (1999). Marked elevation of myocardial trace elements in idiopathic dilated cardiomyopathy compared with secondary cardiac dysfunction. Journal of the American College of Cardiology, 33(6), 1578-1583.

5. Ilbäck, N. G., Lindh, U., Fohlman, J., & Friman, G. (1995). New aspects of murine Coxsackie B3 myocarditis - focus on heavy metals. European Heart Journal, 16(suppl O), 20-24.

6. Bryan, C. E., Davis, W. C., McFee, W. E., Neumann, C. A., Schulte, J., Bossart, G. D., & Christopher, S. J. (2012). Influence of mercury and selenium chemistries on the progression of cardiomyopathy in pygmy sperm whales, Kogia breviceps. Chemosphere, 89(5), 556-562.

7. US Environmental Protection Agency, Mercury Emissions: The Global Context.
http://www.epa.gov/international/toxics/
mercury/cury_context.html#worldwidewide

Chapter 32

전신 홍반성 루프스

Systemic Lupus Erythematosus, SLE

전신 홍반성 루프스는 자가면역질환으로 심장, 피부, 관절, 혈관과 신경계에 가장 많은 영향을 미친다. 이 질환은 남성보다 여성에서 9배나 많이 발생한다. 그리고 유럽 이외의 국가에서 더 흔하다. 루프스는 개인마다 증상이 다양하여 진단을 하는 것이 매우 어렵다. 그리고 병의 코스를 예측하는 것도 쉽지 않다. 불꽃처럼 증상이 일어나는 시기인 flare 시기와 증상이 잦아들어 호전된 듯한 remission 시기를 왔다 갔다 한다. 아마도 루프스의 발현에 많은 유전적인 요인과 환경적인 요인들이 작용을 하는 것 같고, 수은의 노출도 그 요인 중의 하나일 수 있을 것 같다.

The American College of Rheumatology 에서는 다음과 같이 SLE 의 진단기준을 제시하고 있다.

1. Malar (butterfly) rash- 얼굴에 나비 모양 발진
2. Discoid rash- 원반 모양의 홍반성 발진
3. Photosensitivity- 햇빛에 반응하여 피부의 발진이 생긴다.
4. Oral ulcer- 구강궤양
5. Arthritis- 말초에 두 군데 이상의 관절염, 붓고, 아프면서, 관절 안에 물이 차기도 한다.
6. Serotitis (Inflammation of Lining tissue)- 늑막염, 심막염 등이 생긴다.
7. Renal disorder- 단백뇨나 cellular cast 등이 생긴다.
8. Neurologic disorder- 경련을 하기도하고 정신병적인 증상이 생기기도 한다.

9. Hematologic disorder- 혈액학적 이상

10. Immnologic disorder- 면역학적 이상

11. Antinuclear antibody- 항 핵 항체(자가 면역 항체)

11개의 진단 기준 중에 SLE 의 경우는 4가지 이상을 만족한다.
4가지 이상이 동시에 생기기도 하고 시간 간격을 두고 발생하기도 한다.

인공적으로 유발된 루프스

SLE는 많은 다른 종류의 약제에 의해 경우에 따라 또는 개인에 따라 유발 가능하다. 일부 고혈압 약제, 부정맥 치료제, 일부 항생제 중에도 특히 그것을 장기 복용하였을 때 SLE가 유발되는 경우가 있다. 이런 경우는 일단 그 약물을 끊고 나면 회복이 되는 경우들이 많다.

수은은 동물에서 SLE를 일으킬 수 있다고 확인되었다. 특히 유전적으로 취약한 경우 확률이 더 높아진다. 한 연구에서 연구자들은 유전적으로 루프스에 취약한 쥐에게 40 mcg의 염화수은 또는 염화니켈, 또는 식염수를 4주간 일주일에 두 번씩 주입하였다. 이후 염화수은이 주입된 쥐는 다른 그룹에 비해 IgG(항체의 타입 중 하나)가 높게 나타났다.

신장에서 IgG(항체의 한 종류)의 레벨은 니켈그룹이나 대조군 그룹에 비해 700배 이상 높았다. 항핵항체(antinuclear antibody)도 수은그룹의 8가지 모든 세포에서 발견이 되었으나 니켈그룹에서는 8개 중에 한 개에서 나타났다. 항핵항체는 숙주의 DNA에 대한 항체이다. 그것은 외부에서 들어온 병원체에 대해 공격을 하는 것이 아니라 숙주 자신의 세포를 공격하는 면역세포이다.

프리스탄(pristane)은 석유를 만드는 과정에 생기는 부산물이다. 개인의 취약성에 차이가 있지만, 이것은 환경적인 유발 물질 중에 하나이다. 프리스탄은 항원에 대한 면역반응을 일으키기 위해 일부 백신에 사용이 되는 프로인트보조액(Freund's adjuvant)내에 있는 미네랄오일에 들어있다. 또 다른 연구에서 단일 프로인트보조액이 주입된 20%의 쥐에서 자가 항체가 생성되는 것을 확인하였다.

시그마알드리치(Sigma Aldrich) 웹사이트에서 프리스탄의 사용처를 열거하고

있다.

- 프리스탄은 다발성 골수종(multiple myeloma)의 인체 모델을 대신해서 쥐에게 형질 세포종(plasmacytoma, 연부 조직 암)을 발생시키기 위해 사용된다.
- 프리스탄은 자가 면역 연구에 사용할 수 있도록 쥐에게 루프스 신염과 비슷한 질병을 발생시키기 위해 사용된다.
- 프리스탄은 류마티스 관절염의 연구에 필요하도록 쥐에게 관절염을 유발시키는 데 사용된다.
- 이 모델들은 질병 상태에서 염증반응에 메신저 역할을 하는 분자인 인터루킨-6, TNF-α, 인터루킨-12, 인터페론감마(γ-interferon)의 역할을 조사하는 데 쓰이고, 프로스타글란딘과의 연관성, 암, 관절염, 루프스 등에서 만성 염증을 연구하는 데 쓰인다.

프리스탄이 백신에서나 질병의 모델에서 이용되는 이유는 염증반응을 증가시키기 때문이다. 스쿠알렌(squalene)도 동물에서 자가 면역성을 유발할 수 있어 백신에 쓰이는 또 다른 보조제이다.

수은, 프리스탄과 관련된 SLE를 가진 환자들의 모임 (A cluster of patients with SLE associated with mercury and pristane exposure)

텍사스 주 경계에서 5마일 떨어진 인구 2,9000 명이 사는 홉스(Hobbs)는 뉴멕시코 주의 작은 도시이다. 1907년에는 목장이나 농지가 대부분이던 곳이지만 20년 뒤 그곳에서 석유가 생산이 되면서 지역이 바뀌었고 엄청난 양의 석유와 가스가 생산되었다.

이 지역주민들 사이에서 SLE가 발생률이 높다는 보고가 있어 이 지역에 대한 조사가 이뤄졌다. 대부분의 케이스가 1927년에서 1960년대까지 석유가 생산되어 새로이 형성된 지역에서 대부분 발생하였다. 일부 주택들은 이런 유전이 있는 근처에 석유찌꺼기를 매립하는 구덩이 위에 지어졌다. 거주자들은 집에서 석유 냄새나 마치 달걀이 썩는 것 같은 냄새가 난다고 불평하였고, 심지어 땅에서 검은 기름진 물질들이 새어 나오기도 했다. 토양검사에서 벤젠(benzene), 톨루엔(toluene), 프리스탄(pristane), 피탄(phytane)을 포함한 아로마틱 탄화수소 등이 검출되었다.

석탄보다는 훨씬 적지만, 석유도 또한 수은을 함유하고 있다. 하지만 그것이 증류되고 석유 생산물을 만들 때, 폐기물 내 수은의 농도는 높아진다. 석유 폐기물 내 수은의 농도는 41,000 mcg/kg에 이른다.

연구진은 Hobbs 지역에서 적어도 2년 이상 거주했던 90명의 주민과 비슷하게 남서쪽 지역에 살지만 화학 물질 등의 노출이 없었던 지원자 129명에서 SLE의 유병률과 다양한 증상들을 비교하였다.

Hobbs 지역의 집안에서 보이는 먼지를 분석한 결과 대조군 지역보다 10배나 더 많은 프리스탄을 함유하고 있었다(480 ppm vs. 42 ppm). Hobbs 지역에서는 10군데, 대조군 지역에서는 12군데에서 대기 중의 수은 농도를 측정하였다. Hobbs 지역의 주변 대기의 수은 농도는 대조군지역에 비해 6배나 높았다. 또한 이 두 가지 독성물질은 hobbs 지역의 SLE 의 유병률, 그리고 다른 각종 질병들과 뚜렷한 상관관계를 가졌다.

문헌에 보고된 SLE의 유병률은 100,000명당 14.6~50.8 정도로 다양하다. 높은 농도의 수은과 프리스탄에 노출이 되어 살았던 Hobbs 지역의 사람들의 유병률은 100,000명당 872명 이었다. 17~60배에 달하는 수치이다. 류마티스 질환은 10배 더 많이 발생하였고, Hobbs 지역의 사람들은 심각하게 낮은 NK-cell (natural killer cell, 자연 살해 세포)수치를 보였다. NK-cell은 감염과 암세포와 싸우는데 필수적인 면역 세포이다. 그리고 이전에도 확인한 사실이지만 두 가지 이상의 독성성분에 같이 노출이 될 경우 독성의 시너지 효과가 발생한다.

킬레이션으로 SLE를 치료한 사례
(Chelation therapy cures SLE- a case history)

뉴욕에 있는 샐러노 대체의학센터(the Salerno Center for Complementary

Medicine)의 존 샐러노(John Salerno)는 말기 루프스로 고통을 받고 있는 47세의 여성에 대한 케이스를 보고했다. 그녀는 이제 마지막으로 대체 치료까지 해보자는 심정으로 그의 진료실을 방문했다.

그녀는 2년 전까지만 해도 건강했다. 처음엔 팔과 다리에 저린 감각과 이상 감각 정도가 있었다. 점차 그녀는 심하게 피곤해했고 우울감을 느꼈다. 그리고 기억력이 차츰 아주 나빠졌다. 또 간헐적으로 장의 이상을 경험했다. 3~4달이 지나서부터는 심한 관절통이 시작되었고, 어찌할 바를 모를 정도의 두통이 생겼다.

그녀는 주치의과 상담했고, 그는 류마티스과에 의뢰를 하였다. 혈액검사에서 항 핵 항체(antinuclear antibody, ANA)에 양성 반응이 나타났다. SLE와 류마티스 관절염이 진단되었다. 그녀의 의사는 프레드니손(prednisone, 스테로이드제)과 셀레브렉스(Celebrex, 비 스테로이드 비스테로이드성 소염제, a non-steroidal anti-inflammatory drug)를 처방하였다.

이후 몇 달 동안 증상은 더욱 악화되었고, 소염제와 스테로이드제를 복용하였지만 ANA 레벨은 증가하였다. 더이상 걷지 못하고 휠체어에 몸을 맡겨야 했을 때쯤 그녀는 샐러노에게 상담하였다.

셀러노 박사는 중금속 유발검사(지금은 더 이상 권장되지 않음)를 시행했다. 소변에서 크레아티닌 1 g 당 170 mcg 의 수은이 확인되었다. 정상수준은 4 mcg도 되지 않는다. 그리고 32 mcg 으로 납이 높은 수준으로 측정되었다. 정상범위는 역시 4 mcg이다. 이 두 가지는 시너지 효과를 나타냈을 것이다.

이 여성은 총 20주간의 킬레이션 치료를 받았다. 수은레벨은 170 mcg/g에서 36 mcg/g 으로 떨어졌고 납수치도 32 mcg/g에서 7.5 mcg/g 으로 떨어졌다.

환자의 증상은 드라마틱하게 개선이 되었다. 두 달 후 그녀는 다시 걸을 수 있었고, 관절통도 완전히 사라졌다. 계속해서 킬레이션을 한 결과 ANA 수치도 정상으로 떨어졌다.

의사는 조사를 통해 그녀가 수은의 노출을 받는 장소가 일터였다는 것을 알아냈다. 그녀는 20년간 접시와 유리제품을 만드는 공장에서 일을 해왔고 그곳에서 수은이 사용되었다.

SLE는 여러 가지 환경적인 독소들에 의해 유발이 될 수 있다. 수은과 다른 중금속들이 SLE를 일으키는 원인 중의 하나로 고려가 되어야 한다. 그리고 적은 용량이더라도 다른 종류의 독소가 같이 유입이 된 경우, 그것들은 서로 시너지 효과를 불러와 증상을 더욱 심각하게 만들 수 있다.

Footnotes

1. The 1982 Revised Criteria for Classification of Systemic Lupus Erythematosus. American College of Rheumatology. http://www.rheumatology.org/practice/clinical/classification/sle.aspsle.asp

2. Pollard, K. M., Pearson, D. L., Hultman, P., Hildebrandt, B., & Kono, D. H. (1999). Lupus-prone mice as models to study xenobiotic-induced acceleration of systemic autoimmunity. Environmental health perspectives, 107(Suppl 5), 729.

3. Satoh, M., Kuroda, Y., Yoshida, H., Behney, K. M., Mizutani, A., Akaogi, J., ··· & Reeves, W. H. (2003). Induction of lupus autoantibodies by adjuvants. Journal of autoimmunity, 21(1), 1-9.

4. Dahlgren, J., Takhar, H., Anderson-Mahoney, P., Kotlerman, J., Tarr, J., & War- shaw, R. (2007). Cluster of systemic lupus erythematosus (SLE) associated with an oil field waste site: a cross sectional study. Environmental Health, 6(1), 8.

5. Mercury arising from oil and gas production in the United Kingdom and UK continental shelf. IKIMP, Mercury Knowledge Exchange www.mercurynetwork.org.uk/···con-tent/···/IKIMP-Oil-and-Gas-2012-Fin

6. Salerno, J. P. (2012). System lupus erythematosis and mercury toxicity. Personalized Medicine Universe, 1(1), 81-83.

Chapter 33

수은과 면역체계

Mercury and the immune system

수은은 다양한 메커니즘을 통해 면역 기능의 장애를 일으킨다. 그것은 아미노 산과 단백질, 효소와 핵산 같은 기본적인 생화학적 물질에 친화성이 높다. - 수은 이 이 분자들과 강하게 결합한다는 뜻이다. 수은은 이 분자의 sulfur-hydrogen group (sulfhydryl, 황화수소기), sulfur(황), selenium(셀레늄)과 zinc(아연)이 있 는 부위에 결합한다. 그래서 다양한 생물학적 시스템의 효율을 떨어뜨린다. 특 히 체내에서 셀레늄을 부족하게 만드는 능력은 탁월하다.

셀레늄과 면역(Selenium and immunity)

셀레늄은 면역성에 중요한 역할을 한다. 체내반응의 촉매 역할을 하는 활성 장소에 셀레노시스테인(selenocysteine)을 사용해야 하는 셀레노프로틴(seleno-protein)들이 최소 25가지가 있다. 이 셀레노프로틴의 일부가 갑상샘 호르몬의 생성과 변환에 관여한다. 그리고 나머지는 면역기능에 필수적으로 쓰인다.

셀레늄은 인체를 산화 손상으로부터 보호하는 효소의 그룹인 glutathione per-oxidase(글루타치온 과산화효소)의 합성에도 필수적이다(이것은 활성산소를 중 화시켜 세포의 손상을 막는다).

수은이 셀레늄과 격렬하게 결합이 되기 때문에 수은중독이 되면 사용할 수 있 는 셀레늄이 부족하게 되고 글루타치온 과산화효소의 수치도 낮아지게 된다. 이 것은 결국 산화스트레스를 증가시키고 세포의 손상을 가져오게 된다. 이 효소의 부족은 심장질환, 아이들의 경기(seizure, 발작) 등을 포함한 여러 질병과 관련이 있다.

글루타치온 과산화효소가의 낮은 HIV(에이즈 바이러스에 감염이 된) 환자들은 높은 환자에 비해 증상이 더 심하다. AIDS(에이즈) 환자의 증상은 항산화제의 농도가 감소하면 할수록 악화된다.

셀레늄 결핍의 영향(Effects of selenium deficiency)

IgG와 IgM (immunoglobulin G 와 M, 항체의 한 종류)가 감소한다. IgG와 같은 항체의 감소는 감염에 취약하게 만든다.

류코트리엔(Leukotriene)을 합성한다. - 류코드리엔은 염증 반응 과정에 면역세포 내에서 분비되는 화학적 메신저이다. 류코트리엔 중 한 종류인 LTB4는 폐에서 세기관지에 있는 민무늬근의 수축을 유발한다. 이것이 과하게 생성이 되면 천식에서 보이는 기관지의 경련이 일어날 수 있다.

중성구(neutrophil)는 candidacidal(곰팡이를 죽이는) 역할을 한다. 중성구는 면역시스템의 최전방에 있는 방어체계이다. 중성구의 감소는 항상 곰팡이류인 candida를 증식하게 한다(candida는 우리 몸에 정상적으로 존재하는 normal flora(상재균)이지만 상황에 따라 과증식이 일어날 수 있다).

CD4+T 세포는 증가하고 CD8+T 세포는 감소한다.

CD4+T helper 세포는 싸이토카인(cytokine, signal molecule-시그널을 전달하는 분자)을 생산한다. 이 싸이토카인이 과잉 분비되면 류마티스 관절염이나 알러지성 비염 같은 만성적인 염증 상태를 일으킬 수 있다.

CD8+T helper 세포는 바이러스에 감염된 세포나 종양세포를 파괴하는 역할을 한다.

이것들은 셀레늄이 감소했을 때 생기는 몇 가지 효과들만 열거한 것뿐이다.

수은이 면역 기능에 미치는 직접적인 영향
(Direct effects of mercury on immune function)

셀레늄을 감소시켜서 면역체계를 파괴하는 것뿐만 아니라 수은 자체의 고유 독성이 면역체계를 손상시킨다. 면역체계는 여러 가지 종류의 세포들로 구성이 된다. 수은은 그 세포들 모두에게 악영향을 줄 수가 있다. 아래에서 제시될 많은 세포들의 부작용은 EPA의 기준인 혈액 내 메틸수은 5.8 mcg/L 또는 3×10^{-8}M보다 낮은 수준에서 나타난다.

단핵구(Monocytes)

이것들은 백혈구 중에서 가장 큰 세포이다. 이것은 혈류를 타고 조직으로 이동해서 대식세포(Macrophage)로 분화한다. 단핵구는 식균작용(phagocytosis)를 하는데, 즉 병원균과 쓰레기들을 잡아서 먹는 작용을 한다. 염화수은 5마이크로몰(10^{-8}M) 농도에만 노출이 되어도 식균작용은 60% 감소하게 된다. 같은 연구에 따르면 염화수은 2.5마이크로몰은 과산화물과 수소산화물(산화스트레스를 증가시키는 활성 산소)의 생성을 150%까지 증가시키고 세포 내 글루타치온을 3분의 2로 줄였다. 세포 내 과산화물들을 중성화시킬만한 항산화제(글루타치온과 같은)의 농도가 낮아지면 결국 세포의 사멸을 초래한다.

대식세포(Macrophage)

대식세포는 단핵구에서 분화되는 크기가 큰 백혈구 있다. 그들은 조직 내로 퍼져 기다리고 있다가 외부의 물질이 들어오면 그것들을 먹어 치운다. 대식세포는 세포들 사이에 끼여 있으면서 감염의 소스가 있는 곳으로 이동하기 위해 몸을 쭉 늘이면서 이동을 한다. 이것을 마이그레이션(migration- chemotaxis라고도 한다.)이라 한다. 다른 세포들이 분비하는 시그널 분자들에 반응하여 문제가 있는 부위로 마이그레이션을 하면서 다른 면역세포를 불러들이는 화학물질을 방출을 한다. 메틸수은은 이 대식세포의 마이그레이션을 방해하고 식균작용을 막는다.

심지어 아주 작은 용량의 수은도 면역계에 심각한 영향을 가져온다. 쥐 실험에서 20마이크로그램의 염화수은이 단회 주입하자 헤르페스 심플렉스 타입2(herpes simplex type2, genital type- 성기부위로 주로 나타나는 타입)의 감염상태는 더욱 심각하게 진행하였다. 연구자들은 감염된 지 몇 일만에 바이러스가 증식되어 퍼지는 속도가 급격하게 증가하는 것을 발견하였다. 반복적으로 구강 궤양으로 나타나는 헤르페스 심플렉스 타입1의 경우는 수은중독 환자에게 흔한 증상이다.

중성구(Neutrophils)

중성구는 면역 세포 중 50~70%를 차지하고 있어 수적으로 가장 많다. 중성구는 감염이나 염증조직에 가장 처음으로 나타나는 세포이다. 중성구는 식작용에 의해 물질들을 집어삼키고 그것을 *phagosome*이라고 불리는 봉인된 캡슐에 넣어둔다. 이후 ROS (*highly reactive oxygen species*, 활성산소와 같은 물질을 이용해 외부물질을 분해하기 위해 사용한다.)와 가수분해효소(hydrolytic enzyme)를 외부물질을 파괴하기 위해 phagosome 안으로 분비한다. 만약 이 ROS도 역시 빠르게 중성화되지 않는다면 그것은 또한 숙주세포를 파괴하게 될 수 있다. 그러나 충분한 ROS가 분비되지 않으면 외부물질을 죽이지 못하게 된다.

코네티컷대학의 J 콘트리노(J Contrino)에 의한 연구는 매우 낮은 농도(10^{-15}M에서 10^{-7}M)의 염화수은에서도 hydrogen peroxide(과산화 수소)의 생성이 2배에서 10배까지 늘어나는 것을 확인하였다. 이것은 외부 병원체를 죽이는데 효율적일 수 있으나 또한 숙주세포를 손상시키게 된다. - 특히나 항산화제가 모자라는 수은중독 환자의 경우는 더 할 수 있다.

수은은 아주 작은 농도에도 중성구의 식균작용을 80%까지 낮췄다.

백혈구의 그룹은 *polymorphonuclear leukocyte*(다양한 형태의 핵을 가진 백혈구)이다. 이런 다양한 형태의 백혈구가 모두 수은에 크게 영향을 받는다. 백혈구는 가장 많은 중성구, 그리고 호산구(eosinophils), 호염구(basophils)로 이루어진다. 호산구와 호염구는 기생충감염과 알러지 반응과 관련되어 있는 백혈구이다. 콘트리노의 연구는 10^{-14}g/L 정도의 낮은 염화수은 농도에도 chemotaxis가 영향을 받는 것을 알아냈다. 10^{-12}g/L 에서는 50%가 감소하고 10^{-6}g/L 에서는 거의 chemotaxis가 사라지는 것을 확인하였다.

이 실험은 배양된 세포에서 시행되었고, 인체 내에서도 같은 효과가 일어난다면 감염 시 제대로 외부로부터 내 몸을 방어해내기 어려울 것이다. 그래서 쉽게 감염상태에 빠지게 된다.

수은의 중독 시 감염질환의 발병률과 관련된 연구는 거의 없으나 러시아 연구

에서 고르노알타이 오토노머스(Gorno-Altay Autonomous)지역에 사는 사람들
이 환경에 의해 높은 수치의 수은이 확인이 되었는데, 그들은 여러가지 감염질
환의 감염률도 높았던 것으로 확인되었다. 이 지역에서 감염질환과 코과 목의
염증질환 비율은 대조지역에 비해서 10~27%까지 높게 나타났다.

자연 살해 세포(Natural killer cell, NK cell)

이 백혈구는 바이러스에 감염된 숙주세포나 종양세포를 탐지해서 숙주세포
를 죽이는 역할을 한다. 이것은 면역반응을 개시할 때 항체에 의존하지 않기 때
문에 다른 면역반응보다 감염상태에 빠르게 반응할 수 있다.

12주간 4 ppm의 염화수은 식이를 한 쥐들은 NK세포의 활동이 감소하는 것을
보여주었다. 그 활동은 비장에서는 44% 혈류 내에서는 75%가 감소하는 것을 보
여주었다.

수은증기에 노출이 된 직업군의 사람들에게 시행된 연구는 총 NK세포의 수가
소변 내의 수은 양과 반비례하는 것을 확인하였다. NK 세포의 감소는 감염에 취
약하게 만들고, 특히 헤르페스바이러스에 취약하게 된다.

수은은 면역계를 아주 다양한 방법으로 교란시킨다. 그리고 위의 열거된 내용
들은 실제로 완벽히 모두 열거한 내용도 아니다. 어쨌든 이런 기능장애의 결과
더 자주 그리고 훨씬 심한 감염상태를 경험하게 된다. 그리고 또한 알러지도 겪
게 된다. 다음 장에서 알러지에 대해 생각해보자.

Footnotes

1. Vallee, B. L., & Ulmer, D. D. (1972). Biochemical effects of mercury, cad-
mium, and lead. Annual review of biochemistry, 41(1), 91-128.

2. McKenzie, R. C., S Rafferty, T., & Beckett, G. J. (1998). Selenium: an es-
sential element for immune function. Immunology today, 19(8), 342-345.

3. Ibid.

4. InSug, O., Datar, S., Koch, C. J., Shapiro, I. M., & Shenker, B. J. (1997).
Mercuric compounds inhibit human monocyte function by inducing

apoptosis: evidence for formation of reactive oxygen species, development of mitochondrial membrane permeability transition and loss of reductive reserve. Toxicology, 124(3), 211-224.

5. Christensen, M. M., Ellermann-Eriksen, S., Rungby, J., & Mogensen, S. C. (1993). Comparison of the interaction of methyl mercury and mercuric chloride with murine macrophages. Archives of toxicology, 67(3), 205-211.

6. Christensen, M. M., Ellermann-Eriksen, S., Rungby, J., & Mogensen, S. C. (1996). Influence of mercuric chloride on resistance to generalized infection with herpes simplex virus type 2 in mice. Toxicology, 114(1), 57-66.

7. Contrino, J., Marucha, P., Ribaudo, R., Ference, R., Bigazzi, P. E., & Kreutzer, D. L. (1988). Effects of mercury on human polymorphonuclear leukocyte function in vitro. The American journal of pathology, 132(1), 110.

8. Ibid.

9. Ilbäck, N. G. (1991). Effects of methyl mercury exposure on spleen and blood natural killer (NK) cell activity in the mouse. Toxicology, 67(1), 117-124.

10. Park, S. H., Araki, S., Nakata, A., Kim, Y. H., Park, J. A., Tanigawa, T. & Sato, H.(2000). Effects of occupational metallic mercury vapour exposure on suppressor- inducer (CD4+ CD45RA+) T lymphocytes and CD57+ CD16+ natural killer cells. International archives of occupational and environmental health, 73(8), 537-542.

Chapter 34

알러지

Allergies

산업화 이전에는 천식이나 건초열(hay fever, 알러지성 비염과 같은 증상에 미열이 동반된다.)와 같은 알러지는 드물었다. 1998년까지 영국에서는 13세에서 14세 사이에 3명 중의 한 명은 천식을 앓았고, 4명 중의 한 명은 건초열을 앓았다. 그리고 5명 중의 한 명은 습진(eczema)을 앓았다.

아마도 많은 것들이 발병률을 증가시키는 데 기여했을 것이다. 한 가지 주요 요인은 화석연료의 사용이다. 화석연료가 연소된 화합물은 코와 폐의 점막조직에 영향을 주어 알러지 물질에 면역반응을 과하게 일으킨다. 항생제에 일찍 노출이 되면 알러지 물질에 사람을 과민하게 만든다. 실제로 태어나 일 년 내에 항생제를 사용한 경우 천식의 발생률이 2배에서 4배까지 증가한다. 다음의 사례는 수은의 노출도 원인이 될 수 있다는 것을 보여준다.

알러지에서 면역을 억제하는 기전을 설명하는 현재 받아들여지고 있는 모델은 T-helper1 과 T-helper2 세포의 수의 균형 조절을 통한 것으로 알려져 있다. T helper(Th)세포는 면역반응에 관여하는 백혈구의 하위집단이다. Th1 세포는 대식세포(박테리아나 병원 물질을 잡아먹는 식균작용을 하는 세포)의 효율을 높이는 물질을 생성한다. 반면에 Th2 세포는 항체의 생성을 자극하는 싸이토카인(세포에 의해 생성되는 시그널링을 하는 분자)을 생성한다.

과도한 Th2 활동이 있으면 항체 생성이 증가하고, 이런 면역상태는 몸에 해를 주지 않는 음식이나 꽃가루 등에 과도하게 반응하여 염증반응과 알러지 반응을 일으킨다.

수은은 면역체계를 교란시킨다.(Mercury disrupts the immumne system)

수은과 여러 중금속들이 Th1과 Th2 사이의 균형을 깨뜨리고 자가 면역 질환을 일으키는 것을 보여주는 많은 연구들이 있다. 리 벤젠스토즈(Lee Bengenstose)는 3주일 동안 일주일에 3번 염화수은 30마이크로그램을 쥐들에게 주입하였다. 그 쥐들은 ANA(antinuclear antibody, 세포의 구성성분인 핵산에 대한 자가 항체, 항 핵 항체) 수치가 급격히 상승하는 자가 면역 기능이상이 발생했다. 혈액 내 항체가 증가되고 그 항체들이 신장에 누적되었다. 이 증상들은 마치 피부는 딱딱해지고 혈관은 손상이 되는 피부경화증(scleroderma)과 비슷한 것이었다. 30마이크로그램의 염화수은은 백신에 사용되는 씨메로살의 양과 비슷한 양이다. 물론 쥐들은 아이들보다 훨씬 작다. 그러나 이 실험은 인간에게도 비슷한 반응이 있을 수 있다는 가능성을 충분히 보여준다.

독일 Heyl사의 킬레이터 DMPS에 관한 보고서는 킬레이션을 통해 알러지를 치료한 환자의 사례를 기록하고 있다.

반복적으로 귀에 염증을 앓던 33세의 한 여성은 그녀의 체내 수은중독 상태를 검사하기 위해 정맥주사로 DMPS를 맞았다. 이후 그녀의 소변 내에 크레아티닌 1그램당 401 mcg의 수은이 포함되어 있었다. 그녀는 이후에 아말감을 제거하고 DMPS로 킬레이션을 하였고 이후 두 번째로 처음과 같은 실험을 진행하였는데 소변 내 수은은 25 mcg으로 떨어졌다. 그 환자는 이후 증상이 사라졌다.

또 다른 여성은 1972년 이후로 건초열(hay fever)를 겪었고, 1973년 이래로 손에 피부 알러지를 겪었다. 10년 후에 얼굴과 양팔까지 가려운 피부염이 계속 진행하였다. 1990년에 햇빛에도 알러지가 생겼고 이후에 피부의 가려운 피부발진은 전신으로 퍼져 나갔다. 그녀는 몇 가지 물질에 알러지를 가진 것으로 진단이 되었다. 코티손 스테로이드 크림을 포함해서 안 해본 치료가 없었으나 좋아지지 않았다. 결국 1992년에 DMPS로 킬레이션을 시작하였고 전신의 습진은 모두 사라지기 시작했다. 결국 거의 눈에 띄지 않는 상태가 되었고, 이제는 거의 알러지 증상을 가지고 있지 않다.

15세 된 소녀는 건초열을 가지고 있었고, 집먼지 진드기, 꽃가루, 호밀, 밀, 귀리, 고양이 털에 알러지가 있었다. 탈 감작치료(알러지 유발물질을 희석한 것을 체내 주입하는 치료)에도 반응이 없었다. 10세에서 14세 사이 소녀는 부비동염을 앓았고 재채기를 심하게 했었다. 또한 두통을 자주 호소했고, 불안도가 높고, 심하게 피로해 했으며 집중을 잘하지 못하였다. 소녀는 예민하고 짜증스러웠다. 소녀의 엄마는 더 이상 소녀에게 말을 걸 수도 없었다. 15세에 소녀는 숨이 가쁜 증상이 생겼다. DMPS 주입 후 소변 내 수은 레벨이 높아 소녀는 DMPS로 킬레이션을 시작하였다. DMPS 시작 후 며칠 만에 알러지 증상이 사라졌고 그녀의 기분상태도 아주 좋아졌다. 이후 소녀는 아말감도 제거하고 이후 DMPS 킬레이션을 계속하였고 소녀의 모든 증상도 사라졌다.

수은 킬레이션에 관한 의학 문헌에서 발췌한 이 사례는 각종 알러지로 고통받는 사람들을 위한 인터넷 포럼이나 과학적 논문과 문헌들에서 볼 수 있는 사례들 중 단지 일부에 해당한다.

많은 사람들이 단순히 몸에 쌓여있는 수은을 제거하는 방법을 통해 알러지를 해결하였다.

Footnotes

1. Tricia M. McKeever, Sarah A. Lewis, Chris Smith, Juliet Collins, Heath Heatlie, Martin Frischer, Richard Hubbard Early exposure to infections and antibiotics and the incidence of allergic disease: A birth cohort study with the West Midlands General Practice Research Database. The Journal of Allergy and Clinical Immunology Volume 109, Issue 1, Pages 43-50, January 2002.

2. L M Bagenstose, P Salgame, and M Monestier Cytokine regulation of a rodent model of mercuric chloride-induced autoimmunity. Environ Health Perspect. 1999 October; 107(Suppl 5): 807-810.

3. Heyl DMPS Monograph
www.heyl-berlin.de/pdfs/Monographie-DMPS-2008-Eng_klein.pdf.

Chapter 35

킬레이터

Chelator

이 책에서 사용하는 킬레이터(chelator)는 모두 "dithiol"이다. 두 개의 thiol(황 분자 하나에 수소 분자 하나가 조합되어 있는 형태)기를 가지고 있다는 말이다. 이 thiol기는 수은을 강력히 끌어당기는 능력을 가지고 있으며, 그것은 수은을 붙든 채 체외로 배출될 수 있다.

수은은 체내에 들어오면 일부는 체내의 자연 해독시스템을 통해 배출된다. 그러나 일부는 우리 몸의 단백질과 효소에 있는 thiol에 착 달라붙는다. 이 수은을 제거하기 위해서는 고농도의 자유 dithiol이 필요하다. 이것이 바로 킬레이터이고, 킬레이터의 역할이다. 우리 몸에 결합된 수은은 이 고농도의 dithiol에 자석처럼 끌려나와 킬레이터와 함께 체외로 배출이 될 수 있는 것이다.

킬레이터가 혈류 내 일정 농도를 유지할 수 있도록 하고, 또한 수은의 redistribution(다음에 설명되겠으나 아주 달갑지 않은 현상이다.)을 막기 위해선 킬레이터는 반드시 킬레이터 자체의 반감기와 같은 시간마다 일정한 간격으로 체내 유입이 되어야 한다. 예를 들어 반감기가 3시간인 킬레이터라면 3시간 간격으로 복용을 해야 한다. 반감기가 지나 체내 킬레이터의 농도가 떨어지게 되면, 붙잡을 수 있는 수은의 양이 줄면서 떨어져 나간 수은의 일부는 체내 장기에 redistribution(재분포. 다시 재위치가 되는 상황-나오다가 다시 들어앉는 상황)이 생길 수 있다. 이것은 종종 발생할 수 있는 부작용이고, 상당히 달갑지 않은 상황이며 좋지않은 증상으로 나타날 수 있다. 때로는 내려앉는 장기가 뇌(brain)가 될 수도 있다. 반드시 되도록이면 피해야 하는 상황이다.

메스꺼움, 설사, 두통, 피로, 지남력의 상실 등은 일반적인 redistribution(재분포)의 증상이나 사실은 redistribution은 우리 신체와 정신에 거의 모든 증상을 일으킬 수 있다.

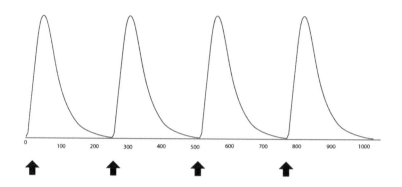

위의 그림은 약물이 반감기를 초과한 시간 간격으로 체내 유입된 경우의 chelator 의 농도이다.

이는 최고점과 최저점 사이의 농도차가 상당한 차이가 있다. 예를 들면 alpha lipoic acid나 DMSA를 6시간에서 8시간 간격으로 복용하였다면 위와 같은 결과

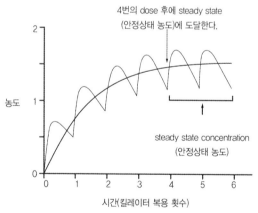

반감기와 같은 간격으로 킬레이터를 복용하게 될 경우의 혈류 내
킬레이터의 농도 곡선

를 보일 것이다. 약물 농도가 최고점에 이를 때 많은 양의 수은이 혈류로 쏟아져 나온다고 하면 약물 농도가 최저점에 다다르면, 수은의 많은 양이 내 몸에 다시 버려지는 것과 같다. 이것을 반복하게 되면서 힘든 부작용들을 겪게 될 것이다.

두번째 그림은 반감기와 같은 간격으로 약물을 복용하였을 때 혈류 내 보이는 킬레이터의 농도이다. 이때는 킬레이터의 농도의 변화가 훨씬 적다. 게다가 킬레이터의 농도가 바닥으로 떨어지는 이벤트가 없기 때문에 redistribution이 일어나지 않는다. 체내 수은이 다시 버려지는 일도 일어나지 않게 된다. 4번에서 5번의 반감기를 지나면 거의 일정한 농도를 유지할 수 있는 상태에 도달하게 된다(steady state). 이렇게 되면 적은 부작용을 겪으면서도 킬레이터의 역할을 효과적으로 수행할 수 있다.

어떤 사람들은 킬레이션을 하는 데 있어 더 예민한 사람들이 있다. 반감기보다 더 짧은 시간 간격으로 약물이 복용 되어야 하는 사람들이 있다. 예를 들면 ALA를 2시간 간격으로 사용해야 부작용이 줄거나 없어지는 경우들이 있다.

한 번 복용할 때 먹는 양을 dose(용량)이라 하며 이 용량을 정해진 시간 간격으로 연달아 복용하기를 며칠간 유지하게 되는데 이때 유지기간이 3일이면 3일, 4일이면 4일 그 유지기간을 one round(라운드-한 바퀴 돌린다는 뜻)라 한다. 즉, 3일짜리 라운드가 있을 수 있고 4일짜리 라운드가 있을 수 있다. 한 라운드를 아무리 짧아도 3일보다 짧게는 하지 않는다.

Alpha Lipoic Acid (ALA) - 알파리포산

알파리포산은 가장 효과적인 무기수은의 킬레이터 제제이다. 또한 비소를 킬레이션 하기에도 효과적이다. 납의 배출에는 직접적인 효과는 없으나 납 중독 시 유발되는 산화 스트레스를 알파리포산이 낮추면서 세포의 생존을 개선시키게 되기 때문에 납중독의 경우에도 도움을 받을 수 있다.

ALA는 DMSA와 DMPS와는 달리 intracellular chelator(세포내 킬레이터)이다. 즉, 세포 내로 들어가서 세포 내의 중금속을 붙잡아 그것을 혈류로 이동시키는 것이다. ALA는 지용성인 성질과 수용성인 성질을 모두 가지고 있기 때문에 blood-brain-barrier (BBB 혈-뇌-장벽: 뇌는 특별히 보호받아야하는 장기로 외부

물질의 유입을 극도로 경계하고 있어 나름의 장벽을 가지고 있다)을 통과할 수 있어 그것의 이용 가치가 크다. 오직 lipophilc(지방 친화적인- 지방에 linking 붙을 수 있는)한 ALA 같은 화학물질만이 BBB를 이루고 있는 endothelial cell (BBB 표면의 세포)의 tight junction(촘촘한 접합부)를 통과를 할 수 있다(뇌 안으로 유입될 수 있다는 이야기다). 특히 수은의 장기적인 영향으로 가장 문제가 되는 brain(뇌) 안의 수은을 킬레이션해 내는 것이 가능해진다. 그리고 ALA-수은 복합체는 간과 대변을 통해 배출된다. 이런 과정은 DMSA나 DMPS는 할 수 없다.

게다가 알파 리포산은 킬레이터일 뿐만 아니라 체내에서 아주 낮은 농도로 자연적으로 생성되는 항산화제이기도 하다. ALA는 아주 최근에 수은에 노출된 기왕력이 있는 사람은 복용해서는 안 된다. 이 기왕력에는 치아의 아말감 제거도 포함되며, 아말감를 제거하였다면 3개월 내 ALA를 사용하는 것는 금기이다. 또한 아말감이 치아에 남아있는 상태로 chelation을 시도하는 것도 금기이다. 수은(다른 화학물질도 마찬가지지만)은 농도가 높은 곳에서 낮은 곳으로 흘러간다. 아말감을 제거하고 나면 혈류내의 수은 농도가 brain(뇌) 안의 농도보다는 높을 수 있다. 이 기간에 ALA를 사용한다면 오히려 ALA가 수은을 붙잡아 brain 안으로 이동시킬 수가 있다. 그러므로 DMPS나 DMSA를 가지고 3개월간 킬레이션을 하여 혈류 내 수은의 농도를 낮추고 이후에 ALA를 적용하는 것이 안전한 방법일 것이다. ALA는 대부분의 국가에서 처방 없이 건강기능식품 판매처에서 구매 가능하다. 실제로 ALA는 건강보조식품으로 애용되는 제품이다.

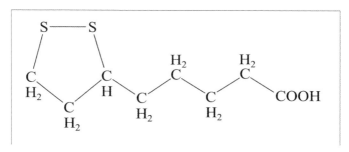

알파리포산(Alpha lipoic acid)의 화학적 구조

SH   SH

C   C H_2 H_2

H_2 C H C C C COOH

H_2 H_2 H_2

디하이드로리포익 애시드(dihydrolipoic acid)의 화학적 구조

체내에서 ALA는 빠르게 dyhydrolipoic acid로 전환이 된다. didhydrolipoic acid는 2개의 sulfhydryl group을 가지고 있다(분자의 끝에 있는 황화수소 결합, S-H, 왼쪽상단). 여기가 바로 수은과 비소가 결합되는 부위이다.

알파 리포산은 3시간마다 복용해야 혈류에서 적당한 안정수치를 유지할 수 있다. 밤에는 필요한 경우 4시간 정도로 늘릴 수는 있다. 수면을 최대한 덜 방해 받기 위해서다.

ALA는 혈뇌장벽(BBB)를 넘어가기 때문에 수은중독인 사람들에서 감정적인 증상이나 신경학적인 증상이 나타날 수 있다. 이것은 용량(dose)을 조절하면 일반적으로는 그다지 심각하지는 않다. 보통 ALA를 DMSA 또는 DMPS와 함께 복용하거나 3시간 간격이 아니라 2시간 간격으로 복용 시간을 줄이면 증상을 줄일 수 있다.

ALA는 수은의 매우 효과적인 킬레이터이다. 간 대사와 대변을 통해서 배출되는 수은의 양이 12~37배에 이른다. 또한 비소의 배설도 증가시킨다. 그러나 반면에 간을 통해서 배설되는 copper(구리), methylmercury(메틸수은), cadmium(카드뮴), zinc(아연)의 양을 낮춘다. 이것은 체내 과도한 copper(구리)의 축적을 일으킬 수 있다. 체내의 고농도의 구리는 독성을 가진다. - 실제로 마치 수은중독과 비슷한 증상을 일으키기도 한다. 그래서 반드시 ALA로 킬레이션을 하는 경우는 킬레이션을 하는 round와 같은 정도의 기간만큼의 break(휴지기간)이 필요하다. 4일간의 round에 들어간다면 반드시 4일간은 적어도 쉬어야 한다는 말

이다. 이 기간에 구리, 카드뮴, 메틸수은, 아연이 정상적으로 배설될 수 있도록 기회를 주어야 한다.

ALA는 두 가지 형태를 가지고 있다. 서로 거울 이미지의 형태인 R-ALA, S-ALA 이다. 가장 흔한 제제는 Cutler 박사가(ALA를 chelator로 사용하는 protocol을 개발한 인물)강력하게 추천하는 혼합형태의 R/S ALA이다. 이것이 거의 모든 연구 (research)에서 사용된 형태이다. 그는 R-ALA 를 사용해서 좋지 않은 결과를 보였던 사람들의 보고서를 가지고 있기도 했다. 그래서 제품의 겉면에서 혼합형태의 mixed ALA(R/S ALA)인지를 확인해야 하는데, 보통 이것이 alpha lipoic acid 라 불린다. R-ALA는 R-ALA라고 표기가 되어 있으며, 보통 가격도 이것이 50%이상 비싼 편이다. 우린 저렴한 혼합형이 필요하다.

용량이 중요하다. ALA 자체는 부작용이 거의 없지만, 체내 적용량에 따라서는 상당량의 수은이 한꺼번에 밀려 나오게 되는 상황(free-mercury: 어디에도 부착되지 않은 상태)이 생길 수도 있다. free-mercury(자유롭게 유리된 수은)는 킬레이션하는 동안에 경험하게 되는 부작용의 원인이 된다.

이런 부작용을 줄이거나 없애는 방법은 낮은 용량에서 시작을 하고 round 중에는 용량을 변화시키지 않는 것이다. 이 방법은 겪게 되는 부작용을 줄이거나 견딜만하게 할 수 있다. 또 다른 방법으로는 ALA를 DMPS나 DMSA와 같이 복용을 하는 방법이다. 이것은 ALA에 의해 생긴 free mercury를 DMPS나 DMSA가 쓸어서 배출하는 효과를 추가로 기대할 수 있다. ALA의 가장 흔한 부작용은 소변을 자주 보게 되는 증상, 불면증, 감정적, 정서적 증상, 피로감과 brain fog(머릿속에 안개가 낀 듯이 명확하지 않고 맑지 않은 상태)인데 위의 방법으로 줄일 수 있다.

성인이 시작하기에 적당한 용량은 매 3시간마다 12~25 mg으로 시작하는 것이다. 아동의 경우에는 6~12 mg 정도가 적당할 것이다. 만약에 건강 상태가 좋지 못하거나 정신적인 상태가 매우 약해져 있는 상태라면 그것보다 용량을 낮춰서 시작해야 한다. 개인에 따라서는 단 1~2 mg도 견디기 어려워하는 경우도 있다(용량은 조심스럽게 낮은 용량부터 시작하는 것이 좋다).

최대 용량 - 점차적으로 용량을 올려가면서 몇 달에서 일년, 또는 그 이상에 걸처서 끝낼 수가 있는데, 최대용량은 부작용이 나오는 정도에 따라서 결정이 된다. 보통은 200~300 mg 사이 정도이다. 만약 이 용량으로 부작용도 더 이상 없고 수은에 의한 증상이라고 생각했던 증상도 해결되었다면 아마도 체내 모든 수은이 청소가 되었다고 볼 수 있겠다.

Dose(약물 용량)은 한 번에 복용하는 킬레이터의 양이다(예를 들면 50 mg).: round(라운드)는 킬레이션이 지속적으로 유지된 기간(3시간 간격으로 약물을 복용한 시간이 3일이라면 3일)이다. 한 라운드는 최소한 3일은 되어야 하나 본인이 잘 조절만 가능하다면 3일 이상 유지되는 것은 문제가 없다(본인의 컨디션에 따라 조절 가능하다). 한 라운드가 끝나면 적어도 라운드만큼의 기간만큼은 킬레이션을 쉬는 시간이 필요하다. 라운드와 라운드 사이에는 용량조절이 가능하지만 라운드 중간에 킬레이터의 용량을 바꾸어서는 안 된다. - 라운드 중에 체내에서 수은의 redistribution이 진행할 수 있다.

ALA는 치료적으로도 사용될 수 있지만, 진단적으로도 사용이 가능하다. 수은중독을 치료하는데 이용될 수 있을 뿐만 아니라, 몸의 반응을 보면 체내 수은이 존재한다는 것을 진단해 낼 수 있기도 하다. 그래서 명확하지 않은 모발중금속 검사나 다른 검사의 결과를 보일 때도 ALA에 대한 반응을 보면 수은의 중독을 확인해 낼 수 있다. 일반적으로 중독이 심한 편일수록 낮은 용량의 ALA에도 반응이 큰 편이며 중독이 심하지 않은 경우는 더 높은 농도의 ALA도 견디는 편이다.

혈뇌장벽을 통과하는 다른 킬레이터들은 중한 부작용이 나타날 수 있다. 체내에 자연적으로 존재하는 성분이기 때문에 ALA는 가장 안전한 편이며 brain(뇌) 내의 수은을 제거하는 데 가장 효과적이다.

DMSA의 화학적 구조

DMSA (Dimercaptosuccinic acid)

DMSA는 또 다른 dithiol이지만 ALA와 달리 합성 형태이다. DMSA는 수년간 의학계에서 사용되어 왔고 어린이 납중독 치료에 대한 FDA 승인도 받은 약물이다.

DMSA의 반감기는 약 2~4시간이다(다른 모든 약물처럼 사람마다의 차이는 있을 수 있다). ALA와는 다르게 세포 외에서 작용하는(extracellular chelator) 킬레이터이다(세포 안으로 들어가지 못하나 혈류 내에 있는 중금속을 킬레이션한다). 그리고 혈뇌장벽(BBB)는 통과하지 못한다. LD50(투여된 용량이 동물의 50%를 죽일 수 있는 용량)은 생쥐의 실험에서 kg당 3 g이다. 아스피린의 LD50은 250 mg, 파라세타몰이 338 mg인 것을 감안하면 그래도 DMSA는 상대적으로 안전한 약으로 생각해 볼 만하다.

DMSA는 수은, 납, 안티몬, 비소 중독에 유용하다. 용량은 매 3시간마다(필요하다면 밤 시간에는 4시간 간격 가능) 3일간 아동은 6 mg, 성인은 12~25 mg정도로 시작하는 것이 적당하다. 그리고 부작용이 크지 않다면 2~3번(아동의 경우 5라운드 정도)의 round 후에는 용량을 두 배로 올리는 것이 가능하며 최대용량은 3시간 간격으로 250 mg 정도가 되겠다.

DMSA는 수은의 소변 배출을 얼마나 증가시키는가? 에이치에이 롤스(HA Roles)는 2 gram의 DMSA를 단회 세 그룹의 근로자들에게 적용을 해 보았다(권장되는 방법은 아님). 첫 번째 그룹은 직업상 노출이 없는 군이었고, 두 번째 그룹은 chlor-alkali 공장(염소-알칼리 공장)에서 일하는 직군이었으나 이들은 소변에서 수은이 다량 검출되면서 직장에서 이동이 이뤄졌다. 세 번째 그룹은 그 공장에서 똑같이 일하는 사람들이었는데, 계속해서 그 공장에서 남아있는 군이었다. 첫 번째 그룹의 경우, 총 24시간 소변의 수은 배출량이 두 배 검출되었고, 두 번째 그룹은 세 배가 되었다. 그리고 세 번째 그룹의 경우는 소변 배출량이 4배로 증가하였다.

샌드보그 잉글런드(Sandborgh Englund)는 대조군 연구(controlled study)를 시행하였다. 치과용 아말감 때문에 스스로 수은 중독으로 고생하고 있다고 믿고 있는 환자를 두 군으로 나누어 14일간 한 군은 하루에 20 mg/kg DMSA 를 주고 다른 한 군은 위약(placebo)을 주었다. DMSA를 준 군에서 소변의 수은 배출량이 65% 증가한 것을 확인하였다.

수은의 킬레이션을 할 때 DMSA는 단독으로 사용될 수 있다. 실제로 근래에 수은의 노출이 있었거나 또는 최근 세 달 안에 아말감을 제거한 적이 있다면 DMSA 단독사용이 권장된다. 그러나 보통은 더 강력한 ALA에 부수적으로 사용되면서 남아있는 자유롭게 떠도는 수은을 쓸어 내버리는 용도로 이용이 된다.

DMSA는 납을 킬레이션 하는 데도 효과적이다. 만약에 모발 중금속 검사의 결과에서 납중독이 의심이 된다거나 주로 증상이 납중독의 증상을 보인다면 DMSA가 첫 번째 선택제제가 될 수 있다.

하루 30 mg/kg의 5일 코스로 적용을 했을 때 소변에서 검출되는 납의 양은 5~20배 증가하였다. 같은 용량으로 적용한 다른 연구는 16~28배까지의 배출 결과도 보여주었다.

DMSA는 일반적으로 사람들이 잘 견디는 편이며 부작용 발생률도 낮은 편이다. 그러나 가벼운 위장 장애와 발진 같은 피부 반응 등이 나타날 수 있다. 한 가지 중요한 부작용은 백혈구 중에서 중성구로 불리는 neutrophil이 비정상적으로 감소하는 경우가 있다. 중성구의 감소의 증상으로는 열이 나거나 잦은 감염, 입 안의 궤양(oral ulcer), 진균감염(yeast infection), 목 안의 통증(sore throat) 등이 생길 수 있다. 만약에 진균감염(yeast infection, 곰팡이류의 감염)이 조절이 되지 않아 많이 힘든 경우라면 ALA 단독이나 또는 ALA와 DMPS(아래 참조)를 사용하는 것이 좋은 방법일 수 있다.

대부분의 국가에서 DMSA는 처방전을 요구하지 않는다. 온라인상에서도 구매가 가능하다.

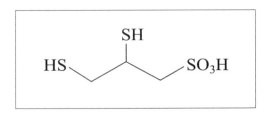

DMPS의 화학적 구조

DMPS (Dimercaptopropane sulfonate)

DMPS도 또한 dithiol이다. DMSA와 마찬가지로 세포 외 킬레이터(extracellular chelator)이며 세포 내로 들어갈 수 없고 혈류 내 있는 중금속에 달라붙는다. 그리고 혈뇌장벽(BBB)도 통과하지 못한다.

DMPS는 수은, 비소, 납, 안티몬, 구리를 몸에서 제거할 수 있다. DMPS의 주요 장점 중 하나는 긴 반감기(약 9시간)이다. 이 뜻은 ALA나 DMSA처럼 3시간이나 4시간 간격이 아니라 하루 세 번이면 충분하다는 이야기이다.

그리고 또 다른 장점은 DMPS는 neutropenia(중성구 감소증)을 일으키지 않는다. 그래서 중성구감소증으로 감염이 잦거나 yeast infection(진균감염)으로 고생을 하게 되는 경우 사용하기 좋다.

많은 사람들이 ALA+ DMSA를 할 때보다 ALA+ DMPS를 하는 경우 부작용을 덜 경험한다.

쥐를 대상으로 한 DMPS의 경구 LD50은 22 g/kg이고 개에서는 8 g/kg으로 상당히 안전한 약제이다. 가려움증, 메스꺼움, 현기증, 열, 발진 및 이상 점막 반응들이 부작용으로 보고가 되었으나 보통은 증상이 경하거나 일시적인 경우였다. 그러나 사용 중 발진이 발생하였을 때는 주의가 필요하다. DMPS 의 알러지로 발진이 발생한 경우 스티븐 존슨 신드롬(Stevens Johnson syndrome) 발생 사례가 보고된 적이 있다.

텍사스 대학의 독성학 교수인 H. 배스켄 아포시안은 300 mg의 DMPS를 환자에게 경구 투여하여 9시간 동안 치과용 아말감을 가진 사람에게서 24배 이상의 수은 배출을 확인하였고(0.7~17 mcg), 아말감이 없는 사람들에게서는 약 19배로 증가된 수은의 배출을 확인하였다(0.27~5.7 mcg). 아말감이 아예 없는 사람들도 백신(vaccine)이나 생선 또는 다른 소스를 통해서 수은의 노출이 가능하다. 키숌(Chisholm)과 토마스(Thomas)는 DMPS가 납에는 어떤 영향을 줄지 연구하였다. 아이들에게 하루에 200 mg과 400 mg 의 DMPS 를 5일이 넘게 주었다. 아이들은 소변에서 2배에서 4배가량의 소변의 배출의 증가를 확인하였다.

DMPS도 납을 제거하는데 DMSA 만큼 효과적이지는 않으나 어느 정도의 효과는 보인다. 수은을 제거하는 데는 가장 좋은 세포 외(extracellular) 킬레이터이다.

DMPS의 가장 큰 단점은 가격이다. 대략 100 mg의 DMSA는 약 90% 정도하고, DMPS는 약 4달러에서 8달러 정도로 차이가 있다. 또한 DMPS는 구하기가 어렵다. 미국에서는 처방전을 가지고 조제약국에서 조제할 수 있다. 유럽의 몇몇 국가에서는 처방전 없이도 구매할 수 있는 국가들도 있다.

DMPS를 처방하는 의사를 찾는 것은 어려울 수 있다. 하지만 비용과 노력을 감안하더라도 그만한 가치는 있다.

DMPS를 경험한 많은 이들은 DMPS가 부작용을 줄이는 데 DMSA 보다 효과가 좋다는 것을 알고 있다. 또한 DMPS와 DMSA는 ALA가 중단되고 난 이후에도 추가로 며칠 더 사용할 수 있다. 이것이 노리는 효과는 ALA 이후 혈류 내 남겨져 있는 수은을 완전히 쓸어내려 재분포(redistribution)를 최소화하고자 하는 것이다.

또한, DMPS와 DMSA는 아말감이 제거된 3일 후부터 바로 사용할 수 있다. 이것은 혈류 내 수은을 제거하기 위해 3개월 간은 지속이 되어야 한다.

Footnotes

1. Zoltán Gregus, Aron F. Stein, Ferenc Varga, Curtis D. Klaassen. Effect of lipoic acid on biliary excretion of glutathione and metals. Toxicology and Applied Pharmacology Volume 114, Issue 1, May 1992, Pages 88-96.

2. H A Roels, M Boeckx, E Ceulemans, R R Lauwerys. Urinary excretion of mercury after occupational exposure to mercury vapour and influence of the chelating agent meso-2,3-dimercaptosuccinic acid (DMSA). Br J Ind Med. 1991 April; 48(4): 247-253.

3. G. Sandborgh Englund DMSA Administration to Patients with Alleged Mercury Poisoning from Dental Amalgams: A Placebo-controlled Study J DENT RES March 1994 73: 620-628.

4. Bradberry, S., Sheehan, T., & Vale, A. (2009). Use of oral dimercaptosuccinic acid (succimer) in adult patients with inorganic lead poisoning.

QJM, 102(10), 721-732.

5. Fournier, L., Thomas, G., Garnier, R., Buisine, A., Houze, P., Pradier, F., & Dally, S. (1988). 2, 3-Dimercaptosuccinic acid treatment of heavy metal poisoning in humans. Medical toxicology and adverse drug experience, 3(6), 499-504.

6. Graziano JH, Siris ES Lolacono N, Silverberg SJ, Turgeon L. 2,3 Dimercaptosuccinic acid as an antidote for lead intoxication. Clin pharmacol Ther 1985: 37: 431-438.

7. H V Aposhian, D C Bruce, W Alter, R C Dart, K M Hurlbut and M M Aposhian Urinary mercury after administration of 2,3-dimercaptopropane-1-sulfonic acid: correlation with dental amalgam score. The FASEB Journal April 1992 vol. 6 no. 7 2472-2476.

8. J J Chisolm Jr and D J Thomas. Use of 2,3-dimercaptopropane-1-sulfonate in treatment of lead poisoning in children. The Journal of Pharmacology and Experimental Therapeutics December 1985 vol. 235 no. 3 665-669.

Chapter 36

아말감 제거

Amalgam removal

만약 아말감이 안전하게 제거가 되지 않는다면, 아주 높은 수준의 수은에 한 꺼번에 노출이 될 수 있고, 매우 좋지 않은 부작용들을 경험하게 될 수 있다. 그 리고 이런 부작용은 상당한 세월 동안 지속될 수 있다. 심한 경우, 몇 년 동안 그 상황이 진행할 수도 있다. 그리고 안전하지 않게 아말감을 제거하고 나서 건강 상태가 완전히 망가지는 경우도 있다.

플루토늄과 같은 방사성 원소 이외 수은은 독성이 가장 강한 원소이다. 단시 간에 한꺼번에 혈류 내로 들어온 수은의 경우 몸에서 스스로 배설하는 능력을 초과할 수도 있다. 이것이 정맥주사를 통해 킬레이션을 하게 되는 경우 생길 수 있는 문제이다. 정맥주사로 킬레이션을 하게 되는 경우 한꺼번에 많은 양의 수 은이 혈류로 밀려 나올 수 있다. 킬레이터를 복용하게 되는 경우에도 너무 많은 용량을 사용하게 되면 같은 문제를 유발할 수 있다.

아말감을 제거하면서, 고속드릴로 치아의 아말감을 갈아낼 때도 환자가 많은 양의 수은 증기를 한꺼번에 들이마시게 되기도하고, 치료하는 도중에 아말감 조 각을 삼킬 수도 있게 된다. 이것은 고농도의 수은에 중독이 되는 상황을 야기할 수 있다.

The International Academy of Oral Medicine and Toxicology (IAOMT)는 수 은이 위험하다고 믿는 치과 의사들의 국제적인 조직이다. 연구를 통해 수은 독 성에 관한 과학적 연구 결과를 문헌에 기고한다. 또한 회원들은 아말감 제거와 교체에 대한 특별한 교육을 받는다. IAOMT는 아말감을 제거하는 데 대한 프로 토콜을 개발하여 시행하고 있다.

아말감을 제거하는 중에 아말감은 차갑게 유지되어야 한다. 아말감을 드릴로 갈아낼 때 열이 발생한다. 이것은 수은을 증기 형태로 방출시키고 수은 입자를 공기 중으로 방출하게 한다. 차갑게 쿨링을 하면 이와 같은 방출량을 드라마틱하게 줄일 수 있다. 드릴을 통해 완전히 갈아내면 증기와 입자를 많이 방출시키므로, 드릴링 대신 아말감을 덩어리로 자르는 방식을 이용하며, 이후 손이나 썩션기(suction)로 흡입하여 제거한다. 그리고 일반적으로 사용하는 썩션기 보다 더 강력한 고성능의 흡입 팬을 가진 흡입기를 사용한다. (마스크를 통해) 환자가 숨을 쉴 수 있는 공기가 제공되기 때문에 드릴에 의해 생기는 수은증기를 흡입하게 되지 않는다(클리닉에 따라 비용을 받고 순수한 산소를 공급하기도 한다). 거기에 덧붙여 공기정화 장치는 사용할 수는 있으나 필수적인 것은 아니다. 치과의사에 따라 마치 코끼리의 코처럼 생긴 공기 필터링 시스템을 사용하기도 한다. 고무댐(rubber dam)은 입안의 나머지 부분으로부터 작업할 치아를 단독으로 분리시킨다. 이것은 입을 통해 흡입이 되는 수은 증기의 양을 줄이는 데 도움이 되고 수은 조각을 삼키는 것을 막는다(사랑니의 경우는 입안의 가장 안쪽에 있어 댐을 만들기는 어렵다). 일단 아말감이 제거가 되면 환자의 입안을 완전히 씻어 내고 진공 썩션기(vacuum)로 빨아들인다.

아말감을 제거한 이후(Post amalgam removal)

아말감을 제거하고 몇 주안에 다음과 같은 세 가지 일이 발생할 수 있다.

1. 일부는 아무 일도 일어나지 않는 것 같다.

2. 일부는 상태가 아주 안 좋게 느낀다. 한 연구에 따르면 아말감을 제거한 이후 46%에 이르는 환자가 제거 후 일주일 안에 본인 증상의 악화를 느낀다고 한다. 또 다른 25%는 실제로 증세가 심해졌고 일주일 정도에서 한 달 정도 지속되었다. 아무리 엄격하게 관리하에 아말감을 제거한다고 해도 혈액 내 수은의 레벨은 아말감 제거 후 일시적으로는 상승할 것이다. 경우에 따라서는 수은의 레벨은 아주 급상승할 수도 있다. 평균적으로 3분의 1은 안전한 제거 후에도 48시간 안에 급상승하는 양상을 보였다.

3. 마지막으로, 일부 환자들은 아말감 제거 후 그들의 건강이 나아지는 것을

느낀다. 어떤 이는 즉시 나타나기도 하고, 어떤 이는 아주 짧은 기간 악화되는 것을 느끼다가 바로 호전을 경험한다. 몇십 년간의 두통, 우울증, 그리고 다른 문제들로 고통받던 사람이 회복되는 경우에 대한 많은 보고들이 있다. 한 연구에서 14%의 사람들이 증상의 개선을 경험했고 대게 1~2달 사이에 증상의 개선은 시작되었다고 한다. 46%의 사람들이 6개월 안에 개선을 경험했으며, 40%는 6개월 이후가 되어서야 증상의 호전을 보았다고 답했다.

3년간 극심한 병을 앓았던 "디(Dee)"는 2013년 아말감을 제거한 경험을 이야기한다.

이번 주 초에 나는 두 개의 아말감 중에 한 개를 제거했다. 나는 다들 그런 것은 아니라고 알고 있는데, 아말감이 제거된 이후 나는 즉각적인 편안함이 있었다. 내 몸의 왼쪽 편을 다시 굴러가게 하는 것 같았다. 나는 정말 이것이(아말감) 내 몸이 제대로 굴러가지 못하게 붙잡고 막고 있었다는 사실을 그제서야 실감하였다. 내 건강의 대부분의 문제들이 몸의 왼쪽 편에 치우쳐 있었다. 주로 왼쪽 편에 간헐적이고 부분적인 마비를 경험하고 있었다. 그것이 완전히 사라진 것은 아니지만 60~70%까지 줄었다. 정말 이게 어떤 기전인지는 모르겠지만, 이것은 내게는 실제 상황이었다. 내 몸에 저장되어 있는 수은뿐만 아니라 이 아말감 자체가 나의 건강에 손상을 가져왔던 암적 존재였던 것이다. 나의 여동생과 나의 재활 치료사 둘 다 내가 완전히 이전과 다른 사람이라고 말한다. 나는 단지 아말감 한 개를 제거했을 뿐인데, 내 여동생은 예전의 "디"가 다시 돌아왔다고 말했다.

위스콘신 중심부에 사는 타라 암스트롱(Tara Armstrong)은 수은이 있는 아말감뿐만 아니라 어떤 종류의 금속이든지 입안에서 제거하는 것이 좋다고 생각한다.

나는 2007년 네바다주 라스베가스에 살 때부터 처음 몸이 아프기 시작했다. 그 당시 나는 단핵구증가증(mononucleosis) 또는 어떤 바이러스 감염의 일종이라고 생각했다. 그러나 불행하게도 나는 전혀 회복이 되지 않는 상태로 줄곧 시름시름 앓았다.

그런데 내 증상은 내 입안의 아말감이 빠져서 사라진 지 7개월 뒤에 발생한 것이었다. 나는 그것을 삼킨 것 같지만 안전하다고 생각했다. 나는 그때 즉각적으로 믿기 힘들 정도로 강한 피로감을 겪기 시작했다. 불면증에 시달렸고, 항상 고통스러울 정도로 피곤했다. 알러지가 또한 극심했다. 나는 정말이지 온갖 것에 알러지 반응이 나타났다. 그리고 아침에 일어나면 목이 부어있었다. 한 주 걸러 한 번으로 매번 새로운 감염상태에 시달려야 했다. 부비동에 염증이 생기는가 하면 귀, 또는 목 안에 염증이 번갈아 생겼다. 내 시력도 믿기 힘들 정도로 빠르게 흐려졌다. 곧 나는 안경을 착용해야 했다. 5년 반을 이 같은 증상이 계속해서 악화되어 더 이상 일을 할 수 없을 정도가 되었다. 지난여름 킬레이션을 시작하기 전에 나는 입안에 있는 금속(스테인리스스틸, 니켈 포함)은 모두 제거하였다. 나는 마치 내 전신을 억누르고 있는 클램프 같은 것을 치우고 자유로워진 것 같은 느낌이었다. 실제로 어떤 것을 기대하진 않았었다. 단지 킬레이션을 방해할지 모르기 때문에 예방적인 개념으로 금속류를 제거한 것뿐이었다. 그것들은 내가 10대 초반부터 가지고 있었던 것이고 그 금속 자체로부터 어떤 영향이 있었을지 그런 것은 모르겠으나, 분명히 나는 그것을 제거하고 나서 훨씬 호전을 느꼈던 것은 확실하다.

캐나다 유전학박사 브라이언 맥블레인(Brian McBlain)은 자신의 경험을 다음과 같이 설명한다.

많은 수는 아니지만 3분의 1 정도에 해당하는 사람들이 아말감을 제거하고 다소 편안함을 느낀다. 나는 한쪽의 아말감을 모두 제거하고 나서 편안함은 마치 어깨에 올라와 있는 무거운 돌덩이를 내려놓은 것 같은 느낌이었다. 나는 입안에서 전기적 흐름을 일으키는 스크류 하나를 가지고 있었다. 아마 전기 소켓에 손가락이 닿았을 때 생기는 느낌이라고 생각된다.

맥블레인 박사는 본인이 자주 경험했던 구강 내에서 아말감이 만들어 내는 '배터리 효과'에 대해 언급하고 있다. 가장 원초적인 배터리는 소금 용액에 아연과 은으로 층을 이뤄 만들 수 있다. 구강 내에는 아말감에 구리와 아연, 은, 수은이 있고 소금물 대신 침이 있다. 아말감에 의해 아주 작은 전기적인 흐름이 생긴다. 그것은 어떤 사람에게는 강력한 효과를 가져올 수 있다. 이런 전기적 흐름은 아말감으로부터 수은이 녹아 나오는 속도를 높일 수 있다.

증상의 호전을 위해서 할 수 있는 다양한 것들이 있는데, 일단 위험을 낮추기 위해 아말감부터 제거해야 한다.

홀 허긴스(Hal Huggins)는 과학 석사학위를 가진 치과 의사다. 허긴스는 독성학 및 면역학을 전문으로 하고 있고, 여러 해 동안 수은 독성에 대한 연구와 조사를 해왔다. 그는 아말감이 갈바닉 반응(galvanic activity, 전기적 반응)이 있기 때문에 아말감을 제거하는 프로토콜을 따로 개발했다. 자세한 내용은 www.hugginsappliedhealing.com.에서 확인할 수 있다.

아말감을 제거하기 전, 활성탄을 복용하면 소화기 내로 들어온 수은 조각들이 장관 내에서 흡수되는 것을 예방하는 효과가 있다. 치과 예약 시간 15분 전에 500 mg을 섭취하고 이후에 500 mg을 더 섭취한다. 변의 색깔이 하루 이틀 검게 될 수 있다.

비타민 C는 아말감 제거 후 생길 수 있는 부작용을 줄일 수 있다. 치과의사에 따라서는 정맥 내로 비타민 C를 공급하기도 한다. 그러나 아말감 제거 당일은 비타민 C를 복용하면 진통제로 사용한 약제의 효과를 떨어뜨린다.

아말감이 남아있다면 킬레이션을 하지 않는 것이 중요하다. 아말감이 남아있는 상태에서 킬레이션을 하게 되면 아말감에서 체내로 방출되는 수은의 양이 늘게 된다. 그것은 바로 체내에 재분포하게 될 것이다. 말해온 대로 재분포(redistribution)는 전신을 힘들게 하고 대단히 심각하게 아프게 만들 수 있다.

아말감을 제거하고 3개월 안에는 혈류 내 수은의 농도가 증가해있기 때문에 ALA를 가지고 킬레이션을 해서는 안 된다. 분자는 높은 농도에서 낮은 농도로 움직인다는 화학의 기본 법칙의 문제이다. 아말감 제거 후 3개월 안에 ALA를 사용할 경우 체내의 수은이 뇌 쪽으로 흐를 수 있게 된다. ALA를 사용하기 전에 BBB(혈-뇌 장벽)를 지나지 못하는 DMSA 나 DMPS를 가지고 킬레이션을 하는 것이 혈류 내 수은 농도를 낮추는 좋은 방법이 될 수 있다.

요약하자면
1. 아말감 제거 후 3일 후 DMPS 또는 DMSA로 킬레이션을 시작할 수 있다.
2. 아말감 제거 후 3개월 후부터 ALA로 킬레이션을 할 수 있다.
   (원한다면 DMPS나 DMSA로 계속 킬레이션 할 수 있다.)

Footnotes

1. M Hanson. Effects of Amalgam removal on Health. Swedish Association of Dental Mercury Patients, 2004.
2. Ibid., p 4.
3. Email from "Dee", May 18, 2013.
4. Email from Tara Armstrong, May 18, 2013.
5. Email from Dr Brian McBlain, May 19, 2013.

Chapter 37

킬레이션

Chelation

킬레이션의 목표는 부작용을 최소한으로 하면서 중금속을 제거하는 것이다. 대부분은 아주 작은 부작용을 경험하지만, 일부는 심각한 부작용을 경험한다. 그리고 어떤 사람들은 사실상 아무런 부작용도 경험하지 않는다.

Rationale(근거)

부작용 예방을 위해, 현재 중금속 소스(sourse)가 몸 안에 있어 금속을 내 몸속으로 방출 중이라면 킬레이션을 하지 않는 것이 가장 중요하다. 이 소스로는 가장 흔한 것이 치과용 아말감이다. 아말감을 가지고 있는 경우에 킬레이션을 하면 그 영향은 심각할 수 있다. 또한 납을 킬레이션하고 있는데 납의 페인트에 오염되거나 또는 납 파이프를 통한 물을 마시거나 흡인 중인 경우, 또는 비소를 킬레이션 하고 있는데 비소가 오염된 지하수 물을 마시는 경우도 마찬가지일 수 있다. 후자들의 경우는 아말감처럼 금방 알아차리지 못하는 경우도 있다. 하지만 꼭 반드시 식별이 되어야 하고 제거 되어야 한다. 그렇지 않으면 킬레이터는 독성 중금속의 흡수를 계속해야 하기 때문에 체내 중금속의 양을 줄이지를 못하고 계속해서 체내 중금속 양은 증가상태로 유지될 것이다.

킬레이션에는 다양한 접근 방법들이 있다. 가장 안전한 방법으로는 미국 화학 엔지니어(chemical engineer) 앤드류 커틀러 박사(Dr. Andrew Cutler)에 의해 개발된 프로토콜이다. 앤드류 프로토콜은 간헐적으로 킬레이터가 한 번씩 사용되는 것이 아니라 최소한 3일간 시계 바퀴가 돌아가는 내내(3일간 3시간에 한 번씩) 지속적인 킬레이션이 진행된다. 이런 접근방식은 대략적으로 일정 기간 이상을 킬레이터가 혈류 내 일정 농도로 유지할 수 있게 한다. 그래서 체내 중금속이 redistribution(재분포)되는 현상을 최소화 시킬 수 있다.

간헐적으로 킬레이터를 사용하는 접근 방식들도 몇 가지 더 있는데(예를 들면 하루에 한 번씩 ALA를 복용하는 방법) 이런 방법들도 사람들에게 별다른 문제없이 진행되는 것처럼 보인다. 이런 간헐적인 킬레이션 방법은 즉각적인 부작용은 없어 보일 수는 있다. 그러나 우리가 알다시피 수은에 의한 부작용은 지연적으로 나타날 수 있다. 이런 간헐적인 방법으로(반감기를 넘어서는 시간에 한 번씩 하는) 킬레이션을 하는 경우 상당수의 사람들이 아주 오랜 기간 신경학적 증상을 겪어야 했다. 이런 프로토콜들은 효과가 없기 때문이 아니라, 커틀러 프로토콜만큼 안전하지 않아서 기피가 되고 있다(게다가 대게 효과도 없다).

Redistribution(재분포)

일반적으로 커틀러의 프로토콜의 부작용은 사람들이 그것의 룰(rule)을 제대로 지키지 않아서 생기는 경우가 대부분이다. 그럼에도 불구하고 라운드(round)가 끝나면 생기는 수은의 재분포로 인해 생기는 최소한의 부작용(증상이 아주 경미한 일시적인 피로감이라도)은 피할 수 없다.

이 재분포(redistribution)는 커틀러 프로토콜에서 사용하는 킬레이터가 완벽한 킬레이터가 아니기 때문에 발생한다(그리고 모든 다른 킬레이터도 마찬가지다). 그 의미는 킬레이터가 금속 물질과 비가역적으로 결합하는 것이 아니라는 이야기다. 실제로는 금속이온이(극성을 띤 분자) 계속해서 잡았다 놓았다 하는 킬레이터 분자에 의해 둘러 쌓여 있다. 라운드가 끝나면, 체내 킬레이터의 농도가 급격하게 떨어지면서 킬레이터 분자는 더 이상 많은 양의 수은 이온을 붙들고 있을 수 없게 된다. 붙어있던 수은은 킬레이터에서 떨어져 나가 이것은 다시 몸에 재분포(redistribution)가 된다.

이것이 바로 사람들이 라운드가 끝나고 몇 시간이 지나면, 대부분 불현한 부작용을 경험하게 되는 이유이다. 그래서 만약 킬레이터가 하루에 한두 번 정도 들어오게 되는 상황이라면, 라운드의 끝났을 때의 상태가 하루 중에도 몇 차례 발생하는 상황이 될 수 있다. 매번의 dose(1회 복용량) 이후에 redistribution(재분포) 상황을 맛보게 되는 것이다.

커틀러 프로토콜에서는 한 라운드가 최소한 3일 이상으로 만들어져 이 redistribution의 기회를 최소화한다. dose 이후 매번이 아니라 라운드가 완전히 끝난 이후에 한 번 발생하도록 하는 것이다.

만약 3일보다 더욱 긴 시간 동안 라운드를 유지할 수 있다면 라운드 동안 수은을 양을 많이 줄인 후에 상대적으로 적은 양의 수은이 redistribution에 들어가게 된다. 예를 들면 만약 3일간 3시간 간격으로 dose가 들어간다면 24 dose 만에 redistribution에 들어가게 되지만, 만약 6일간 한 라운드를 진행한다면 48 dose 후에 redistrubution에 들어가게 된다. redistribution의 횟수를 반으로 줄일 수 있게 된다(그러나 본인의 컨디션이 뒷받침이 되지 않으면 라운드를 길게 가는 것은 상당히 힘들 수 있다).

커틀러 박사가 규정하고 있는 dose의 약물을 복용하는 시간간격은 사용되는 킬레이터의 반감기과 관련되어 있다. ALA는 반감기가 3시간이며, DMSA는 반감기가 3~4시간 정도이다. 그리고 DMPS의 경우는 9시간이다. 킬레이터를 매 반감기만큼의 시간 만에 복용을 하면서 체내 킬레이터의 레벨을 일정 수준 이상으로 유지시킨다.

Note: DMSA의 반감기는 과학적 분석에서 약간 다양하게 결과가 나타난다. 2시간에서 4시간까지 다양하게 보이고 있는데, 실제로 모든 약물들이 체내에서 나타나는 반감기는 사람마다 다양하다. 리차드 마이오리노(Richard Maiorino)의 연구에서 보면 DMSA를 5명의 사람에게 10 mg/kg 주입하였을 때 DMSA의 혈장 내 반감기는 1.8~3.7시간으로 다양성을 보였다. 저자는 ALA의 반감기가 3시간이기 때문에 DMSA의 반감기를 3시간으로 대략 맞추어 같이 복용할 수 있도록 DMSA의 반감기를 3시간으로 일치시켜 적용을 한다.

빠른 간 대사 능력을 가진 사람들의 경우는 어쩌면 더 짧은 시간 간격으로 킬레이션을 할 때 더 편한 느낌이 들 수 있다. 말하자면 두 시간이나 두시간반간격으로 킬레이션을 진행하면 훨씬 더 좋다는 느낌을 받을 수 있다. Dotors data 모발 중금속 검사에서 차트의 아래 모서리에 있는 calcium/ phosphorus (Ca/P) 비율을 보면 정상치는 1~12 범위에 있는데 만약 결과치가 정상 범위 내에서도 매우 낮은 범위 내에 있거나 그보다 더 아래라면 빠른 간 대사 능력을 가진 것일 수 있다.

킬레이션 시작하기(Starting chelation)

만약 아말감을 이제 막 제거를 한 경우라면, 3일을 기다렸다가 이후 DMSA나 DMPS를 사용하여 혈류 내 수은의 수치를 줄인다. 만약 아말감을 제거한 지가 3개월 이상 지났다면 DMSA, DMPS, ALA 어떤 것으로든 킬레이션은 시작가능하다.

DMPS/ALA (DMPS/ALA combination) 또는 DMSA/ALA (DMSA/ALA combination)를 함께 사용할 계획인 경우라면 두 가지를 한꺼번에 사용하기 전에 한 가지 킬레이터를 가지고 몇 라운드 정도는 진행을 해보는 것이 킬레이터가 들어 갔을 때의 약물반응들을 살피기에 좋다. 이후 별다른 반응이 없다면 두 번째 킬레이터를 추가하는 것이 좋다. 그리고 킬레이터의 용량(dose)을 올리고 싶다면 두 가지를 한꺼번에 용량을 올리는 것이 아니라 한 번에 한 가지만 용량을 올린다. 일반적으로 중독이 많이 되어있을수록 더 심하게 부작용을 경험하게 된다. 따라서 다소 낮은 용량에서 시작하는 것이 신중한 방법일 수 있다. 대체로 DMSA는 3시간간격으로 12~25 mg, DMPS는 8시간 간격으로 12~25 mg 으로 시작하는 것이 적당하다(소아의 경우에는 몸무게를 파운드로 바꿔서 몸무게파운드의 8 분의1 에 해당하는 용량. 예를 들면 몸무게를 파운드로 바꿨을 때 40파운드라면 40의 8분의 1에 해당하는 5 mg 정도로 시작하는 것이 적당하다).

2~3라운드(소아의 경우 5라운드) 진행했는데 별다른 부작용을 경험하지 못한다면, 낮은 용량을 사용하는 경우 현재 용량의 약 50~100% 정도 용량을 증량시켜볼 수 있다. 그런 후 몇 라운드를 더 유지한다. 단 한 라운드만 진행하고 용량을 올리는 것은 바람직하지 않다. 왜냐면 일정한 용량이 들어가도 조직에서 중금속을 꺼내는 데 시간이 걸릴 수 있기 때문에 몇 차례 진행하면서 시간을 유지해주어야 반응이 있을 수 있다. 말하자면 한 라운드 유지해서는 별다른 부작용이 없는 것 같을 수 있으나 세 번째 라운드에서 갑자기 부작용이 나타날 수 있다는 이야기이다. 용량을 갑자기 빠르게 올리게 될 경우 갑작스럽게 심각한 부작

용을 한꺼번에 감당해야 하는 경우가 생길 수 있다.

만약 12 mg에도 견딜 수 없는 심한 부작용을 경험하게 된다면-용량을 6 mg으로 줄인다. 어떤 사람들은 심지어 초기에 3 mg 또는 1 mg 까지도 낮춰 사용해야하는 경우도 있다.

앞에서 말한 대로 3개월을 DMPS나 DMSA를 유지하고 이후 ALA를 시작한다. 이것도 마찬가지로 12 mg 정도가 일반적으로 시작하기에 적당한 용량이다. 부작용이 별달리 없다면 마찬가지로 50~100% 정도의 용량증량이 가능하다. 많은 사람들이 ALA에 DMSA나 DMPS를 같이 사용하는 경우에 부작용을 덜 경험한다는 것을 알게 되었다. ALA가 금속이온을 세포 밖으로 끌어내면 DMPS와 DMSA가 수은과 복합형태(complex)를 형성하여 배출될 때까지 결합력을 유지시킨다. 좀 더 타이트하게 복합체를 묶어주는 역할을 해서 떨어져 나가는 수은의 양을 줄임으로써 부작용을 덜 느낄 수 있게 된다. 만약 진균류나 캔디다 감염을 겪는 경우는 DMSA가 그 증상을 악화시킬 수 있다. 그렇다면 ALA 단독이나 대신 DMPS를 사용할 수 있다.

DMSA 또는 DMPS와 ALA의 비율은 보통 2:1과 1:2 정도로 본다. DMSA가 25 mg 이라면 ALA는 50 mg, 또는 DMSA가 50 mg이라면 ALA는 25 mg정도 생각하면 된다.

DMSA(반감기 2~4시간)와 ALA(반감기 3시간)를 사용한다면 두 가지의 반감기를 고려하여 3시간마다 ALA와 DMSA를 같이 복용하면 된다.

DMPS(반감기 9시간)와 ALA를 사용한다면 DMPS 용량을 셋으로 분할하여 ALA와 같이 복용을 하거나 또는 ALA는 3시간마다, DMPS는 9시간마다 한 번씩 복용할 수도 있다.

라운드 사이 휴식기(Break between rounds)

라운드는 일반적으로 최소한 유지되어야 하는 기간이 있고(3일, 72시간), 이후 휴식기도 최소한 라운드 기간만큼의 시간은 유지해 주어야 한다. 예를 들면 5일간 라운드에 들어갔다면 최소한 5일은 쉬어야 한다. 이런 휴식기가 필요한 몇 가지 이유가 있다. 이런 킬레이터들은 체내에서 필수적인 요소들의 배출도 높인다. 체내에 필요한 필수적인 미네랄들을 정상화 시킬 수 있는 기회를 주기 위한 시간을 두는 것이다. 거기다 ALA는 체내 독으로 작용할 수도 있는 구리(copper), 메틸수은(methylmercury), 카드뮴(cadmium)의 간 대사를 줄인다.

마지막으로 킬레이션은 몸에 상당한 스트레스가 되어 특히 간이나 신장에 무기가 될 수 있다. 너무 열정적이다 보면 지나친 킬레이션으로 오히려 건강을 퇴보하게 만들 수 있기 때문에 주의를 해야 하고, 라운드 끝나고 몇 일간 몸이 쳐지는 것을 알았다면 몸의 소리를 듣고, 용량을 낮추어 다음 라운드까지 쉬는 시간을 더 가지는 것이 좋다.

DMSA의 경우는 중성구의 감소증(백혈구의 한 종류의 감소)을 일으킬 수도 있다. DMSA사용자의 일부에서 생기는 부작용이며 특히 고용량 사용자에서 나타난다. 백혈구 수치가 감소하는 경우는 감기나 다른 감염에 좀 더 취약하게 된다.

라운드는 최소한 3일은 되어야 하지만 2주 또는 3주 정도로 길게 갈 수도 있다. 긴 라운드의 장점이라면 재분포(redistribution)를 최소화하는 것이고 중금속을 더 끌어내는데 효과적일 수 있다. 만약 긴 라운드를 진행하고자 한다면, 기간을 점차적으로 늘려야 한다. 그리고 긴 라운드는 이제 시작한 초심자에게는 안 된다. 왜냐면 킬레이션을 하는데 과용량이 처음부터 들어가면 그로 인한 부작용과 손해는 심각할 수 있기 때문에 용량의 조절과 라운드의 기간의 조절은 점진적으로 이루어져야 한다.

현재 저자는 ALA 100 mg과 DMPS 80 mg을 특별한 부작용 없이 3시간마다 4일간을 복용할 수 있다. 그렇지만 같은 용량을 6일간 유지하게 되면 금세 입안에 염증과 궤양(oral ulcer)이 생기고, 걸리게 되곤 한다.

하지만 50 mg의 ALA와 40 mg의 DMPS를 사용한다면 100일 이상도 아무런 문제없이 유지할 수 있다.

커틀러 박사는 킬레이터의 복용량을 두 배로 늘리면 수은이 두 배로 배출되는 것이 아니라고 했다. 수은의 배출량은 30-40% 정도만이 증가한다. 그러나 그에 반해 부작용은 두 배로 증가할 것이라고 말하고 있다.

따라서 용량을 50% 증가시키는 것은 수은의 배출량을 겨우 18% 증가시키면서 부작용만 50% 늘리는 셈이 된다.

소량 조제(Making up small dose)

소량을 만들어내는 가장 쉬운 방법은 물이나 주스와 캡슐을 섞는 것이다.

DMSA용량이 12.5 mg일 경우 100 mg DMSA 캡슐 1개(또는 50 mg cap 2개)를 열고 100 mg의 DMSA 파우더를 물병이나 주스 병에 담는다. 12.5 mg의 ALA도 마찬가지다.

DMSA와 DMPS는 액체가 산성이 아니라면 산화시킬 수 있으므로 레몬즙을 넣는다. 그리고 힘차게 흔든다. 그리고 눈금자, 마스킹 테이프 및 펜을 사용하여 병을 아래서부터 8등분하여 표시한다(파우더의 양이 중요한 것이지 병의 사이즈는 아무런 상관이 없다). 아침 8시에 첫 용량을 복용해야한다면 복용 전 병을 마구 흔들어서 맨 위의 한 칸을 마신다. 한 칸 아래 마킹까지 병에 남아있을 것이다. 12.5 mg을 복용하게 된 것이고 다음 한 칸은 아침 11시에 마신다. 계속해서 24시간 동안 3시간마다 한 칸씩 복용한다.

병의 눈금에 복용 시간을 적어둔다. 그러면 다음 복용 시간이 눈에 들어오고 그리고 내가 복용했는지도 확인이 가능하다. - 한밤중 의식이 또렷하지 않은 순간에도 편리한 방법이다.

예를 들면 병의 옆면에 눈금과 함께 시간을 기입을 해둔다.

- 7오전
- 10
- 1오후
- 4
- 7
- 10
- 1오전
- 4

모든 라운드에서 동일한 시간을 사용하면 훨씬 수월 할 수 있다. - 거의 그 시간에 자동적으로 복용하게 된다. 저자는 매회 7시에 시작하며 두 번째부터는 자연스럽게 진행된다. 만약 복용 시간을 놓쳤을 경우(ALA의 경우 한 시간 이상 늦어버린 경우)는 라운드를 중단해야 한다. 그리고 다음 라운드까지 최소한 3일 (72시간)을 기다렸다가 다음 라운드를 시작해야 한다.

일부 사람들은 캡슐을 선호한다. 캡슐 용량이 본인의 용량과 정확히 일치할 경우는 굉장히 간편하다. 그러나 대체로 본인의 복용량이 캡슐의 용량과 일치하는 경우가 많지 않다. 100 mg 캡슐을 구입하였다면 8회 복용량으로 나누어 12.5 mg씩을 각각 새 빈 캡슐에 담아서 사용한다. 그래서 나는 병을 이용하는 방법이 훨씬 간편하게 생각되지만, 개인의 취향에 따라 방법은 달라질 수 있을 것이다.

킬레이션을 하는 사람들은 알람을 이용한다. - 시간에 맞춰 즉각적으로 복용하기 위해 핸드폰 알람기능을 이용하기도 하고 또는 약물 타이머를 따로 구입하기도 한다.

권장되지 않는 킬레이터(Chelators which are not recommend)

어떤 킬레이터도 정맥으로 투여하지 말아야 한다.

DMPS, EDTA, 글루타치온(어떤 이들은 glutathion을 킬레이터로 잘못 생각하고 있다.) 등이 킬레이션을 위해 정맥으로 사용된다. 많은 사람들이 정맥을 통한 킬레이션으로 좋은 결과를 본 것도 사실이다. 그러나 또한 많은 사람들이 심각한 문제를 겪었다. 치료 초기에는 아무런 문제가 없었으나 문제는 나중에 발생한다. 그 영향은 신경학적 증상들이 포함되며 해결하는데 몇 달이나 몇 년이 걸리기도 한다. 심지어 전혀 좋아지지 않는 경우들도 있다.

정맥을 통한 킬레이션은 아주 짧은 시간 동안 혈류 내로 중금속이 한꺼번에 많은양이 밀려 나온다. 아직 체내에서 밀려나가지 못한 상태에서 이후 킬레이션의 농도가 체내에서 단시간에 급격하게 떨어진다. 그러면 끌려 나와서 밖으로 배출이 되지 못한 중금속들은 내 체내 다른 곳에 다시 버려진다. 심지어 그곳이 뇌(brain)가 될 수도 있다. 이것이 반복이 되거나 단 한 번 발생하는 일이라도 지속적인 손상을 일으킬 수도 있고, 경우에 따라서는 영구적인 손상이 생길 수도 있다.

DMPS 정맥주사(Intravenous DMPS)

웹사이트 www.dmpsbackfire.com에서 DMPS에 대해 잘 설명하고 있다. 이 사이트에서는 직접 사용해본 사람들의 보고서들을 많이 확인할 수 있다. 발췌본을 몇 단락 열거하겠다.

DMPS 정맥주사는 나를 정말 힘들게 했고, 그로 인해 내 신장은 큰 손상을 받았다. 그리고 치과 치료를 하는 동안 난 마취상태를 견뎌내지 못했다. 점점 더 약물이나, 허브류, 심지어 마늘류 그리고 NAC나 glutathion에도 예민해졌다. 나는 담당 의사에게 물었지만 그는 제대로 된 답변을 하지 못했다. 그리고 마지막 정맥주사를 맞은 그때! 나는 정말 심각하게 몸이 아프고 숨을 쉬기조차 힘든 상황이 되었다...

나는 24시간 동안 소변을 보지 못했다. - 킬레이션 된 수은이 소변으로 배출이 되어야 하는데 소변이 나오지 않는다면 몸의 상태는 상당히 심각한 상태일 수밖에 없을 것이다. 정말 고약하게 가려운 발진과 몸의 부종이 생겼고, 전신에 통증이 생겼다. 나의 담당 의사는 신경도 쓰지 않았다. 나는 점점 약해지고 점점 메스꺼운 증상을 겪었다...

나는 풍선처럼 부풀어 올랐다. 사람이라고 생각하기 힘들 정도였다. 혈압은 천정으로 치솟고, 소화력은 멈춰버렸다. 생각이란 것을 하기도 힘들었고, 두통은 그야말로 심각했다. 나는 내가 죽어가고 있다고 느꼈고 정말 그렇게 보였다. 내 혈중 수은 농도가 과연 얼마였던 것인지 상상도 하기 어렵다. 나는 마치 시체처럼 침대에 쓰러져 있었다. 살인적이다...

구토가 24시간 계속됐지만, 마지막 8시간에서 10시간 정도는 점차 줄기 시작했다. 나는 매우 탈수상태가 되었고 그 후로 상당 기간 지속되었다. 너무 피곤한 상태로 늘어져 있었다. 그때 만약 샘 워터스턴(유명인)이 내 집의 초인종을 눌렀다 해도, "돌아가시오! 다음에 오시오"라고 말했을 것이다. 마치 200파운드짜리 머리를 내 목이 지탱하고 있는 느낌이었다. 심지어 바지를 입을 때도 너무 힘들어 한쪽 다리를 겨우 넣고 다른 쪽 다리를 넣기 위해서는 바지를 내 몸에 넣기 위해서 다리를 끌어와야 했다. 촛불을 끄기도 어려워서 벽난로 버프를 불어 촛불을 껐다. 너무 지치고 피곤한 나머지 침대 위에 부스러기가 굴러다녀도 아무런 신경이 쓰이지 않았다. 심지어 오트밀에 날아다니는 작은 벌레가 있어도 너무 힘든 나머지 제거하지도 않고 그냥 먹으려 했다.

나의 처음 증상은 심박수의 상승과 brain fog(머릿속에 안개가 낀 듯이 명료한 기능을 하지 못하는 상태)였다. 명쾌하게 생각이 잘되지 않고, 뭔가에 집중하는 것도 어려웠다. 이것은 시간이 지날수록 점점 더 악화되었다. 심지어 어느 순간에는 신발끈을 묶을 수도 없었고, 자동차의 와이퍼를 켜지도 못했다. 더 이상 어떻게 하던 것이었는지 기억하지도 못했다. 차에 기름을 넣는다는 것은 정말 내 능력 밖이 되어 버렸다. 나의 안색은 유령처럼 하얗고, 눈 밑의 다크 써클은 턱까지 내려와 있었다. 나를 아는 사람들은 나를 보고 한마디씩 하지 않을 수가 없었다... 나에게 DMSA 경구 제제를 준 의사를 찾아갔다. 그러나 나는 이미 6개월째 그 약을 먹고 있는 중이었고, 나의 건강을 이 상태로 망가뜨린 치명적인 주사는 이미 1년간 맞아온 상태였다....

정맥 글루타치온(Intravenous glutathione)

글루타치온의 IV 투여도 또한 어떤 경우에는 심각한 결과를 가져왔다. 커틀러는 글루타치온이 킬레이터로서의 가치는 엄청나게 과대평가 되어왔다고 설명했다. 그것은 단지 free mercury(조직에 결합되어있지 않고 자유롭게 떠다니는 형태)에만 효과가 있다. 만약 한 시간 내 수은에 노출이 되었을 경우 노출된 수은양의 1만 분의 1 정도만이 free mercury 형태를 하고 있을 것인데 글루타치온은 딱 그 10만 분의 1만큼에만 효과를 보여줄 수 있다. 즉 체내 0.001%에 해당하는 수은에만 작용을 할 수 있을 것이라는 말이다.

정맥주사로 글루타치온이 체내 주입이 된다면 글루타치온은 혈류 내 단일 thiol (thiol기가 한 개만 있는)양의 급격한 상승이 발생하고 이것은 수은의 중독된 사람들에게는 심각한 반응을 일으킬 수 있다.

실란트로(Cilantro, coriander)

실란트로도 중금속을 킬레이션 할 수 있다. 그러나 그것의 활성 성분이 알려져 있지 않다. 그래서 그 결과물이 일정하지 않고 차이가 크다. 어떤 사람들에게는 사용하고 처음부터 엄청나게 증상이 개선되는 효과가 보고되기도 하고, 때로는 심각하고 지속적인 부작용을 겪는 결과들을 보이기도 한다. 예를 들면 말이 어눌해진다거나, 단기기억의 상실, 편두통 등등이 나타나기도 하는데, 실란트로 는 어떤 형태로든지 이용하지 않는 것이 좋겠다.

실란트로의 경험담:

내가 직접 유기농 실란트로 잎 6ts을 뜨거운 물을 끓여 직접 넣었다. 그리고 나서 4시간마다 30 cc씩 마셨는데 그리고 나서 나는 내 정신이 아니었다. 엄청난 뼈의 통증이 깊은 곳에서부터 올라왔고, 그 고통은 몇 주간이나 지속되었으며 그 이후에도 여전히 밤이면 다시 발생했다.

내가 겪었던 반응은 이랬다.

극도로 신경말단이 흥분되어 있는 상태였고 침대에서 빠져나오는데도 어려 움을 겪을 정도로 근육의 힘을 잃었다. 빛에 예민해져서 눈부심이 너무 심했다.

두 시간 후 나는 내 몸에 뭔가 밀려오는 듯한 느낌을 받았다. 즉각적으로 내 단기기억력이 사라져버렸고, 이성적인 추론능력도 사라져버렸다. 더불어 정서 적인 안정감도 모두 사라져버렸다. 이 증상은 커틀러의 프로토콜에 따라 킬레이 션을 시작할 때까지 전혀 좋아지지 않았다...

EDTA (Ethylenediaminetraacetic acid)

EDTA는 납중독의 효과적인 치료제다. 하지만, 그것은 수은에는 효과적이지 않다. EDTA에 대한 수은의 분자 친화력은 황화수소그룹(sulfhydryl group)의 친 화력에 비해서 수천 배는 낮다. 게다가 mercury-EDTA complex(수은-EDTA 결 합물)는 신경세포에 독성효과가 있다고 몇 가지 실험적인 증거들이 있다. EDTA 는 수은이 킬레이션 된 이후에나 적용이 되어야 한다.

http://home.earthlink.net/~moriam/Chelation_products.html에서 킬레이터를 사용 한 사람들의 경험담을 찾아볼 수 있다.

요약

1. 아말감이 아직 구강 안에 남아 있다면 킬레이션을 절대 해서는 안 된다. 그

것은 수은의 redistribution(재분포)만 증가시키는 일이다!

2. 낮은 용량으로 시작하여 천천히 가라! 수은이 제거되는 데는 시간이 걸린다. 용량을 50~100% 올릴 때는 올리기 전에 적어도 2~3번(소아의 경우는 5라운드) 정도는 같은 용량으로 라운드를 진행하라! 이것이 당신이 불쾌한 부작용을 줄일 수 있는 방법이다.

3. 재분포를 최소화하기 위해서는 한 라운드는 최소 3일 이상 유지한다(일부 redistribution은 라운드 끝나면 피할 수 없다). 부작용을 경험하는 것은 라운드가 끝나고 체내 킬레이터의 농도가 떨어지면서 나타나는데 혈류에 아직 남아있는 free mercury가 체내에 다시 재정착을 하는 과정에서 나타난다. 감당할 수 있다면 더 긴 라운드를 진행하는 것도 방법이다. 라운드의 길이가 길면 길수록 redistribution시 수은의 양은 줄어들 것이기 때문이다. (그러나 길게 가는 라운드도 체내 장기들에 부담을 줄 수 있기 때문에 적당한 기간을 찾는 것도 중요하다. 그리고 킬레이션 초기에는 되도록이면 긴 라운드를 진행하지 않는 것이 좋다.)

4. 아말감 제거 후 3개월 동안은 ALA를 사용하기 전에 혈중 수은의 농도를 줄이기 위해 DMSA 또는 DMPS만 사용하라!

5. 부작용을 좀 더 줄이기 위해 DMSA 또는 DMPS를 ALA와 같이 사용할 수 있다. 용량은 1:2 나 2:1 정도가 좋다(DMSA 또는 DMPS: ALA=1:2 아니면 2:1).

6. 정확히 제 시간에 복용하도록 노력하라! 혈액 속에 있는 킬레이터의 농도가 일정하게 유지가 된다면 부작용을 덜 겪게 될 것이다.

7. ALA는 매 3시간마다, DMSA는 매 3~4시간마다, DMPS는 매 8시간 또는 9시간마다 복용한다. DMSA와 ALA를 함께 복용하는 경우 세 시간마다 복용한다. ALA와 DMPS를 함께 복용하는 경우는 DMPS 용량을 3으로 나누어 3시간마다 같이 복용하거나, 또는 매 3시간마다 ALA를 복용하고 따로 DMPS를 6시간이나 9시간 간격으로 복용한다(하나는 3시간마다 하나는 8시간마다는 아마 쉽지 않은 스케줄이 될 것이다).

8. 킬레이터의 복용 간격을 줄이면(말하자면 더 자주 복용하면) 부작용을 줄

일 수 있다. 예를 들면 매 세 시간보다 두 시간 또는 두 시간 반마다 ALA를 복용하면 개개인에 따라서는 훨씬 더 효과적일 수 있다.

9. 복용이 1시간 이상 늦으면 라운드를 중단한다. 최소한 3일간 쉬었다가 라운드를 다시 시작해라. 복용을 한번 늦거나 놓쳤을 때 라운드를 중단하지 않고 진행하면 부작용을 상당 기간 심하게 겪을 수 있다.

10. 사람들이 저지르는 가장 흔한 실수 중에 하나가 킬레이션을 시작하기 전에 부신의 기능 저하의 문제를 해결하지 못하는 것이다. 수은은 부신에 공격을 가한다. 그래서 수은중독을 겪는 사람들은 이미 부신도 공격을 받은 상태이다. 의사들은 부신 기능 저하 상태의 증상을 잘 모르는 경향이 있어 일반적으로 사람들이 본인의 부신 상태에 대해 모르고 있는 경우가 많다. 부신 기능을 써포트 해주는 것이 킬레이션을 수월하게 할 수 있는 방법이 될 것이다(41장 참조).

부작용에 대한 언급을 계속했는데, 반드시 빈번하거나 심각하게 나타난다는 것은 아니다. 일반적으로 몇 달 혹은 몇 년간을 대부분의 사람들은 큰 부작용 없이 킬레이션을 한다. 그리고 개개인의 킬레이션의 용량은 실제로 모두 다르다.

대부분의 사람들에게 지나가는 피로와 같은 사소한 부작용은 흔하다. 심각한 부작용은 오직 킬레이션이 정확한 방법으로 이뤄지지 않을 때만 발생한다.

Footnotes

1. Maiorino, R. M., Akins, J. M., Blaha, K. A. R. E. L., Carter, D. E., & Aposhian, H. V. (1990). Determination and metabolism of dithiol chelating agents: X. In humans, meso-2, 3-dimercaptosuccinic acid is bound to plasma proteins via mixed disulfide formation. Journal of Pharmacology and Experimental Therapeutics, 254(2), 570-577.

2. Thomas Stoiber, Daniela Bonacker, Konrad Bohm, Hermann M. Bolt, Ricarda Thier, Gisela H. Degen, Eberhard Unger Disturbed micotubule function and induction of micronuclei by chelate complexes of mercury(II). Mutation Research 563 (2004) 97-106.

3. E.F. Duhr, J.C.Pendergrass, J.T. Selvin and B. Haley, HgEDTA complex inhibits GTP Interactions with the E-Site of Brain-Tubulin. Toxicology and Applied Pharmacology, 122, 273-288.

Chapter 38

킬레이션을 해서 무엇을 기대할 수 있을까?

What to expect when you chelate

일부 사람들은 킬레이션을 하는 날(라운드 중)에 본인 증상의 호전을 본다. 다른 이들은 어느 정도의 증상의 악화를 경험하거나 또는 약간의 피로감을 느낀다. 만약에 수은에 심하게 중독되어 있다거나 납중독이 된 사람이라면 몇 달간은 전혀 본인 증상의 호전을 경험하지 못하기도 한다.

그러나 대부분의 사람들에게는 킬레이션의 효과는 매 라운드 동일하지는 않으나 대부분의 증상이 점진적으로 호전을 보인다.

내가 세 시간마다 DMSA 12.5 mg으로 킬레이션을 시작했을 때, 나는 뭔가 내위를 잡아 뜯는 것 같은 약간의 위장의 불편감을 겪었다. 그리고 처음 몇 라운드 후에는 갑자기 불안증이 발생하고, 기진맥진해져서 늘어지는 경험을 했다. 나는 다른 사람에게 말을 할 기운도 없었다.

몇 라운드를 더 진행하고 나서 위장의 통증은 사라졌고, 나는 DMSA를 25 mg으로 증량했다. 라운드 중에 얼굴의 부비동쪽이 당기고 차오르는 듯한 느낌을 받았다(나는 사실 몇 년간 부비동의 문제로 고생하고 있었다). 그리고 그 증상도 지나가고 DMSA 50 mg으로 증량을 했고 다음 ALA 12.5 mg을 함께 진행을 했다. ALA를 추가로 진행하는 라운드 중에 나는 훨씬 에너지가 있었고, 더 기분도 좋았다. 때때로는 약간 행복감마저 느꼈다.

첫해에는 부신 기능을 서포트하기 위해 hydrocortisone(스테로이드제)를 처방받을 수 없었기 때문에 건조된 부신피질을 사용했다(두 가지 모두 41장에서 설명된다). 이 시기에 나는 라운드 중에 때때로 엄청난 피곤함을 느꼈다. 그리고 라운드가 끝나면 하루나 이틀에 걸쳐 더욱 피곤함을 느꼈다. 결국 나는 처방전

없이 hydrocortisone을 처방하는 온라인 약국을 찾았고, 하루에 25~30 mg으로 hydrocortisone을 시작했다. 그런 이후로는 나는 라운드 중에 피로감을 많이 겪지 않았다. 그리고 이때쯤 대부분의 DMSA 라운드를 부작용이 적은 DMPS로 바꾸어 하기 시작했다.

킬레이션을 시작한 사람들은 킬레이터의 용량을 늘리고 싶어 안달을 하곤 한다. 그렇게 되면 우리는 중금속을 우리 몸에서 더욱 빠르게 제거를 할 수 있다고 생각할 수 있다. 이런 조급함은 인간이기 때문이기에 그럴 수 있다. 특히나 오랜 기간 몸이 좋지 않아서 힘들었던 사람들은 더욱 그럴 수 있다. 그러나 우리들의 대부분은 용량을 올리기 전에 증상을 호전시키기 위해서는 더 고된 방법을 택해야 한다고 깨닫게 된다. 내가 ALA를 100 mg에서 150 mg으로 증량했을 때 특별한 이유도 없이 극도로 분노 감정에 휩싸여 한밤중에 잠에서 깨야 했다. 이것은 정말 나를 힘들게 했고, 중금속이 얼마나 나의 감정, 기분(mood)에 영향을 줄 수 있는지를 뼈저리게 깨닫게 되었다. 다행히도 내가 ALA를 끊었을 때 이런 분노감은 사라졌다.

본인의 킬레이터 용량을 가지고 본인의 경과를 판단할 수 있는 것이 아니다. 많은 사람들이 상대적으로 적은 용량을 사용했는데도 매우 인상적인 호전이 있었다고 보고하고 있다.

중요한 것은, 킬레이터 복용량을 두 배로 늘리면 수은 배설량이 30% 증가하는 반면 부작용은 두 배로 많아진다는 사실이다.

2년간 킬레이션을 한 요즘은 80 mg의 DMPS와 100 mg의 ALA를 매 세 시간마다 하고 있다. DMPS를 120 mg으로 올리면 입안과 혀에 궤양이 생겼다(입안에 궤양은 1980년대로 거슬러 올라가 생각해보면, 철강 공장에서 수은에 중독이 되었을 당시 내게 흔하게 발생하던 증상이다). 내가 ALA를 150 mg으로 올리면, 나는 소변을 많이 보게 되고, 잠을 잘 수가 없고 극한 분노를 경험했다. 그래서 나는 내가 쉽게 다룰 수 있는 용량으로 유지를 한다.

만약 당신이 상당히 가벼운 증상만을 가지고 있다면, 1년 혹은 2년간 매주 킬레이션을 하면 완전히 회복될 수 있다. 만약 더 심각하고 만성적인 상태의 증상을 가진 경우라면, 3년에서 4년 아니면 그 이상을 생각해야 할 수도 있다.

나는 좀 더 심각한 상태의 범주에 있는 사람이었다. 그러나 몇 년간의 걸친 킬레이선이 나에겐 전혀 힘든 문제가 아니었다. 내가 얼마나 나아졌고 내가 얼마나 훨씬 좋은 상태에 있는지를 킬레이션을 하기 전의 내 모습과 비교해서 생각해보면, 너무나 감사하다. 나는 3년에 걸친 킬레이션 끝에 다음과 같은 발전을 얻어냈다.

- 나는 잘 잔다. 훨씬 잘 자고 중간에 깨는 일이 적다.
- 계속 몸이 아프다는 느낌이 사라졌다.
- 목마름 증상도 줄고 물을 마시기 위해 밤에 여러 번 깨는 일이 없다.
- 나의 균형상태가 정상이다. - 이제 한 발로 설 수 있음.
- 내 피부는 더 이상 건조하지 않다. - 나는 자주 피부에 크림을 발라야했다. 그렇지 않으면 가려워서 잠을 잘 수가 없었다.
- 나는 이제 공황 발작이 없다.
- 눈 아래에 다크 써클도 없다.
- 지난 일 년간 나는 부비동염을 전혀 앓지 않았다.
- 지금은 두통이 거의 없으며, 과거에는 거의 매일 두통이 있었다.
- 목과 어깨가 단단하고 장력이 좋아졌다.
- 달달한 음식에 대한 갈망이 감소했다.
- 장운동이 정상적이며 설사를 이제 거의 하지 않는다.
- 기분(mood)이 더 좋아졌다. 나는 덜 짜증나고 더 참을성이 생겼다.
- 더 이상 발이 차갑지 않다. 나는 열대 기후에 살고 있음에도 침대에서 양말을 신어야 했다.
- 나는 훨씬 많은 에너지를 가지고 있고, 내가 하는 일에 별달리 많은 노력이 필요하지 않다.

나는 지금 신체적으로 정상인 것처럼 느끼는 시기에 왔지만, 아직도 여전히 극도로 피로를 느끼는 때가 있다. 특히 운동한 이후는 극도의 피곤함을 느낀다. 내가 추정하기론 킬레이션의 과정의 긴 여정의 반쯤 왔다는 생각이 든다. 내가 본 중에 가장 오랫동안 킬레이션을 한 경우가 8년이다. 그러나 대부분의 사람들은 2~3년이면 충분한 것 같다.

만약 발전이 보이지 않는다면(If you don't progress)

대부분의 사람들은 킬레이션을 하면서 증상의 개선을 보인다. 그러나 그렇지 않은 경우들이 있다. 다음과 같은 몇 가지 이유가 있을 수 있다.

당신은 중금속의 중독이 아닐 수 있다. 당신이 느끼는 건강상의 문제의 원인이 중금속이 아닐 수 있고, 그것은 다른 원인일 수 있다. 만약 몇 달간에 걸쳐 킬레이션을 하는데도 진척이 없다면 당신의 모발검사 결과를 면밀히 살펴보아야 한다. 킬레이터가 당신에게 주는 영향들을 면밀히 또한 생각해 보아라. 그리고 고용량에도 즉각적인 효과가 나타나지 않거나 거의 없다면 당신의 몸 안에는 중금속의 문제가 없는 것일 수 있다.

당신이 수은을 킬레이션하고 있는데, 실은 당신의 문제는 수은이 아닌 다른 중금속(예를 들면 납)이 당신의 주된 문제일 수 있다.

당신이 3개월을 킬레이션을 했는데도 어떤 발전도 보지 못하거나 또는 심한 부작용을 겪고 있다면 어쩌면 당신은 치아에 숨겨진 아말감을 아직 가지고 있는 것인지도 모른다. - 치아뿌리의 캐널 안이나 치아를 씌운 크라운 아래 등에 아말감이 남겨져 있을지도 모른다는 이야기이다. 크라운 아래에 숨겨져 있는 게 아니라면 X-ray에서 보일 수 있다. 그리고 크라운 아래의 아말감은 크라운을 들어 올리고 확인하는 것이 유일한 방법이다. 의심이 된다면 확인하는 것이 좋다. 이렇게 확인하는 것은 그만한 가치가 있다. 만약 치아에 아말감이 남아있는데 킬레이션을 하는 경우는 당신의 건강을 오히려 해칠 수 있다.

경험에 의하면 독성이 강한 사람들과 납중독이 있는 사람들은 처음에는 어떤 진척도 보지 못할 수 있다.

대부분의 경우 처음에 좋은 경과를 볼 수 있다. 그리고 이어서 별다른 변화가 없는 고원기(plateau)가 오기도 하고 또는 심지어 몇 달간은 오히려 퇴보(regression)하는 것 같은 양상(stall period, 아래에서 설명 예정)을 보이기도 한다. 그러다 다시 서서히 발전을 시작한다.

킬레이션은 몸에 굉장히 스트레스가 되는 상황이다. 때때로 몸에 휴식기를 주기 위해 킬레이션은 잠시 쉬는 것도 필요할 수 있다. 어쩌면 이 휴식기를 가지는 '다운타임' 동안 몸이 더 좋아진 것을 느낄 수도 있다.

스톨기간(The stall period, DUMP phase)

몇 달간의 킬레이션을 하고 증상의 호전을 경험하고 나면 대부분의 사람들은 그들의 증상이 더 이상 발전을 느끼지 못하는 스톨시기(the stall period)가 온다. 그것은 마치 아무 일도 일어나지 않는 것 같은 느낌이 든다. 심지어는 더 나빠지는 것 같은 느낌일 수 있다.

일단 몸에서 아말감이나 다른 수은의 소스가 제거되고 나면 혈중이나 소변 내 수은 농도가 급격히 줄어들고 그러면 증상이 좋아지는 것을 느낀다. 종종 이런 반응은 아주 빠르게 나타난다. 그러나 몇 달이 지나고 나면 몸 안의 장기에 꼭꼭 격리되어 갇혀있던 수은들이 혈류 내로 움직이기 시작한다. 그러면 증상의 악화를 느끼게 된다.

스톨 기간 동안 킬레이션을 유지하는 것은 중요하다(또한 "DUMP phase", 버리는 단계로 이어진다). 그 시기가 지나면 다시 좋아지기 시작할 것이다. 이때의 속도는 처음 몇 달간처럼 일반적으로 빠른 속도는 아니다. 스톨 기간 동안 킬레이션을 유지하지 않으면 증상은 점점 더 나빠질 수도 있다.

다른 사례(Another Case History)

어린 시절 존은 매우 건강했다. 그는 학교대표로 Austrailian Rules football(호주축구)를 했고 멀리뛰기 챔피언이었다. 그는 어린 시절부터 적어도 12개의 아말감을 가지고 있었다. 그가 19세가 되었을 때 그는 주로 앉아서만 지내는 히피처럼 생활습관이 바뀌고 점점 우울해졌다.

20대가 되었을 때는 전에는 그런 증상이 없었는데, 그는 탄수화물을 먹으면 몸이 점점 힘들어지는 carbohydrate intolerance(탄수화물 불내응증)이 생기기 시작했다. 30세가 되었을 때는 탄수화물을 먹으면 거의 3일간은 피곤해 늘어졌다. 50대가 될 무렵에는 5일 아니 그 이상으로 증상이 길어졌다.

그가 40대 후반일 때 존은 아말감을 제거하였다. 36장에서 거론한 IAOMT의 적절한 프로토콜에 따라 아말감을 안전하게 제거했다. 그는 이후 증상에 아무런 변화도 느끼지 못했다. 그리고 59세에 건강이 갑작스럽게 악화가 되었다. 그는 생각을 똑바로 할 수 없었고, 큰 소리에 쉽게 놀랐다. 그는 완전히 기진맥진한 상태로 하루에 최소한 12시간을 자야 했다.

존은 adrenal insufficiency(부신기능 저하) 증상을 보였던 것이다. 그는 운이
좋게도 이것을 알아차리고 하이드로코르티손을 시작하게 되었다. 이후 즉각적
으로 본인 몸의 에너지 수준의 차이를 느끼게 되었다.

여기 몇 달간 킬레이션을 하고 난 후의 존의 모발검사가 있다. 그는 커틀러의
카운팅 룰에 하나도 해당하지 않는다. 그의 미네랄 수송체계는 정상으로 보인
다. - 이 이야기는 검사 결과 값이 실제로 독성물질이든 필수 미네랄이든 체내 실
제량을 의미할 수 있다는 말이 된다.

TOXIC METALS		RESULT µg/g	REFERENCE INTERVAL	PERCENTILE 68th · 95th
Aluminum	(Al)	14	< 12	
Antimony	(Sb)	0.030	< 0.080	
Arsenic	(As)	0.39	< 0.12	
Barium	(Ba)	1.6	< 1.5	
Beryllium	(Be)	< 0.01	< 0.020	
Bismuth	(Bi)	0.014	< 2.0	
Cadmium	(Cd)	0.043	< 0.065	
Lead	(Pb)	2.1	< 1.5	
Mercury	(Hg)	0.42	< 0.80	
Platinum	(Pt)	< 0.003	< 0.005	
Thallium	(Tl)	0.001	< 0.002	
Thorium	(Th)	0.001	< 0.002	
Uranium	(U)	0.069	< 0.060	
Nickel	(Ni)	0.13	< 0.40	
Silver	(Ag)	0.32	< 0.10	
Tin	(Sn)	0.11	< 0.30	
Titanium	(Ti)	0.65	< 0.70	
Total Toxic Representation				

ESSENTIAL AND OTHER ELEMENTS		RESULT µg/g	REFERENCE INTERVAL	PERCENTILE 2.5th · 16th · 50th · 84th · 97.5th
Calcium	(Ca)	646	375 - 1100	
Magnesium	(Mg)	58	40 - 140	
Sodium	(Na)	240	60 - 400	
Potassium	(K)	130	28 - 160	
Copper	(Cu)	16	11 - 32	
Zinc	(Zn)	190	120 - 200	
Manganese	(Mn)	0.34	0.15 - 0.65	
Chromium	(Cr)	0.43	0.40 - 0.70	
Vanadium	(V)	0.084	0.018 - 0.065	
Molybdenum	(Mo)	0.046	0.040 - 0.080	
Boron	(B)	0.93	0.40 - 2.5	
Iodine	(I)	0.54	0.25 - 1.8	
Lithium	(Li)	< 0.004	0.008 - 0.030	
Phosphorus	(P)	263	200 - 300	
Selenium	(Se)	0.90	0.80 - 1.3	
Strontium	(Sr)	1.6	1.0 - 6.0	
Sulfur	(S)	47500	41000 - 47000	
Cobalt	(Co)	0.15	0.006 - 0.25	
Iron	(Fe)	10	7.0 - 16	
Germanium	(Ge)	0.037	0.030 - 0.040	
Rubidium	(Rb)	0.22	0.030 - 0.25	
Zirconium	(Zr)	0.083	0.040 - 1.0	

몇 달간 킬레이션을 진행한 이후의 모발검사 결과

수은이나 납과 같은 독성 금속은 체내 어떤 정도로 있든 간에 신체에 해를 입힐 수 있다. 필수요소(essential element and other elements)는 적정량이면 인체에 해롭지 않다.

위쪽 영역을 보면 존은 납 성분이 상당히 높은 수치로 나오고 있고, 수은과 카드뮴이 시너지를 일으켜 그에게 영향을 크게 주고 있는 것으로 보인다. 비소 또한 높고, 아래쪽에 보면(필수 미네랄) 수은 중독자들이 전형적으로 보이는 결과처럼 리튬은 전혀 측정이 되지 않고 있다.

존은 킬레이션을 시작하기 전에 그의 증상을 스프레드 시트에 적어두었다. 아래 보고서는 1년간의 변화 리포트이고 일 년에 걸쳐 그의 증상은 많은 영역에서 극적으로 호전을 보였다. 70+의 의미는 증상이 70%가 나아졌다는 표시이다.

- 에너지 +65
- 과수면 +60
- 눈 알레르기 +70
- 쉰 목소리 +90
- 체온 +55
- 일어설 때 어지러워 앞이 깜깜해지면서 쓰러지는 증상 +70
- 코의 기름짐 +85
- 원시안 +75
- 체중 증가 +75
- 운동능력의 서투름과 협응의 부족 +85
- 성욕의 감소 +85
- 이를 악물고 있는 증상 +80
- 아랫입술 경련(잔떨림) +100
- 눈 안에 떠다니는 듯한 부유물 +35
- 피부 붉은기 +50
- 건선 +50
- 전립선 통증 +95

- 곰팡이가 생기는 손톱 +75
- 귀에서 들리는 이명 +35
- 인지기능 +70
- 불안 +90
- 나쁘고 우울한 생각들 +90
- 반복적 사고 +60
- 감각의 둔화. (뭔가 베일에 가려져 감각이 느껴지지 않는 듯한) +80
- 과하게 놀라는 반응 +70
- 대면하여 일 처리 할 수 있는 능력 +65
- 집중력 +65
- 단기기억력 +65
- 일 처리 속도 +65
- 방향상실(길 잃어버림) +50
- 떠오르지 않아 올바른 단어를 생각을 못하는 증상 +80
- 예민하고 곤두서있는 증상 +65
- 수줍음/사회에 섞일 수 없는 증상 +75
- 과한 식욕 +85
- 소음 과민증 +35
- 안하면 안 되는 강박적 사고 +60

존은 분명히 중금속에 중독이 된 것 같다. 그의 증상이 치명적인 정도까지는 아니지만 그는 상당한 증상들을 느끼고 있다. 그리고 18개월간에 걸쳐 많이 호전을 보이고 있지만 아직 완전히 회복된 것은 아니다. 그는 킬레이션을 하는 동안 황이 들어간 음식(thiol food)를 먹으면 힘들었던 것 이 외에는 심한 부작용을 겪지는 않았다. 존은 이 정도의 증상 호전을 보이고 있을 때, 5일 라운드로 ALA50 mg을 복용하고 있었고 전혀 부작용은 없는 상태였다.

존은 워낙에 하는 일이 일반적인 시간에 하는 일을 하는 사람이 아니다 보니(9시 출근해서 6시 퇴근하는 일이 아닌) 다른 사람보다 자는 시간을 방해받는 것에 대해 둔감한 편인 사람이다. 그래서 그는 킬레이션을 두 시간 간격으로 한다. 그는 킬레이션을 통해 24시간 동안 수은 배출을 늘리고 부작용을 줄이기 위해 택한 방법이라고 한다.

Chapter 39

사우나

Saunas

몸에서 중금속을 제거하는 또 다른 방법은 땀을 통해서이다. 이 방법은 배출과정 중에 신장이나 간에 어떠한 스트레스도 주지 않는다는 이점을 가지고 있다.

아래의 표는 48명의 건강한 남자와 여자의 땀에서 보여주는 필수성분과 독성 성분을 연구한 결과를 보여준다.

	남자	여자
구리(copper)	550	1480
니켈(nickel)	52	131
아연(zinc)	500	1250
납(lead)	51	118

사우나를 하는 동안 건강한 대상자로부터 땀을 채취하여 구리, 니켈, 아연, 납을 Atomic Absorption Spectrometry를 진행함. 리터당 마이크로그램으로 농도를 측정. Hohnadel,David C.; Sunderman,F. William;Nechay,Maria W.; McNeely, Michael D.Clinical Chemistry, Volume 19(11):1288. American Association For Clinical Chemistry-Nov 1, 1973

위의 표를 보면 여성이 남성보다 거의 미량원소들을 땀으로 약 두 배 정도 많이 배출하는 것을 볼 수 있다. 그러나 여성은 남성에 비해 땀을 절반 정도의 수준으로 배출한다. 그래서 전체적인 배출량은 거의 같게 된다.

사람들이 생산하는 땀의 양은 기후나 운동의 정도에 따라 하루에 100 mL에서 8 L까지 다양하게 생산된다. 그래서 특정 상황에서 아주 많은 양의 중금속이 배출될 수도 있다. 위의 표를 보면 아연과 구리의 배출양이 특히 높다. 만약에 2 L의 땀을 흘린 여성의 경우라면 구리를 약 3밀리그램을 배출할 수가 있다. 3밀리그램은 하루 허용치의 1.5배에 해당한다. 이것은 이론적으로 다량의 땀을 흘리는 사람의 경우 구리 부족의 결과를 보일 수 있지만 실제 임상적으로 구리 결핍의 경우는 매우 드물다.

러브조이(Lovejoy,1974)는 염화-알칼리 공장에서 일하는 사람들을 연구했고, 90분동안 땀으로 배출된 수은의 양이 16시간 넘게 소변에서 배설되는 양의 50%에서 90%에 달하는 것으로 확인하였다.

땀을 통해 상당한 양의 독성 물질들을 배출할 수 있는 것을 확인하였지만 이것만으로 뇌(brain) 안의 수은을 꺼내오는 데는 한계가 있다. 땀을 이용해서 중금속을 배출시키는 것도 좋은 전략이 되겠지만 뇌에서 수은을 꺼내기 위해서는 알파리포산(alpha lipoic acid)이 필요할 수밖에 없다.

Footnotes

1. Lovejoy, H. B. M.D.; Bell, Zeb G. Jr. Sc.D. Mercury Exposure Evaluations and Their Correlation With Urine Mercury Excretions: 6. Recommendations for Medical

   Evaluation of Mercury Exposed Workers in the Chlor-Alkali Industry. Journal of Occupational Medicine: December 1973 - Volume 15 - Issue 12 - pp 964-966.

Chapter 40

부신

The Adrenal Glands

부신은 양쪽 신장 옆에 붙어있는 아주 작은 내분비샘이다. 부신은 알도스테론, DHEA, 아드레날린, 노르아드레날린과 코티졸(하이드로코티손)을 포함해서 많은 호르몬들을 생산한다.

수은은 뇌와 갑상샘, 부신에 특히나 영향을 미친다. 수은에 중독이 되면 부신에서 분비되는 코티졸의 양은 보통 감소한다. 코티졸은 스트레스 상황에서나 당이 낮을 때 반응하여 분비되는 glucocorticoid(glucose 당대사와 관련된 스테로이드 호르몬)이다. 그것은 혈당을 높이고, 면역시스템을 조절한다. 코티졸이 낮으면 만성적인 피로와 위약감을 느끼고 감염에 취약하고, 알러지나 염증질환을 많이 일으키게 된다. 만약 코티졸의 농도가 너무 높으면 불안 증상이나 우울증이 있을 수 있고, 백혈구의 수치는 감소하여 더욱 감염에 취약하게 만들기 때문에 이것도 주의해야 한다.

몸이 감염상태가 되면 몸에서는 코티졸의 생산을 늘린다. 이것은 염증반응과 조직괴사 등을 막는 쪽으로 작용한다. 29장에서 본대로 메틸수은에 중독된 쥐 실험에서 실험군과 대조군이 편안한 상태에서는 코티졸 분비량이 같지만 스트레스 상황에 놓이면 대조군에 비해서 메틸수은에 중독이 된 쥐들은 코티졸을 반밖에 분비하지 못한다.

마찬가지로 아말감 중독 환자들은 평소 혈액 검사에서는 코티졸이 정상 수치를 보이나 신체적, 정신적 스트레스 상황에 놓이면 필요한 추가적인 코티졸이 분비가 되지 않고, 그들은 더욱 병세가 짙어지게 된다.

이렇게 충분한 코티졸을 분비하지 못하는 상태를 이름하여 adrenal fatigue(부신피로) 또는 adrenal insufficiency(부신기능 부족)이라 부른다. 의학계에서는 이 진단을 아주 극단적인 증상이나 검사 결과에만 국한시키는 경향이 있다. 예를 들면 에디슨 질환이나 산업재해로 인한 수은 중독, 또는 극단적인 갑상샘기능 저하증에서나 그 진단을 붙이는 경향이 있는 것 같다. 의사들은 증상보다 검사결과에 의존하는 편이다.

그러나 질환은 스펙트럼상에 있는 것이다. 컷 오프라인 안에 있으면 맞고, 수치를 벗어나면 그 즉시 아니라고 말할 수 있는 문제가 아니라는 것이다. 수은중독은 만성적일 수 있고, 상당히 서서히 진행된 문제일 수 있다. 그렇게 되면 인지가 되기 전까지는 실제 존재하는 중독을 잡아낼 방법이 없다. 가벼운 갑상샘 기능 이상이 있을 수 있고, 부신은 완전히 망가진 것처럼 보이지 않을 수 있다. 그러나 실제로 부신은 피로한 상태에 빠져 있을 수 있는 것이다.

모든 내분비샘들이 그렇지만 특히나 부신과 갑상샘의 기능 부족은 연속선상에 있는 것이지 어떤 기준점을 두고 칼같이 부족하고, 부족하지 않은 경계가 있는 것이 아니다.

부신 기능 저하의 증상
(Symptoms of adrenal insufficiency-adrenal fatigue 부신 피로와 같은 말)

부신 기능 저하를 진단하는 첫 번째 단계는 얼마나 많은 증상들이 나타나고 있느냐이다. 가장 흔한 증상들은 다음과 같다.

- 만성피로
- 기립성저혈압- 일어설 때 어지러움과 현기증을 느끼며 앞이 어두워지고 자세를 유지하기 힘든 증상이 동반되기도 한다.
- 불면증
- 달거나 짠 것에 대한 강한 갈망이 있다.
- 빛에 예민하다(photophobia).
- 몸에 감염상태가 자주 생긴다.
- 알러지가 생긴다.
- 쉽쉽게 놀란다(놀라는 반응이 크게 나타난다).

- 추위에 민감하다. 잘 견디지 못한다.
- 불안도가 높다.
- 예민도가 높다.
- 브레인 포그(brain fog- 뇌에 안개가 낀 듯이 잘 생각해내지 못한다)
- 집중을 잘하지 못한다.
- 과도하게 목이 마르고 물을 많이 먹게 되고 소변을 자주 본다.
- 눈 밑에 다크써클이 있다.
- 피부가 건조하다.

이 증상들 중 몇 가지 증상을 가진다면 좀 더 검사를 해보는 것이 좋다. 의사는 몇 가지 검사를 진행할 수 있고, 몇 가지 자가 테스트들도 있다.

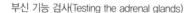

부신 기능 검사(Testing the adrenal glands)

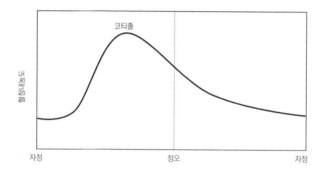

일중 코티졸의 변화

위 그림은 보통 낮 동안 정상적으로 코티졸의 레벨이 어떻게 변화하는지를 보여준다. 일어났을 때 가장 피크로 높고, 자기 전에 가장 아래로 떨어진다.

코티졸의 양이 너무 떨어져 있으면, 우리는 매우 기진맥진하고 늘어지게 된다. 만약 너무 높다면 잠을 잘 수가 없다. 많은 의사들이 코티졸 레벨을 단 한 번 혈액검사로 측정을 한다. 코티졸은 일중변화가 크고 개인마다 차이가 크기 때문에 이렇게 단일한 혈액검사만으로는 그 기능을 평가하기에 제한점이 많은 검사이다. 더 정확한 검사로는 24시간 타액(침, saliva)검사가 있다. 이 검사를 위해서는 하루 동안 4번에 걸쳐 타액이 모아져야한다. 이것은 좀 더 완벽한 일중 부신기능의 모식도가 그려지게 되면서 부신기능저하의 정도를 평가해볼 수 있다.

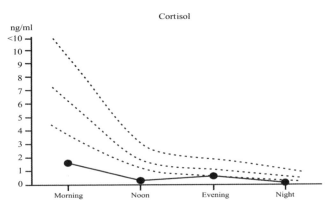

A saliva cortisol test – taken four times during the day. The dotted lines respresent the normal range, with the middle one being the average. This person has low cortisol throughout the day.

부신기능검사는 본인 스스로도 해볼 수 있다.
(Adrenal function tests you can do yourself)

체온(Body Temperature)

우리 몸의 체온은 주로 부신과 갑상샘에 의해 컨트롤이 된다. 체온의 이상은 두 기관에 문제가 있거나, 적어도 한 가지의 문제가 있을 수 있다는 생각을 해야 한다.

부신기능저하가 있는지를 확인하기 위해서 하루에 체온을 세 시간 간격으로 3번 측정하는데, 시작은 아침에 자고 일어나서 3시간 후부터 시작한다. 체온을 잴 때 운동하거나 많이 움직였다거나 음식을 먹었다거나 음료를 마셨다면 20분 정도 기다렸다가 측정한다.

적어도 5일간의 평균체온을 계산한다. 만약 하루 평균체온이 0.1도 이상 왔다

갔다 한다면(화씨로는 0.2도) 부신이 기능을 잘하지 못하고 있는 것이다. 아마도 부신 기능을 써포트해 줄 필요가 있을 것이다. 입에 넣고 측정하는 경우 정상 체온은 늦은 오후나 저녁에 섭씨 36.8도 또는 화씨 98.2도이다. 정상적으로 체온은 일중 섭씨로는 0.5도 정도의 변화가 있고, 화씨로는 0.9도 정도의 변화가 있다. 체온은 아침에 가장 낮고 늦은 오후나 저녁에 가장 높다.

(만약 체온이 안정적이지만 낮다면, 부신의 문제보다는 갑상샘 호르몬의 문제를 고려해 보아야할 수 있다. 갑상샘 호르몬을 체크한다. 갑상샘 호르몬에 대해서는 43장에서 다루겠다.)

동공 검사(Pupil test)

어두운 방에서 거울 앞에 앉는다. 적어도 30초 동안 얼굴 옆면에서 살짝 동공쪽으로 작은 플래시 불빛을 비춘다. 정상적으로 동공은 즉시 수축해서 작아져야 한다. 그리고 그 상태가 유지되어야 한다.

부신 기능이 떨어진 상태라면 그 상태로 유지하지 못하고 동공이 커졌다 작아졌다 반복하면서 떨고 있게 된다. 또는 처음에는 동공이 작아지지만 10초에서 30초 후에는 다시 커져 버린다.

기립성 저혈압(postural hypotension)

기립성 저혈압은 낮은 자세에서 중력에 반해 수직으로 자세를 일으켜 세울 때 혈압이 감소하는 증상이다. 이런 갑작스러운 혈압의 감소는 어지러움증과 현기증을 일으킬 수 있다.

10분간 누워있는 자세에서 혈압을 측정한다. 그리고 일어나서 다시 혈압을 측정한다. 부신기능이 정상이라면 일어서면 오히려 혈압이 10에서 20정도는 상승해야 한다. 부신 기능이 약한 상태이면 혈압은 떨어질 수 있다. 많이 떨어지면 떨어질수록 그만큼 심각한 부신 기능 저하를 고민해 보아야 한다.

혈압은 120/80으로 앞에 수축기혈압/ 뒤쪽에 이완기 혈압(심장의 수축과 이완 시 각각 측정하기 때문)으로 이뤄지는데 수축기혈압이 20이상 떨어지고 이완기혈압이 10이상 떨어지면 심각하다. 정상혈압을 보통 120/80으로 보는데 누워

있을 때 120/80인데 일어서서 100/80또는 120/70이라면 기립성 저혈압을 생각할 수 있고, 기립성 저혈압의 원인이 단순히 한 가지밖에 없는 것이 아니지만, 부신 기능 저하의 흔한 증상 중의 하나가 기립성 저혈압이기 때문에 부신기능이 떨어져 있지 않은지 고려를 해보아야 한다.

병원 검사(Doctor's test)

대부분의 의사는 혈액 코티졸 수치를 검사할 것이다. 코티졸은 일중변화가 심해서 딱 한 번 측정하는 것으로 코티졸의 레벨을 판단할 수 없다. 혈액 내 코티졸 수치는 분 단위로도 많이 달라질 수 있다.

그래서 앞에서 설명했던 타액 검사가 더 유용하다. 하루에 샘플을 4번 채취한다. 타액의 코티졸은 혈액보다는 변화가 빠르지는 않다. 그렇기 때문에 스트레스 상황에서 실제 수치는 더 크다고 봐야 할 수도 있다.

부신 기능 저하 타입(Types of adrenal insufficiency)

부신 기능 저하에 대한 가장 좋은 참고서적은 윌리암제퍼리스(william Jeffer-ies)박사의 "안전한 코티졸의 사용(Safe Uses of Cortisol)"이라는 책이 있다. 부신 기능에 이상이 있는 사람들이 읽기에 좋은 서적이다. 제퍼리스박사의 설명에 의하면 질병의 시작 시점에 혈장 내 코티졸의 레벨의 상승(정상적인 생물학적 반응)은 질병이 진행하는 것을 막고 질병이 심해지지 않게 돕는다. 중금속 때문에 부신의 기능이 손상 받게 되면, 몸에 질병이 생기거나 장기적인 스트레스 상황을 겪게 될시 코티졸의 분비가 떨어지게 된다. 그렇게 되면 스트레스를 이겨낼 수 있는 능력이 부족하게 된다. 그러면 그럴수록 감염에 더욱 취약하게 되고, 평소 잘 이겨냈던 정신적인 스트레스도 이제는 견디지 못하게 된다.

부신은 HPA Axis (HPA 축) 라고 알려진 hypothalamus-pituitary-adrenal(시상하부- 뇌하수체-부신)축의 한 부분인 내분비샘이다. HPA 축은 체온과, 소화, 배고픔, 성 기능(sexuality), 기분(mood), 에너지 생성과 면역을 조절하여 신체 기능을 유지하는 것을 돕는다. 시상하부는 CRH (corticotropin releasing hormone)를 분비해서 뇌하수체를 자극한다. 그러면 뇌하수체는 ACTH (adrenocorticopropic hormone)를 분비한다. 또 이것은 부신에서 코티졸을 생성하게 한다.

HPA 축의 이상이 어느 단계에서 있든 문제가 생기면 그것이 다양한 생물학적 시스템을 조절하기 때문에 증상도 역시 다양하게 나타날 수 있다. 부신기능저하는 세 가지로 분류할 수 있다.

1. 일차성 부신 기능 저하 - 부신이 질병이나 수상, 스트레스, 독성 물질에 의해 또는 수술적으로 부분절제가 되어 부신자체가 손상된 경우이다. 이런 경우 코티졸을 포함한 corticosteroid의 생성이 줄어든다.

2. 이차성 부신기능저하 - 뇌하수체가 종양, 항체, 수상, 독성 물질, 수술 등에 의해 손상되어 cortisol을 분비하도록 하는 뇌하수체의 ACTH가 부족하게 분비되는 경우이다. 결과적으로 코티졸의 양은 정상치보다 낮게 된다.

소변을 자주 보는 사람들은, 특히나 밤에 소변을 많이 보는 경우 바로 이차적인 기능 이상을 겪고 있을 가능성이 있다. 뇌하수체는 또한 vasopressin (antidiuretic hormone, ADH 항 이뇨호르몬)을 분비하는데 이것이 신장에서 물을 재흡수하는 기능을 한다. 밤에는 이 호르몬이 분비되어 정상적으로는 자는 동안 소변을 보지 않을 수 있도록 한다. 그래서 뇌하수체의 기능이 떨어져 있다면 이 부분에도 이상이 같이 생길 수 있는 것이다.

3. 삼차성 부신기능저하 - 질병이나 수상, 독성 물질, 종양 또는 항체 등을 통해 시상하부가 손상을 입은 경우 생길 수 있다. CRH를 분비하는 시상하부의 기능에 이상이 생긴 경우가 되겠다. CRH는 ACTH를 분비하도록 뇌하수체를 자극한다. 결과적으로 부신에서 코티졸과 다른 호르몬들의 분비가 감소하게 된다.

4. 수은중독은 HPA 축을 이루는 세 가지 분비기관에 모두 영향을 미칠 수 있다. 그래서 위의 세 가지 타입이 모두 뒤섞인 혼합형의 부신 기능 저하도 있을 수 있다.

시상하부(hypothalamus)와 뇌하수체(pituitary)는 BBB의 밖에 있기 때문에 만성적인 수은중독 환자에서 수은이 고농도로 축적이 되어있을 수 있다.

이것 또한 수은중독의 증상이 다양한 이유를 설명해 준다. 시상하부의 기능 이상은 체온과 섭식, 수면패턴, 성 기능, 사회성과 기분(mood)에 영향을 미칠 수 있다. 뇌하수체의 기능이상은 혈압과 갑상샘 기능, 대사와 체온에 영향을 줄 수 있다. 부신의 기능이 정상적이지 않으면 저혈당, 불안, 설사, 근육통, 저혈압, 알러지와 면역력이 떨어지는 등의 증상이 나타날 수 있다.

이런 복잡한 특징에도 불구하고, 치료는 꽤 명쾌하다. 킬레이션으로 분비샘에서 수은을 제거한다. 그렇게 한 후에는 그 기능이 정상으로 복구되는 것을 기대해 볼 수 있다.

부신 기능은 면역기능과 일반적인 건강 상태를 유지하는데 가장 필수적인 역할을 한다. 허브제(adaptogen), 부신피질 추출제(adrenal cortex glandular extract), 또는 hydrocortisone의 사용은 그것 자체만으로도 삶의 질을 향상시킬 수 있고, 킬레이션을 하는 과정을 조금 더 수월하게 해줄 수 있다.

Footnotes

1. William McK. Jefferies. Safe Uses of Cortisol. Charles C Thomas Publisher. 2004.

Chapter 41

부신기능저하의 치료

Treatment of Adrenal fatigue

킬레이션을 하면서 사람들이 흔하게 하는 실수는 부신 기능을 서포트하는 것을 소홀히 하거나, 실패하는것이다.

만약 부신 기능의 저하에 대해 신경을 쓰면서 증상을 살피고, 필요시 부신 기능을 서포트 해준다면, 킬레이션을 하는 동안 몸이 받는 스트레스를 정말 많이 줄일 수 있을 것이다.

부신 기능 저하를 심각하지 않은 정도로 경험한다면, 부신피질 추출물(주로 소에서 추출)이나 감초뿌리(licorice), 또는 아쉬와간다(ashwagandha), 가시오가피(siberian ginseng)등의 허브 제품의 강장제(adaptogen) 정도이면 부신 기능을 서포트하기에 적절할 수도 있다. licorice는 코티졸이 대사되어 분해되는 시간을 늦추며, 부신이 분비하는 코티졸의 양은 같지만 그 생리학적인 작용 시간을 늘린다.

다른 옵션으로는 참마에서 추출된 Isocort(아이소코트), 온라인에서 주문 가능한 제품으로 한 알에 2.5 mg 의 코티졸을 함유하고 있다.

그러나 수은의 중독이 된 사람들은 많은 수가 실제로 생리학적인 호르몬인 하이드로코티손(hydrocortisone)을 이용하지 않으면 증상의 호전을 느끼지 못하는 경우가 많다(생리학적인 용량은 인체가 자연적으로 생산하는 양의 추정치이고, 약물학적인 용량은 인체가 생산하는 양보다 크다. 약물학적 용량을 사용하게 되면 부신에 의해 생산되는 코티졸의 양을 줄일 수 있는 위험성을 가지고 있다).

하이드로코티손(hydrocortisone - 정제형이나 크림형이 있다.)은 인체가 생산하는 호르몬과 동일한 호르몬이다. 이것은 다소 부정적인 평판을 가지고 있다. 과거에 과도한 용량의 처방으로 인하여 끔찍한 결과가 있었던 적이 있기 때문이다. 그러나 그것은 실제 부신에서 생산되는 호르몬이며 생명에 필수적인 호르몬이다. 생리학적인 용량이 복용이 된다면 여러 해를 사용해도 별다른 문제 없이 복용 가능하다.

제프리스 박사(Dr. Jeffries)의 저서인 "안전한 코티졸의 사용(Safe Uses of Cortisol)"에서 제프리스 박사는 평생 동안 부신 기능 장애를 가진 환자들을 치료한 내분비학자로서의 경험과 사례를 보여주면서 아주 저 용량의 하이드로코티손의 안전성과 효과에 대해 잘 설명하고 있다.

용량(Dosage)

대부분의 사람들은 10 mg에서 30 mg의 하이드로코티손이 필요하다.

일부 사람들은 하루에 20 mg 이상 섭취하면 부신의 기능이 억제될 수 있는 위험성이 있다고 우려한다. 이런 상황은 복용을 통해서 신체가 필요한 양이 공급되기 때문에 부신이 코티졸의 생산을 중단하는 상황을 말하고 있다. 그래서 나중에 복용을 중단하였을 때 부신이 다시 코티졸을 생산하는 역할을 하지 못하게 될 수 있는 상황의 위험성을 제기하는 것이다. 이렇게 되면 환자는 하이드로코티손의 복용을 무기한으로 계속할 수밖에 없는 상태가 된다.

매일 하루 20 mg까지 복용한 경우에 부신 기능의 중단 상황이 발생할 수 있는 가능성은 극히 낮다. 많은 사람들이 하루 30 mg 복용을 해도 안전하게 생각하고 있다. 20 mg으로 한계를 두는 것은 근심이 너무 많은 접근인 것 같다. 제프리스는 건강한 부신을 가진 사람이 하루 5 mg씩 4회(총 20 mg)를 복용했을 때 부신에서 코티졸의 생산이 약 60% 정도 감소하는 것을 확인하였다. 하루 2.5 mg씩 4회(총 10 mg)를 복용한 경우는 코티졸의 생산량은 30% 정도 감소하였다.

제프리스의 저서의 대부분의 사례에서는 대부분의 여성은 하루 20 mg을 복용하였고 남성의 경우는 30 mg을 복용하였다.

갑상샘기능 문제를 가진 사람들에게 유용한 "갑상샘의 폭주를 막아라(Stop the Thyroid Madness)."의 저자인 제니 바우토프(Janie Bowthorpe)는 남성이 여성보다 많은 양의 하이드로코티손을 필요로 한다고 보고하고 있다. 보통은 하루 30 mg 정도가 적당하고 필요에 따라 40 mg 까지도 가능하다. 바우토프는 단 몇 달 동안만 유지할 것을 권장하였다. 그러나 수은의 중독이 된 사람들이 킬레이션을 하는 경우 부신 기능이 회복이 되기까지 일 년에서 2년간은 하이드로코티손이 필요할 수 있다. 그래서 더 낮은 용량의 하이드로코티손을 이용하는 것이 안전할 수 있다.

나는 9개월 동안 25 mg에서 30 mg을 킬레이션을 하면서 복용하였다. 이 정도 기간이 지나고 나서 오후에 측정한 체온이 37.0에서 37.3도 정도로 올라섰다. 그래서 나는 복용량을 줄일 시기가 왔다고 생각했고 20 mg 그리고 15 mg 으로 차차 줄여나갔다.

하이드로코티손은 보통 하루에 세 번에서 네 번 복용한다. 어떤 이들은 정상적인 코티졸의 사이클처럼 코티졸의 양이 아침에 가장 높게 올라가기 때문에 자고 일어나서는 용량을 크게 먹고 이후는 조금 낮은 용량으로 복용하기도 한다. 두 번째와 세 번째는 3~4시간의 간격을 두고 복용한다.

만약 마지막 용량을 너무 늦은 시간에 복용을 하게 된다면, 수면에 문제가 생길 수도 있다. 그러나 자기 전에 용량을 아주 작은 용량으로 하면 수면을 오히려 더 잘하는 경우도 있다. 어떤 이들은 아래와 같은 스케줄에 따라 복용하기도 한다.

10 mg	5 mg	2.5 mg	2.5 mg	= 총 20 mg
10 mg	7.5 mg	5 mg	2.5 mg	= 총 25 mg
10 mg	10 mg	5 mg	5 mg	= 총 30 mg

첫 번째 용량은 자고 일어나서 그리고 이후의 용량은 4시간 간격으로 복용한다. 각각의 용량을 10 mg 이내로 한다면 코티졸의 생산을 억제하는 일 없이 복용이 가능하다. 제프리스는 각각의 용량을 동일하게 나누는 것이 그의 환자들에게 최적이며 5 mg씩 4회 복용하는 것이 효과적이었다고 말한다.

자신에게 시도를 해보고 경험을 해봄으로써 가장 적절한 양의 용량을 찾는 것이 중요하다.

만약 복용을 하고 있는데도 몸이 편하지 않고 힘이 든다면 현재 상태가 스트레스 상황일 수 있다. 감염이나 피로감에 저항하기 위해 스트레스 용량을 복용하는 데, 평소 용량의 두 배를 복용한다. 제프리스는 인플루엔자와 같은 가벼운 감염상태를 겪고 있다면(열나고 춥고, 몸이 늘어지고, 아픈 상황이라면) 20 mg씩 4회를 몸이 편해질 때까지 복용하라고 권장하고 있다. 이것은 훨씬 감염 상태에서 빨리 회복하고 심각하지 않게 지나갈 수 있도록 도와준다. 만약 증상이 일주일 이상 지속된다면 그때는 반드시 의사를 찾아 감염의 원인 등을 확인해야한다.

만약 4일 이내로 스트레스 용량을 복용했다면 평소 용량으로 바로 돌아올 수 있다. 만약 4일 이상 복용했다면 평소 용량으로 돌아갈 때까지 하루 5 mg씩 감량한다.

하이드로코티손을 복용하고 있다면, 비상사태를 대비해서 약물 이름과 용량이 적힌 정보를 늘 소지하고 다녀야 한다. 만약 당신이 의식이 없는 의료적인 비상사태가 생긴다면 의료진은 당신이 하이드로코티손을 복용하고 있다는 사실을 확인할 수 있어야 한다. 왜냐면 꾸준히 들어가던 하이드로코티손이 갑자기 중단이 되면 부신 기능은 준비가 되지 않은 상태에서 갑작스럽게 기능을 정지할지도 모른다. 그 같은 상황은 심각한 상태로 진행하고 사망의 가능성도 있을 수 있다.

프레드니솔론(Prednisolone)

프레드니솔론은 부신 기능 저하의 치료제로 쓰일 수 있는 코티졸의 합성 형태이다. 이것은 하이드로코티손에 비해 4배 정도 효과가 세서 20 mg의 하이드로코티손은 5 mg의 프레드니솔론과 같다. 프레드니솔론은 반감기가 18~36시간 정도이다. 하이드로코티손의 반감기는 8~12시간 정도이다. 그래서 프레드이솔론은 하루 한 번 또는 두 번 정도 복용할 수 있다. 프레드니솔론은 그런 간편함은 있으나 하이드로코티손에 비해서 간에 좀 더 스트레스를 준다.

처음에 용량을 어떻게 시작해야 할까?(What dose should I start on?)

하이드로코티손의 충분한 효과를 느끼려면 며칠이 걸릴 수 있다. 2~3주간 20 mg으로 시작하여 증상을 평가해보는 것이 아마 좋을 것이다. 제프리스는 거의 항상 5 mg씩 하루 4번으로 시작한다. 그는 혈액 수치에서 정상의 코티졸 레벨을 보이더라도 환자가 부신 기능 저하의 증상을 호소한다면 약 2주간 하이드로코티손을 사용해보고 증상이 개선되는지 보았다. 만약 몸이 좋지 않거나 약물에 예민한 경우는 더 낮은 용량으로 시작할 필요가 있다. 5 mg을 4번으로 나눠서 복용해보는 것이 좋다.

만약 체온이 37.2도보다 높다거나 심박수가 80회보다 많이 높아진다면 용량을 줄여야 한다.

만약 하이드로코티손의 복용량이 너무 높으면 평소에 없던 불안감이나, 고혈압, 어지러움, 불면증, 체중 증가, 두통, 메스꺼움, 여드름, 피부가 얇아지는 증상, 상처치유 시간의 지연, 잦은 감염 등을 경험할 수 있다.

하이드로코티손을 복용하고 있다면 보충제도 부신 기능을 돕는데 사용할 수 있다. 부신피질 추출물, 비타민 C, 판토텐산(vitamin B군 중 하나)도 부신 기능을 다시 재건하는데 도움을 줄 수 있다. 자세한 내용은 보충제 챕터를 참고하길 바란다.

하이드로코르티손 줄여나가기(Weaning off hydrocortisone)

일단 몇 주간 하이드로코티손을 복용해왔다면 갑자기 그것을 끊을 수는 없다. 그렇게 되면 심각한 합병증을 겪게 될 수 있다. 지금까지 부신은 코티졸의 생산을 줄여왔는데 갑작스러운 하이드로코티손의 중단은 몸이 적응할 수 없고 몸에 상당한 무리가 오면서 몸이 아프게 되거나 심지어 죽을 수도 있는 상황을 만들 수 있다. 그런 상태는 전신의 위약감과 저혈압, 빠른 맥박, 땀, 두통, 메스꺼움 그리고 의식 저하 등의 증상이 나타날 수 있다.

만약 몇 달간 코티졸을 복용해왔다면 2.5 mg씩 복용량을 줄여서 3~4주간 유지한다. 잘 적응이 되면 3~4주 간격으로 2.5 mg씩 줄여나가기를 계속한다. 몸의 반응이 어떤 정해진 스케줄보다 가이드를 잘할 것이다.

운동(Excercise)

나는 항상 규칙적으로 운동을 해왔다. 하지만 지난 10년간 운동을 하고 나면 항상 하루나 이틀가량은 완전히 쓰러져 지내게 되었다. 내가 했던 운동양에 비해 너무 심한 극도의 피로감을 느껴왔다. 이것이 바로 부신기능저하(부신피로)이다. - 이것은 실제로 잘 알려진 부신기능저하의 증상이다.

그래서 나는 운동양을 매우 줄였다. 내가 유일하게 할 수 있는 것은 많은 힘을 들이지 않게 할 수 있는 조금 빠르게 걷는 것과 격렬하지 않은 수영, 요가 또는 필라테스 정도였다.

운동은 스트레스의 한 형태로 보통 추가적으로 부신에서 코티졸을 분비하게 만든다. 부신 기능 저하를 겪고 있다면 부신은 추가적으로 코티졸을 분비하지 못한다. 그래서 극도로 지치고, 심지어 운동 후 더 스트레스를 받게 된다.

이것은 정상적인 부신 기능으로의 회복을 지연시킬 수 있다. 그래서 운동은 적당한 정도여야 하며 몸이 느끼는 것을 귀담아듣고 힘이 든다면 운동양의 조절이 필요하다.

요약하자면, 코티졸은 자연적으로 몸에서 분비되는 호르몬이며 그것 없이는 삶이 있을 수 없다. 적정한 용량의 복용이 이뤄진다면 안전할 수 있다. 너무 많이 복용하는 경우나 갑작스러운 중단은 심각한 결과를 초래할 수 있으므로 신중히 복용해야 한다(한국에서는 처방자체가 의사에게 권한이 있기 때문에 의사와 충분한 상의가 필요할 수 있다).

Footnotes

1. William McK Jefferies, Low Dosage Glucocorticoid Therapy, Archives of Internal Medicine, 119:268-278.

Chapter 42

갑상샘

The Thyroid gland

갑상샘은 우리 몸에서 목 앞쪽에 위치하고 있으며 그 모양이 나비형인 내분비 기관이다. 이것은 타이록신(thyroxine, T4)와 트리아이오싸타이로닌(Triiodothy-ronine, T3)을 분비하여 신체의 대사를 조절한다.

갑상샘의 호르몬 분비는 뇌하수체의 TSH (Thyroid stimulating hormone, 갑상샘자극호르몬)에 의해 조절된다. 체내 T4,T3 레벨이 낮으면 TSH 분비가 늘어나 갑상샘에서 호르몬 합성을 하도록 한다. 갑상샘은 약 80~90%는 T4를 분비하고 약 10~20%의 T3를 분비한다.

T4도 약간의 생리적 기능이 있지만 주로 저장 형태이며, 실제로는 T3가 훨씬 대사에 많은 영향력을 가진다. 그래서 우리 몸은 끊임없이 T4를 T3 형태로 변환시킨다.

T3와 T4는 일반적으로 혈류내의 단백질에 부착되어 활성 형태를 띄고 있지 않다. freeT3와 freeT4의 형태가 되어 단백질에 부착되지 않는 단독 형태일 때 그것의 활성 형태가 된다. 활성 형태로 조직 내로 들어가 대사기능에 영향력을 행사한다.

수은과 갑상샘 기능(Mercury and Thyroid function)

갑상샘 기능저하증(Hypothyroidism)

수은은 갑상샘 기능을 파괴할 수 있는 여러 요인들 중 하나이다. 한 연구에서는 수은에 노출이 된 근로자들이 T4가 T3로 전환되는 비율이 감소하는 것을 확인하였다. 결과적으로 갑상샘 호르몬의 부족 상태가 초래된다(실제적인 역할을 하는 T3가 부족한 셈이다-갑상샘 기능 저하).

어떻게 갑상샘에 문제가 있는지 알 수 있을까?
(How do you know you have a thyroid problem?)

갑상샘 기능 저하의 증상들은 다음과 같다.

늘 추워한다.

우울감을 느낀다.

감염이 빈번하게 생긴다.

불안증

피부 문제가 생긴다.

섬유근육통(Fibromyalgia, 근육이 심하게 아파온다.)

높은 콜레스테롤 수치

만성적인 통증

저혈당

낮은 성욕

피로감

불임

변비

집중하는 데 어려움을 느낀다.

생리불순

낮은 체온

등등의 많은 증상 등이 있다.

만약 위의 증상들을 가지고 있다면 40장에서 설명한 부신 기능 저하를 또한 생각해 보기 위해 체온 테스트를 해보는 것이 좋다.

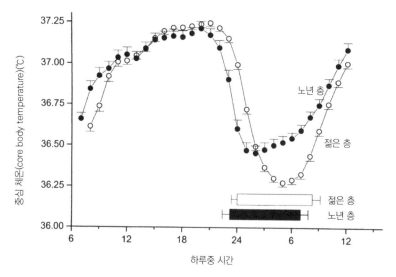

Core body temperature waveforms averaged with respect to time of day for young and older subject. ● Older subjects (n = 43); c, young subjects (n=97); solid bar, usual sleep episode of older subjects (mean ± 1 SD); open bar, usual sleep episode of young subjects (mean ± 1 SD). Shown are data from scheduled day 3, the 24-h period before the CR. Data are plotted with respect to actual time of day. Temperature data for the 24-h scheduled day before CR were first averaged in hourly bins for each subject, beginning at wake time on that scheduled day; data for all subjects in each group were then averaged per hour, and mean ± SE is shown. Oral temperatures would be 0.3 to 0.5℃ lower. From Duffy JF. Later endogenous circadian emperature nadir relative to an earlier wake time in older people.

젊은 층과 노년층의 하루 중 중심 체온의 변화를 보여준다.

위의 차트는 23세의 평균나이를 가진 젊은 층의 그룹과 68세의 평균나이를 가진 노년층 그룹의 일 중 평균 체온을 보여준다. 실제로 체온이 측정된 것이고, 구강체온은 실제 체온보다 0.3~0.5도씨 정도가 원래 낮다. 젊은 층은 오전 6시경에 체온이 가장 낮다. 반면에 노년층의 경우는 오전 1시경의 체온이 가장 낮다. 일중 리듬을 노년층이 빨리 시작하고 젊은 층이 늦게 시작하는 것을 알 수 있다. 가장 낮은 최저점의 체온을 36.4도 정도로 보면 만약 아침에 깨었을 때 경구를 통한 체온이 36.2℃(97.1°F)보다 계속 낮다면 갑상샘 기능이 저하되어 있을 수 있다. 또한 오후와 저녁 무렵의 체온이 규칙적으로 36.8℃ 보다 심각하게 낮다면 또한 갑상샘 기능의 문제를 확인해볼 필요가 있다.

갑상샘 기능 검사(Testing for thyroid problem)

갑상샘 기능 검사는 유용하다. 다음과 같은 검사를 요청해야 한다.

TSH

free T3

free T4

Reverse T3(가능한 경우)

Iron(철분)

Ferritin(페리틴)

Total Iron Binding Capacity(TIBC, 총철결합능)

Serum Iron(혈청 내 철분)

Percent saturation(퍼센트 포화도)

Thyroid antibody(갑상샘 항체 검사 ex. anti-thyroglobulin)

실험실 상의 정상 범주가 종종 너무 넓은 경우들이 있다. 그래서 실제 갑상샘 기능의 저하를 증상으로 겪고 있으나 정상 범주에 포함되어 잡아내지 못하는 경우가 있다. 이 정상 범주에서 낮은 범주 쪽에 분포하고 있는 사람들은 정상 판정을 받았으나 상당한 병적 상태에 있는 사람들도 있다. 범위를 좁게 보면 갑상샘 기능은 다음과 같은 범주에 있어야 한다.

Free T3는 정상 범위의 상위 3분의 1에 속해야 한다.
Free T4는 정상 범위의 상위 2분의 1에 속해야 한다.

TSH가 높으면 갑상샘이 저활성 상태이거나 갑상샘 기능 저하 상태를 나타내고 반대로 TSH가 낮으면 갑상샘이 과도하게 활성 된 상태이거나 갑상샘 기능 항진상태를 나타낸다. 내분비학자들 사이에서 TSH 레벨을 가지고 정상 범주를 정하는 것에 대해서는 내분비학자들마다 의견이 다르다. 그리고 검사마다 정상

범주를 다양하게 보는 것에 대해서도 의견이 분분하다. 그리고 현재 정상범위가 0.5~4.5 또는 5.0인데, 내분비학자에 따라서는 상위 범위는 3.0이나 심지어 2.5로 낮춰져야 한다고 생각하는 사람들도 있다. 또한 TSH 레벨의 숫자는 갑상샘 기능 저하에 절대적인 잣대는 아니다. 실제로 중요한 것은 free T4와 free T3의 양이다. 이것들이 궁극적으로 우리 몸에서 대사를 컨트롤하기 때문이다.

철분(Iron)검사는 철분이 낮으면 T4가 T3로 전환되는 능력을 낮추기 때문에 매우 중요하다. 철분이 낮을 경우 갑상샘 호르몬이 낮은 상태임에도 심지어 갑상샘 기능 항진 상태와 같은 증상을 보일 수도 있다(T4 레벨이 높아진다).

페리틴(Ferritin, 철분을 저장하는 단백질)의 정상 범위는 남성에서 12-300 ng/ml이고, 여성에서는 12-150 ng/ml이다. 최고 정상수치가 최저 정상수치의 25배에 이른다. 정상 범주가 대단히 넓다. 50은 간신히 봐줄 만한 정도이고 70~90정도가 이상적이다.

TIBC (Total Iron Binding Capacity)는 혈액 내에서 혈장 단백질인 트랜스페린(transferrin)과 철분이 결합하는 능력이다. 범주의 아래쪽에 있어야 한다.

혈청 내 철분은(Serum Iron) 여성은 110정도 남성은 130 정도가 되어야 한다.

Percent saturation(퍼센트 포화도)는 25~45% 정도여야 한다.

Thyroid antibody(갑상샘 항체검사)는 자가 항체가 갑상샘에 염증이 일으키는 하시모토, 그레이브스와 같은 질환이나 다른 자가 면역 질환이 있는지를 보여준다. 이런 자가 면역 질환은 남성보다 여성에서 약 10배 이상 더 흔하다.

수은은 여러 가지 방법을 통해 갑상샘의 대사에 영향을 미친다. 첫 번째 T4가 T3로 전환되는 것을 줄일 수 있다. 그렇게 되면 체내 대사율을 낮추게 된다. 수은의 중독은 갑상샘의 자가 항체형성과 연관이 있다. 항체는 바이러스나 박테리아 등의 외부에서 들어온 입자들을 공격하기 위해 백혈구에 의해 생성되는 단백질이다. 자가 항체(autoantibody)란 숙주의 몸에 있는 세포를 상대로 공격을 하는 단백질의 형태이다. 자가 항체는 관절염, 셀리악병, 크론병, 섬유근육통, 루프스, 혈관염과 같은 많은 자가 면역 질환의 원인이다. 그리고 그레이브스와 하시모토 또한 자가 항체에 의한 갑상샘 질환이다.

2007~2008년 미국 국민건강과 영양에 대한 조사(US National Health and Nutrition Examination Survey, NHANES)에서 2,047의 여성을 대상으로 데이터를 수집하였다. 혈액 내 수은 수치가 높은(상위 20%) 여성들이 하위 20% 내에 있는 여성들에 비해서 갑상샘에 대한 자가 항체를 가지는 경우가 2.24배 높았다. 이것은 수은중독과 하이모토사이의 상관관계를 의심 가능하게 한다.

프라하의 면역학과 미생물 연구소(the Institute of Immunology and Microbiology)의 교수 스테즐(Sterzl)에 의해 이런 상관관계를 일부 확인한 연구가 진행되었다. 치아 아말감을 가진 사람들이 아말감을 제거하였을 때 갑상샘의 자가 항체가 의미 있게 감소하는 것을 확인하였다. 게다가 아말감의 제거한 70%의 사람들이 자신에게 상당한 건강상의 개선이 있었다고 보고했고, 21%의 사람들은 개선이 있었다고 답하였다. 총 91%에 이르는 사람들이 건강상의 개선을 보았다 답한 것이다.

Footnotes

1. JF Duffy, D Dijk, EB Klerman, C Czeisler. Later endogenous circadian temperature nadir relative to an earlier wake time in older people. American Physiological Society, American Journal of Physiology. Regulatory, integrative and comparative physiology 1998, vol. 44, number 5, pp. R1478-R1487.

2. L Barregård, G Lindstedt, A Schütz, and G Sällsten Endocrine function in mercury exposed chloralkali workers. Occup Environ Med. 1994 August; 51(8): 536-540.

3. Gallagher, C. M., & Meliker, J. R. (2012). Mercury and thyroid autoantibodies in US women, NHANES 2007-2008. Environment international, 40, 39-43.

4. Sterzl, I., Prochazkova, J., Hrda, P., Matucha, P., Bartova, J., & Stejskal, V. (2006). Removal of dental amalgam decreases anti-TPO and anti-Tg autoantibodies in patients with autoimmune thyroiditis. Neuro endocrinology letters, 27, 25-30.

Chapter 43

갑상샘 기능 저하를 치료하는 방법

How to treat Hypothyroidism

대부분의 의사들은 갑상샘 기능 저하를 체내에서 T3 형태로 전환해야 하는 synthyroid 같은 T4 호르몬의 합성형태 가지고 치료를 한다. 이 치료는 어떤 사람들에게는 적절한 방법일 수 있다. 그러나 환자들이 가지고 있는 갑상샘 기능에 따라서는 이것이 적절한 치료가 될 수 없는 경우들도 있다. 심지어 혈액검사는 정상 범주 내에 있으나 갑상샘 기능 저하 증세를 보이고 있는 경우들도 있다.

그래서 현재 기준의 검사 결과만을 가지고 개개인의 결과와 증상을 고려한 세세한 분석 없이 그것도 오직 T4만을 가지고 하는 치료는 방법적으로 잘못되었다고 말할 수밖에 없다. 그래서 심지어 갑상샘 기능 저하에 대한 치료개념의 자체를 개혁해야 하고, 의사들을 재교육해야 한다는 세계적인 움직임이 환자들의 주도하에 이뤄지고 있다(일부 기능의학을 하는 의사나 내분비 전문의들은 갑상샘 기능에 대한 개인적인 최적상태가 세세하게 분석되어야 한다는 움직임이 있어 그에 따라 치료가 이뤄지기도 한다). 이런 움직임은 자체적인 연구와 치료에 대한 결정을 하고 있으며, 제니 바우토프(Janie Bowthorpe)의 책 이름을 따서 "갑상샘의 폭주를 막아라"라는 문구를 캐치프레이즈로 하고 있다.

일단 그들은 갑상샘이 어떻게 작동하고 있는지를 이해하고, T4/Synthyroid로 치료하면서도 힘들어했던 사람들은 일반적으로 dessicated thyroid(갑상샘 추출물)로 그 치료를 바꾼다. 이것에는 T4 하나만이 아니라 갑상선 호르몬 전체가 들어있다. 이런 환자들 중 그들의 갑상샘 증상이 그제서야 완전히 해소되는 경우가 흔하게 있다.

19세기 후반부터 갑상샘 기능 저하는 원래 주로 양이나 돼지, 소등의 가축에서 추출된 갑상샘 추출물을 가지고 치료해왔다. - 이것을 우리는 dessicated thyroid라고 부른다.

일반적으로 한 개의 알약이 갑상샘 추출물 65 mg을 포함하고 있다. 한 알에 38마이크로그램의 T4와 9마이크로그램의 T3를 가지고 있다. 이것은 사람의 갑상샘의 구성과 같은 비율을 가지고 있다. 또한 갑상샘 호르몬 T2와 T1도 들어있다. 또한 혈류 내 칼슘 농도를 줄이는 역할을 하는 칼시토닌도 같이 함유되어 있다.

1970년대 이전에는 의사들은 환자의 증상이 회복이 될 때까지 이 갑상선 추출물의 양을 조절해갔다. 1970년대 초에 TSH라는 검사가 개발되었고, 200명의 지원자를 받아 그들의 반응을 보고 정상범주가 결정이 되었다. 이 범위가 0.4~3.0 또는 5.0 mIU/ml이다. 이 범위의 상위값을 넘어서면 혈류 내 T4 레벨이 떨어지는 것을 보상하기 위해 T4의 생산을 늘리도록 TSH의 레벨을 올리기 때문에 갑상샘 기능의 저하가 있는 것으로 간주가 된다.

그러나 많은 사람들이 TSH가 정상 범주 내에 있음에도 여전히 갑상샘 기능 저하의 증상들을 호소한다. 그들의 검사 결과가 정상 범주 내에 있기 때문에 의사들은 치료를 하지 않는 경향이 있다. 아쉽게도 검사 결과가 환자의 증상보다 더 우선시되는 것이 현재 의학계의 현상이다. 그로 인해 많은 사람들이 진단을 받지 못하고 몇십 년간 증상을 겪으면서도 치료를 받지 못하는 경우들이 많다.

갑상샘 호르몬 치료를 시작하기 전에 확인해야 할 가장 중요한 것은 부신기능은 적절히 이뤄지고 있는지에 대한 문제이다.

갑상샘 호르몬의 효율적인 이용을 위해서는 적정한 코티졸의 레벨이 유지되어야하는 것이 필수적이다. 낮은 레벨의 코티졸은 혈액 내 T3를 높게 하고 반대로 조직에서는 낮게 만든다. 그래서 갑상샘 기능 항진의 증상이 나타날 수 있다. 이런 경우 정상치보다 체온이 상승하고 떨림, 가슴 통증, 두근거림, 땀, 설사, 안절부절못하는 느낌, 감정적인 불안함 등이 심해진다.

많은 사람들이 갑상선추출물을 한 개로 시작한다. 보통은 정제인데 이것을 두 번에 나누어 먹는 것이 선호된다. 갑상샘 호르몬이 한꺼번에 치솟는 것을 피하기 위해 반은 아침에 일어나서, 반은 정오 무렵에 복용하기도 한다. 어떤 이들은

4번에 나누어 복용하기도 한다.

갑상샘 추출물은 칼슘제, 철분제 또는 에스트로겐(여성호르몬)과 함께 복용하지 않는 것이 좋다. 같이 복용하게 되면 T3에 이 약물의 성분들이 결합하면서 체내에서 T3의 이용을 어렵게 한다. 음식 내 칼슘과 철분과 에스트로겐의 양이 많지 않다면 음식과 같이 복용해도 무방하다.

갑상샘 추출물을 혀 밑에 녹여 먹는 것도 좋다. 이 방법은 혀 아래 바로 점막 밑의 혈관을 통해 바로 흡수되도록 하여 흡수율을 높일 수 있다. 아무래도 위를 통할 경우 위산에 의해 분해가 되기 때문에 흡수되는 양이 떨어질 수 있다.

"Stop the Thyroid Madness"의 저자인 제니 보우토프(Janie Bowthorpe)는 몇 주 정도 복용해보고 용량을 조절할 것을 권한다. 그는 처음 시작한 용량을 너무 오래 유지할 경우 TSH 수준이 떨어지면서 체내에서 T4와 T3를 낮게 생산하게 된다. 그렇게 되면 다시 갑상샘 기능 저하 상태가 된다는 것을 알게 되었다.

이것을 막기 위해서는 체온이 안정적으로 37도가 되고 심박수가 80회나 그 이하가 될 때까지 2주마다 반 정도씩 용량을 올릴 수 있다. 그렇게 되면 아마도 보통은 2~3개 정도를 하루에 복용하게 되는 정도까지 용량을 올리게 된다.

맥박과 체온을 자주 측정하는 것이 중요하다. 그렇지 않으면 너무 많은 양의 갑상샘 호르몬 때문에 불안이나 빈맥(빠른맥)등의 불쾌한 증상이 생기고 그것을 가라앉히기 위해 며칠은 고생할 수 있다.

일단 하루에 2~3세알 정도에 도달하여 조절하였으면 갑상샘이 안정화될 수 있도록 한 달 정도는 그 용량을 유지한다. 단, 증상이나 검사결과가 아직 최적 수준이 아니라 생각될 때는 용량을 더 증량할 수 있다. 5알 이상 필요로 하는 경우도 가끔은 있으나 대부분의 사람들은 하루 3개 정도에서 많은 경우 5개 정도면 적절하게 유지할 수 있는 정도가 되는 것 같다.

아래 표는 나의 갑상샘 호르몬 검사 결과이다. 갑상샘 호르몬을 복용하기 전과 한 알을 먹고 3주 후에 한 검사, 두 개를 복용하면서 6주 후에 한 검사, 두 개로 유지하면서 15주 후에 얻은 검사 결과이다.

	TSH (범주 0.27~1.2)	FT4 (범주 0.93~1.70)	FT3 (범주 2.0~4.2)
갑상샘 추출물 시작 전 7월 7일	3.58	1.22	2.94
1알로 3주간 유지 후 7월 29일	1.1	0.948	2.67
2알로 6주간 유지 후 9월 9일	⟨0.14	1.40	3.70
2알로 15주간 유지 후 11월 11일	⟨0.14	1.22	3.69

갑상샘 추출물을 시작하기 전에 나의 TSH는 일반적인 기준에서는 정상 범주에 해당하지만 현재 일부 진취적인 내분비학전문가들에 의하면 TSH는 3이하를 적절한 수준으로 보고 있다. 내 FT4는 정상범주의 상위 2분의 1의 기준에 해당하는 1.31 보다 낮은 범위에 속해있고 FT3는 정상범주의 상위 3분의 1기준에 해당하는 3.4 보다 낮은 범위에 속해있다. 11월에 결과를 보면 FT3는 상위 3분의 1에 해당하는 영역의 안쪽으로 들어왔으나 아직까지 FT4는 그 안에 들어오지 못한다. 그러나 당시 나의 증상은 괜찮다고 생각했기 때문에 갑상샘 추출물 2알로 유지하였다.

흥미롭게도 나는 갑상샘 추출물을 복용하기 전에 하이드로코티손을 복용하고 나서 이미 37도 정도의 안정적인 체온을 유지할 수 있었다. 그래서 나는 갑상샘 추출물을 복용하지 않아도 되겠다고 생각을 했다. 그러나 여전히 오후가 되면 피곤함이 있었고 오후가 되면 짜증스럽고 불안했다. 그래서 혈액검사를 하게 되었다. 처음 검사를 하고는 나의 free T4와 free T3 레벨이 최적화 상태는 아니라는 것을 알게 되었다. 꼭 검사 시 이 호르몬들의 free 형태를 측정해야 하는 것을 명심해야 한다. 왜냐면 free 형태들이 그것들의 활성 형태이기 때문이다.

나는 7월 7일 검사 결과를 받은 후에 바로 갑상샘 추출물을 한 개로 시작하였다. 시작하자마자 나의 기분은 한층 좋아졌고, 훨씬 에너지가 느껴졌다. 그러나 3주 후 7월 29일의 결과를 보면 알겠지만 나의 검사 결과는 오히려 전보다 freeT4와 freeT3가 낮은 수준으로 떨어졌다. 한 알을 복용하고 3주 뒤쯤 더 짜증이 밀려왔던 이유를 검사 결과가 설명을 하는 것 같다.

이것은 또한 2주 정도 뒤면 용량을 증량할 필요가 있다는 것을 보여준다. 그리고 갑상샘 기능 저하의 환자가 항상 체온이 낮은 것은 아니라는 것을 말하고 싶다. 나의 경우만 보아도 하이트로코티손을 복용하고 체온은 정상화될 수 있었다.

7월 29일 결과를 보면 내 freeT3는 여전히 정상범위의 상위 3분의 1내에 있지 않았다(그러나 당시 내 심박수는 80회 아래였고, 체온은 37도였다). 그래서 갑상샘 추출물의 용량을 증량할 필요가 있었다.

9월 9일까지 6주간 두 알을 복용하였고 나의 free T4의 수치는 상위 반(=1.31) 안쪽에 있었고 free T3는 상위 3분의 1(=3.6~4.2) 사이에 있었다. 이 시점에서 내 안정 시 맥박은 70회이었고 체온은 37도였다. 그리고 나의 기분도 호전되었다.

만약 호전이 없다면 어쩌면 reverse T3의 문제가 있는 것일 수 있다.
(No progress may mean a reverse T3 problem)

만약 갑상샘 추출물을 복용하는데도 체온이 오르지 않고, 기분이 나아지지 않고, 어떤 이점을 느끼지 못한다면 어쩌면 reverse T3의 문제가 있는 것일 수 있다.

만약 T4가 과도하게 생성될 경우 갑생샘은 그것을 reverse T3로 전환을 한다. 이것은 체 내에서 T4를 적정수준으로 유지하기 위한 정상적인 과정이다. 그러나 문제는 free T3와 비교해서 reverseT3 가 너무 많은 경우에 발생한다. reverseT3는 세포막과 세포내액, 미토콘드리아와 핵에 있는 수용체를 막는다. 이런 경우는 여전히 혈액검사에는 fT4나 fT3는 정상 레벨로 보이지만 갑상샘 호르몬이 조직에서 작용을 하기 위해 결합되어야할 수용체가 reverseT3에 의해 모두 차지되어 실제 fT3가 결합하여 작용하지 못하고 여전히 갑상샘 기능 저하 증상을 느끼게 된다.

이때는 free T3와 reverseT3 모두 검사를 통해 이상 여부를 판단한다.

reverseT3를 높일 수 있는 인자

낮은 ferritin(페리틴)과 iron(철)

낮거나 높은 코티졸 레벨

극심한 다이어트

수술

그레이브스병

낮은 비타민 B12 레벨

스트레스

심한 질병 또는 심한 부상

revserseT3가 과도한 경우는 T3인 싸이토멜(Cytomel, liothyronine sodium)이 치료 약물이다. T3만 복용하게 되면 T4는 복용하지 않는다는 말이고 T4가 reverseT3로 전환이 될 일이 없다. 그리고 T3 수용체가 다시 활성화될 것이고 보통 12주 정도 걸린다.

T3 약물 시작하기(Starting on T3 medication)

시작 전에 본인이 적절한 부신 기능을 가지고 있는지 그리고 철분과 페리틴이 낮은 상태는 아닌지 확인하고 조절해야 한다. 가능하면 철분 레벨을 천천히 교정해가면서 아주 낮은 용량의 T3로 시작한다. 치료를 최대한 천천히 진행을 하는 것이 좋다.

아침에 일어날 때 싸이토멜을 6.25 mcg 정도로 시작하는 것이 좋고 4시간 후 다시 두 번째 용량을 복용한다. 5일에서 일주일 정도 지나면 두 번째 용량 복용 후 4시간 뒤 3번째 용량복용을 시작할 수 있다. 또다시 5일에서 일주일 후에 네 번째 용량을 추가할 수 있다. 그렇게 되면 하루 25 mcg을 복용하게 되는 셈이다. 어떤 이들은 12.5 mcg으로 시작해서 3주 뒤면 하루 50 mcg을 복용하기도 한다.

일단 하루에 4회를 복용하게 되면 계속해서 용량을 올릴 수가 있다. 아침 용량을 6.25 mcg 증량하고 일주일 유지하고 이후 두 번째 용량을 6.25 mcg 증량하고 일주일 유지하고, 이런 식으로 증량을 하게 된다. 목표는 우리의 체온을 37도씨로 올리고 심박수를 80회 이하로 유지될 수 있도록 하는 것이다. 대부분의 사람들은 자신에게 맞는 용량을 50~75 mcg 사이에서 찾게 되는 것 같고, 간혹 어떤 이는 125 mcg까지도 증량해야 하는 경우도 있다.

T3를 계속해서 사용하게 되면 T4레벨은 감소할 것이다. 그리고 새로운 reverseT3는 만들어지지 않는다. 두 세달 정도 지나면 T3수용체는 열리게 되고 이때 즈음해서 T3에 대한 몸의 반응이 빠르게 나타난다. 갑자기 체온이 상승 또는 불안과 불면증 등의 하이드로코티손이 과도할 때 생기는 증상들을 겪게 된다.

이렇게 되면 T3의 복용량을 줄여나가기 시작할 수 있다. 이제 갑상샘 추출물로 바꿔나간다. 갑상샘 추출물 한알은 대략 T3 25 mcg정도와 비슷하다(T4가 체내에서 T3로 전환되는 양까지 감안해서).

일부의 사람들은 갑상샘 추출물로 전환을 잘못 하는 경우도 있는데 그런 경우는 T3를 그대로 사용하는 경우도 있다.

철분과 갑상샘 기능(Iron and Thyroid Function)

철분 상태를 페리틴(ferritin), 혈청 내 철분(serum iron), TIBC(총 철분 결합능)과 철분포화도(iron saturation) 등을 통해 확인하는 것이 중요하다. 철은 갑상샘 호르몬을 생산하고 이용하는 데 아주 중요한 역할을 한다.

페리틴 레벨만 검사하는 것은 충분하지 않다.: 몸에 염증 상태가 진행 중 일 경우는 그 수치가 상승하기 때문에 실제로는 저장 철분이 적은 경우에도 정상범위에 있는 것으로 나타날 수 있기 때문에 반드시 철분 검사를 모두 확인할 필요가 있다는 것을 명심하는 것이 좋다.

(한국에서는 갑상샘 호르몬도 역시 의사의 처방에 의해 조절하기 때문에 적절히 의사와 상의하여 조절을 하는 것이 좋을 것이다.)

Recommended reading(추천 서적)

Jenny Bowthorpe (2011) Stop the Thyroid Madness. Laughing Grape Publishing.

Mark Starr (2005) Hypothyroidism Type 2: The Epidemic. New Voice Publications, Irvine, California.

Chapter 44

비타민 및 보충제

Vitamins and Supplements

수은의 중독 증상을 줄이고 킬레이션을 원활하고 좀 더 편안하게 진행할 수 있도록 도와주는 비타민과 보충제들은 정말 여러 가지가 있다. 이 보충제들은 킬레이션 과정에서 부작용을 낮추고 과정이 쉽게 흘러갈 수 있도록 돕는다.

4가지 기본 보충제가 있다 - 비타민 C와 E, 마그네슘과 아연이다. 다른 것들은 본인의 증상에 따라 이득이 있다 생각되면 복용할 수 있는 것들이다.

다음의 모발검사는 킬레이션을 하지 않고도 보충제만을 이용한 것으로 얼마나 상태의 호전을 가져올 수 있는지를 보여준다. 첫 번째 검사는 여자아이가 2살일 때 시행한 검사이다. 그 당시에 여자아이는 여러 가지 음식과 화학 물질에 대해 민감성을 보이고 전신에 습진과 발진들로 고생하고 있었다. 아이는 위 장관에 문제를 많이 겪고 있었고, 치아가 부서지는 증상도 있었다. 그 아이는 ADHD 성향과 감각 문제를 가지고 있었다.

POTENTIALLY TOXIC ELEMENTS				
TOXIC ELEMENTS	RESULT µg/g	REFERENCE RANGE	PERCENTILE 68th	95th
Aluminum	44	< 8.0		
Antimony	2.5	< 0.066		
Arsenic	2.5	< 0.080		
Barium	1.6	< 0.75		
Beryllium	< 0.01	< 0.020		
Bismuth	0.031	< 2.0		
Cadmium	6.1	< 0.070		
Lead	17	< 1.0		
Mercury	0.19	< 0.40		
Platinum	0.016	< 0.005		
Thallium	< 0.001	< 0.002		
Thorium	0.004	< 0.002		
Uranium	0.006	< 0.060		
Nickel	0.54	< 0.30		
Silver	0.51	< 0.20		
Tin	0.92	< 0.30		
Titanium	1.6	< 0.90		
Total Toxic Representation				

ESSENTIAL AND OTHER ELEMENTS								
ELEMENTS	RESULT μg/g	REFERENCE RANGE		2.5ᵗʰ	16ᵗʰ	PERCENTILE 50ᵗʰ	84ᵗʰ	97.5ᵗʰ
Calcium	142	140-	500					
Magnesium	27	15-	45					
Sodium	47	18-	180					
Potassium	40	10-	150					
Copper	14	11-	24					
Zinc	69	100-	190					
Manganese	2.7	0.10-	0.50					
Chromium	1.5	0.43-	0.70					
Vanadium	0.24	0.030-	0.10					
Molybdenum	0.16	0.050-	0.13					
Boron	1.5	0.40-	3.5					
Iodine	9.1	0.25-	1.3					
Lithium	0.044	0.007-	0.020					
Phosphorus	159	150-	220					
Selenium	0.81	0.70-	1.1					
Strontium	0.41	0.19-	2.0					
Sulfur	46200	45500-	53000					
Cobalt	0.054	0.005-	0.030					
Iron	78	7.0-	16					
Germanium	0.031	0.030-	0.040					
Rubidium	0.082	0.012-	0.16					
Zirconium	0.43	0.030-	1.0					

SPECIMEN DATA			RATIOS		
COMMENTS: 1197471					
Date Collected: 7/28/2009	Sample Size: 0.195 g		ELEMENTS	RATIOS	EXPECTED RANGE
Date Received: 8/3/2009	Sample Type: Head		Ca/Mg	5.26	4- 30
Date Completed: 8/7/2009	Hair Color: Blond		Ca/P	0.893	1- 12
Client Reference:	Treatment:		Na/K	1.18	0.5- 10
Methodology: ICP-MS	Shampoo:		Zn/Cu	4.93	4- 20
		V010.08	Zn/Cd	11.3	> 800

보충제 사용 전 모발 중금속 검사 결과

검사결과의 위쪽 절반을 보면 아이는 심각하게 높은수준의 중금속 독성상태를 보여주고 있다. 알루미늄(aluminum), 안티몬(antimony), 비소(arsenic), 카드뮴(cadmium), 납(lead)과 쌀륨(thallium)이 95퍼센타일 선을 넘어서고 있다.

아래쪽 절반의 필수성분들을 보여주는 부분은 4가지 성분이 97.5퍼센타일 선을 덤어서는 영역에 와있다. - 이것은 모발검사 카운팅 룰에 따라 미네랄 수송체계의 이상(deranged mineral transport)이 있음을 확인할 수 있다.

또한 아연/카드뮴 비율(Zn/Cd ratio, zinc/cadmium ratio)이 11.3이다. - 이것은 정상적으로 800 이상이어야 하는데 대단히 낮은 수치를 보인다. - 심각한 아연부족을 시사한다.

TOXIC METALS				
		RESULT μg/g	REFERENCE INTERVAL	PERCENTILE 68th 95th
Aluminum	(Al)	17	< 8.0	
Antimony	(Sb)	0.038	< 0.066	
Arsenic	(As)	0.14	< 0.080	
Barium	(Ba)	0.42	< 0.75	
Beryllium	(Be)	< 0.01	< 0.020	
Bismuth	(Bi)	0.19	< 2.0	
Cadmium	(Cd)	0.22	< 0.070	
Lead	(Pb)	0.61	< 1.0	
Mercury	(Hg)	1.5	< 0.40	
Platinum	(Pt)	< 0.003	< 0.005	
Thallium	(Tl)	< 0.001	< 0.002	
Thorium	(Th)	0.001	< 0.002	
Uranium	(U)	0.002	< 0.060	
Nickel	(Ni)	0.09	< 0.30	
Silver	(Ag)	0.10	< 0.20	
Tin	(Sn)	0.19	< 0.30	
Titanium	(Ti)	0.55	< 0.90	
Total Toxic Representation				

ESSENTIAL AND OTHER ELEMENTS				
		RESULT μg/g	REFERENCE INTERVAL	PERCENTILE 2.5th 16th 50th 84th 97.5th
Calcium	(Ca)	159	140– 500	
Magnesium	(Mg)	100	15– 45	
Sodium	(Na)	41	18– 180	
Potassium	(K)	20	10– 150	
Copper	(Cu)	9.6	11– 24	
Zinc	(Zn)	190	100– 190	
Manganese	(Mn)	0.75	0.10– 0.50	
Chromium	(Cr)	0.43	0.43– 0.70	
Vanadium	(V)	0.082	0.030– 0.10	
Molybdenum	(Mo)	0.048	0.050– 0.13	
Boron	(B)	0.69	0.40– 3.5	
Iodine	(I)	0.40	0.25– 1.3	
Lithium	(Li)	0.013	0.007– 0.020	
Phosphorus	(P)	158	150– 220	
Selenium	(Se)	0.56	0.70– 1.1	
Strontium	(Sr)	0.30	0.19– 2.0	
Sulfur	(S)	48100	44500– 53000	
Cobalt	(Co)	0.017	0.005– 0.030	
Iron	(Fe)	28	7.0– 16	
Germanium	(Ge)	0.030	0.030– 0.040	
Rubidium	(Rb)	0.029	0.012– 0.16	
Zirconium	(Zr)	0.90	0.030– 1.0	

SPECIMEN DATA		RATIOS		
COMMENTS:		ELEMENTS	RATIOS	RANGE
		Ca/Mg	1.59	4– 30
Date Collected: 8/12/2012	Sample Size: 0.203 g	Ca/P	1.01	1– 12
Date Received: 8/17/2012	Sample Type: Head	Na/K	2.05	0.5– 10
Date Completed: 8/19/2012	Hair Color: Blond	Zn/Cu	19.8	4– 20
Methodology: ICP/MS	Treatment:	Zn/Cd	864	> 800
	Shampoo: Dawn Dishsoap			

보충제를 3년 복용 후 모발 중금속 검사 결과

3년 뒤 다시 한번 검사가 진행되었다. 그사이에 아이는 아연과 비타민 D3, 비타민K2(특히 아이들의 경우 이것은 뼈의 강도에 중요한 역할을 한다), DHA(오메가3), 호메오페시 소금과 유산균을 복용하였다.

검사 결과를 보면 독성금속들이 드라마틱하게 줄어있는 것을 확인할 수 있다. 그리고 아래쪽의 필수성분파트를 보면 미네랄 수송체계는 정상화되어 있다. 아연과 카드뮴 비율도 마찬가지로 정상 범위 내에 들어온다.

책을 쓰던 당시에는 아이는 킬레이션을 하지 않는 상태였다. 그러나 그 아이의 엄마는 당시 ALA를 통한 킬레이션을 준비하고 있는 상태였다.

비타민 C

부신은 내부에 비타민 C를 고농도로 가지고 있다. 부신 내에서의 비타민 C의 역할은 정확히 밝혀지지는 않았지만, 이 분비샘이 역할을 하는 데 고농도의 비타민 C가 필요하기 때문이 아닌가 생각된다. 그만큼 킬레이션을 통한 스트레스를 극복하기 위해서도 비타민 C는 충분한 양이 공급이 되어야 한다. 이것은 킬레이션을 해본 많은 사람들의 경험을 통해 필요성을 알게 되었다.

비타민 C는 또한 수은 중독에 의한 나쁜 영향들을 직접적으로 낮추어준다. 수은의 중독은 체내 활성산소를 증가시키고 항산화제의 레벨을 낮추게 된다. 이 활성산소는 세포를 이루는 막을 구성하는 지질(lipid, fat지방질)의 산화(oxidation)를 일으킨다. 이것으로 인한 손상이 크면 세포는 사멸하여 죽게 된다.

수은은 아주 독성이 강한 DNA와 단백질 성분들을 파괴하는 하이드록실 라디칼(hydroxyl radical)과 같은 활성산소를 생성한다. 체내에서 이것은 돌연변이를 일으키기도 하고 체내 효소(enzyme)들의 생성과 활성을 막게 된다. 비타민 C와 다른 항산화제들은 세포의 손상을 막기 위해 활성산소(free radical)와 결합하여 그것을 중성화시킨다.

하루에 4그램 정도의 비타민 C를 나누어서 복용하는 정도면 대부분의 사람들이 큰 무리가 없다. 대부분에게는 장내 흡수의 제한이 있기 때문에 하루에 8그램 정도 복용하는 것이 최대치이다. 더 이상 복용해도 혈류 내 농도의 증가가 없다. 처음에는 하루 2그램 정도로 시작해 볼 수 있다. 그리고 변이 무르게 나올 때까지 용량을 올려본다. 그리고 이후에는 그 용량에서 약간 낮추어 복용한다(이 방법을 "bowel tolerance 위장관이 견딜 수 있는 만큼의 증량법"이라 부른다).

칼슘아스코베이트(calcium ascorbate)가 덜 산성성분이라서 아스코빅 에시드(ascorbic acid, ascorbate)보다 먹을 만하다. 사람들의 선호도에 따라서는 지방 형태와 결합되어 있는 비타민 C (liposomal vitaminC)를 복용하기도 한다. 흡수율이 높고 위장관 증상이 덜하다. 신장에 돌을 만드는 성향이 있는 사람들은 비타민C가 신장으로 옥살레이트(oxalate)의 배출을 증가시킨다. 그래서 칼슘옥살레이트(calcium oxalate)돌을 만들 위험이 높아진다고 알려져 있기도 하다.

적혈구 검사와 혈장 검사를 통한 미네랄 검사
(Red blood cell tests vs Blood plasma tests for minerals)

혈장 내 미네랄수치는 체내 미네랄 양을 대표해줄 수 없다. 예를 들면 혈장 내 마그네슘은 체내 총량의 1프로만 반영한다. 그래서 조직에서 마그네슘이 부족한 상태임에도 불구하고 혈장 내 검사는 정상레벨을 보일 수 있다. 그래서 적혈구내 미네랄검사를 하는 것이 더욱 유용하다. 적혈구 속에 있는 미네랄을 측정하는 것이 일종의 조직 내 세포의 미네랄 양을 측정하는 것이기 때문에 체내의 총 미네랄 수준을 비슷하게 추정할 가능성이 높다.

어떤 미네랄은 또 다른 이유로 혈장 내 미네랄수치가 의미가 없을 수 있다. 혈장 내 아연의 경우는 몸이 좋지 않은 질병 상태에 있다면 혈장 내 그 수치가 떨어진다. 그래서 환자의 현 상태에 따라 다른 값을 보이기 때문에 체내 아연 양을 대표해서 말하기 어렵다.

결론적으로는 우리는 혈류 내 떠다니고 있는 미네랄 양을 측정하고 싶은 것이 아니라 조직 내 존재하는 미네랄 양을 알고자 하는 것이기 때문에 혈장검사보다는 적혈구 검사를 하는 것이 더 적합한 방법이라 하겠다.

아연과 구리(Zinc and Copper)

아연은 면역기능에 중요한 역할을 한다. 수은과 구리에 반대되는 작용(antagonistic)을 하는데 즉 수은과 구리의 화학적 활성을 떨어뜨리고 흡수를 감소시킨다. 그래서 결국 독성효과를 떨어뜨린다.

아연은 또한 중금속이 부착되어 체내에서 배출될 때 필요한 단백질인 metallothioneins의 합성에 쓰인다. 수은에 중독이 된 사람들은 흔히 아연이 부족한 경우가 많다. 수은의 배출에 도움을 주는 단백질의 합성을 낮추는 것도 또한 수은이 인체에 주는 나쁜 영향 중의 하나이다.

아연은 구리의 흡수를 감소시킨다(구리의 독성이 있는 사람 또는 윌슨병(Wilson's disease)환자에게 유용하다). 2년간 100~125 mg의 아연을 복용한 이후 혹시 과용하였는지 확인하기위해 적혈구 검사를 통해 아연의 레벨을 확인하였는데 아연수치는 중간 정도 되는 정상레벨정도에 있었는데 반해 구리의 수치는 최저레벨에 있었다. 이후 구리를 나의 보충제에 추가하였고 이후 정상화되었다. 검사 결과 값이 정말 매우 낮은 것을 확인하지 않는 한 구리를 따로 복용하는 것은 상당히 조심해야 한다. 왜냐면 구리는 필요량과 독성량 사이의 구간이 매우 좁기 때문에 자칫하면 독성상태로 진행이 가능하기 때문에 매우 조심스럽다. 구리 독성의 증상은 수은의 독성 증상과 상당히 유사하다.

모발검사는 아연의 수준을 확인하는 데 유용하다. 만약 모발검사에서 아연의 수준이 낮게 나온다면 그것은 체내 아연의 양이 실제로 낮다는 것을 의미한다. 그러나 만약 높게 나온다면 그것은 실제로는 낮을 수도, 높을 수도 있다. 그래서 확실하게 확인할 수 있는 방법은 적혈구 검사를 통해 아연을 확인하는 방법이다.

일반적으로 아연은 하루 50~100 mg 정도 복용한다. 커틀러는 DMSA나 DMPS를 복용한다면 100 mg을 추천하지만 ALA를 첨가하거나 단독 사용하는 경우는 50 mg으로 용량을 낮추라 한다. 왜냐하면 ALA는 아연이 간을 통해 배출이 되는 양을 줄인다(ALA는 카드뮴과 메틸수은이 간을 통해 배출 되는 양도 줄인다).

비타민 B (B vitamins)

비타민 B복합제는 25~50 mg 정도를 하루 3~4회 권장한다.

B1 (thiamine, 티아민)는 비소의 수치가 높은 사람들의 경우, 비소가 세포의 대사를 방해하기 때문에 티아민의 작용에 영향을 미쳐 섭취량은 정상인데도 개인에 따라서는 결핍증 증상이 나타날 수 있다. 티아민의 결핍증상으로는 발이 타는 듯한 신경학적 증상을 포함한 사지의 감각 이상과 위약감, 근육의 통증과 근육을 만졌을 때 압통 등이 있을 수 있다. 티아민의 결핍의 경우 빠른 맥박, 심비대, 호흡곤란이 생기는데 결국에는 심부전까지도 이어질 수 있다. 다른 몇가지 보충제들처럼 사용하였을 때, 정신과적인 증상(psychotic symptoms)을 줄일

수도 있다.

B2 (riboflavin, 리보플라빈)는 지방, 단백질, 탄수화물의 대사에 관여한다. B2 효소 중 하나인 FAD (flavin adenine dinucleotide)는 산화된 글루타치온을 환원시켜 다시 항산화 기능을 할 수 있게 하는 재활용(recycling)과정에 필수적이다. 글루타치온은 우리 몸에서 생성되어 가장 폭넓게 이용되는 항산화제이며, 수은 중독의 경우 감소되어 있다.

B3 (niacin 또는 nicotinic acid, 니아신 또는 니코틴산)은 구리의 흡수를 줄인다. 그래서 구리의 레벨이 높은 경우에 유용하다. 연구들에 의하면 니아신은 HDL(흔히 좋은 콜레스테롤로 알려져 있다)은 높이고 TG(저장 형태의 콜레스테롤)는 낮추는 것으로 밝혀졌다. 낮은 HDL 레벨은 수은중독이 있는 사람들에게 흔하게 나타나고 이것은 심각한 심장질환의 위험인자이다.

B5 (panthothenic acid, 판토텐산)는 에너지 생성과 부신에 의한 코티졸과 같은 스테로이드 호르몬의 생성에 관여한다. 이런 스테로이드 레벨은 수은중독이 있는 사람들은 감소되어 있다. 판토텐산은 또한 아세틸콜린과 같은 신경전달물질의 합성에도 도움을 준다. 9주간 판토텐산 보충제를 먹인 쥐들이 코티졸과 같은 글루코코티코이드가 높은 수준으로 나타났고, 그리고 부신에서 코티졸을 생성하도록 자극하기 위해 뇌하수체에서 분비되는 ACTH에 반응이 민감하였다. 이런 민감성이 낮은 코티졸 분비를 개선시켰다.

B6는 수은중독에 의해 감소되는 신경전달물질인 세로토닌과 도파민을 합성하는 데 관여한다.

세로토닌과 도파민의 감소는 불안과 우울감, 집중력의 감소를 야기한다. 심각한 B6의 결핍의 경우는 우울증, 불안증과 같은 신경학적 증상을 일으키고 또한 입안과 혀 그리고 입술 주변의 구강궤양을 일으킬 수 있다.

B12는 보통 싸이아노코발라민(cyanocobalamin)의 합성형태로 복용이 되는데 이것은 체내에서 메틸코발라민(methylcobalamin)형태로 전환된다. 메틸코발라민형태의 보충제도 또한 구매할 수 있다. 보통 호주나 미국에서 B12의 혈액검사의 정상 범위 중 최저치가 200 pg/ml(10^{-12}gram)인데 반해 일본이나 유럽의 경우 500~550 pg/ml이다. 일본의 기준에 의하면 많은 수의 미국이나 호주인들

은 B12 결핍수준에 해당할 수 있다.

B12 결핍의 증상은 다음과 같다.

1. 손, 다리 또는 발의 이상 감각, 저린 느낌, 얼얼한 느낌

2. 걷기 어려움(비틀거리는, 균형 문제)

3. 빈혈

4. 붓고 염증성의 혀

5. 노란 낯빛

6. 사고나 추리의 어려움(인지장애)

7. 기억력의 감소

8. 편집증 또는 환각

9. 위약감

10. 피로

위염을 겪고 있는 사람들은 음식물에서 B12를 흡수하는데 필요한 위산과 펩신 그리고 내인자(intrinsic factor)의 분비에 이상이 생긴다. 위산을 억제하는 약을 계속 사용하는 경우는 B12 레벨이 계속해서 낮아질 것이다.

경구 B12의 단 1% 정도만이 흡수가 된다. 그래서 상당히 큰 용량으로 10000 mcg까지도 복용할 수 있다. 미국에서는 RDA (recommended daily allowance, 하루 권장량)가 하루 2~3 mcg이다. 10000 mcg을 경구 투여하였을 때 100 mcg 정도가 흡수될 것이며 이것은 하루 권장량의 30~50배 정도에 해당한다. 혀 밑에 녹여서 복용하는 경우는(설하복용) 흡수율을 증가시킨다. 또 다른 옵션으로는 B12를 10일간 1000 mcg씩 주사하고 그 다음은 4주 동안 일주일에 한 번 주사하고 그리고 나서는 혈액레벨수준이 목표치에 도달할 때까지 한 달에 한 번 주사하는 방법이 있다. 미국에서는 의사의 처방에 의해 환자 본인이 주사할 수 있도록 처방된다.

셀레늄(Selenium)

셀레늄은 수은과 결합해 mercury selenide를 형성한다. 이것은 매우 용해성이

낮고 생체가 분해하기에는 상당한 불활성 물질로 간주된다. 그래서 체내에서 수은을 제거하지는 못하나 적어도 생체에 해가 되지 않는 상태로는 전환시켜 놓는다고 보아야겠다. 셀레늄은 또한 항산화 효소(글루타치온 과산화효소와 같은)와 아이오도타이로닌 디아이오다이네이즈(iodothyronine deiodinases, 갑상샘 호르몬을 활성 형태로 전환하는 효소, 예를 들면 T4를 T3로 전환)의 중요한 부분을 차지한다.

셀레늄은 다양한 연구에 의하면 수은의 신경독성, 태아독성(태아에 독성효과), 발달 독성(아이들의 발달에 독성효과)을 줄인다.

우리 몸에서 셀레늄은 아주 미량이 필요하다. 독성용량이 1000 mcg이기 때문에 하루에 치료용량인 200~600 mcg 보다 이상의 사용은 안 된다. 대부분의 임상실험은 200 mcg을 사용하였다.

셀레늄에 의한 독성의 증상으로는 마늘향의 입 냄새, 부스러지는 손톱, 건조하고 부스러지는 모발, 빨갛고 부은 손, 과도한 충치 등이 있다.

셀레노메티오닌(selenomethionine)이 선호되는 형태이다. 한 연구에서는 참가자들이 8주간 매일 200 mcg의 셀레늄을 복용하였고 그들에게서 자연 살해 세포(Natural killer cell)의 활성도가 82% 증가하였다. 자연 살해 세포는 바이러스나 박테리아 감염, 종양형성에 반응하는 백혈구의 한 종류이다. 셀레늄 사용의 부작용으로는 불면증, 불안감, 짜증과 심부정맥 등이 있을 수 있어 주의가 필요하다.

비타민 E (Vitamin E)

비타민 E는 8개의 친유성(기름에 잘 녹는)을 가진 물질의 결합 형태가 자연적 형태이다. 그리고 그 형태가 합성 형태보다 훨씬 효과가 좋다. 자연적인 베타, 감마, 델타 부분을 가진 알파 토코페롤 형태를 사용하는 것이 좋다. 이것은 일반 토코페롤 형태와는 다르다. 이것은 흔하지 않고 연구도 덜 되어있는 토코트리에놀 형태이지만 훨씬 신경세포를 보호하는 역할을 하는 것으로 나타났다. 비타민 E는 또한 면역 기능을 향상시키는 것으로 나타났다.

수은의 중독은 체내에서 항산화제의 레벨을 낮추는 결과를 보여준다. 그렇게 되면 자유라디칼(free radical, 활성산소)에 의해 세포막, DNA, 단백질은 손상을 받게 된다.

비타민 E와 다른 항산화제들은 이런 손상을 막기 위해 자유라디칼들을 중성화시킨다. 비타민 E는 또한 자외선으로부터 피부를 보호하고, 알츠하이머의 예방효과도 가지고 있다고 알려지고 있다. 하루에 800~ 1000 IU 정도 권장한다.

부신피질 추출물(Dessicated adrenal cortex)

이것은 일반 건강보조제를 구매하는 곳에서 구매 가능하다. 하이드로코티손을 사용하는 것보다 증상이 일반적으로 경한 부신기능 저하가 있을 경우에 부신기능을 보강하기 위해 사용할 수 있다. 돼지나 소, 양 등의 가축의 말린 부신 피질에서 추출되는 물질이며, 부신에 코티졸을 만들 수 있는 성분을 공급하는 것이 목적이며 코티졸 자체의 양은 매우 소량이다.

그것은 부신의 기능을 재건하기 위한 영양적 성분들을 가지고 있다. 부신전체가 들어있는 것이 아니라 부신의 피질만을 성분으로 하는 것을 복용해야 한다. 부신 전체의 성분을 가진 것은 아드레날린을 생성하는 성분을 가지고 있어 굉장히 힘든 상황이 벌어질 수도 있다.

마그네슘과 칼슘(Magnesium and Calcium)

마그네슘은 근육과 신경 기능에, 혈당을 유지하는데, 정상 심박수를 유지하는데, 에너지대사와 단백질을 합성하는데 필수적인 성분이다. 수은은 이 과정들을 방해하는데 그래서 근육경련, 불규칙한 심박동, 불안, 단 것에 대한 갈망, 혈압상승 등을 일으킨다.

1999~2000 NHANES 연구에서는 68%의 미국인들이 하루권장양보다 적게 마그네슘을 공급받고 있다고 보고하였다.

마그네슘의 종류는 여러 가지가 있는데 마그네슘 옥사이드(magnesium oxide)형태는 잘 흡수가 되지 않는다. Citrate, malate, gluconate, glycinate 형태가 더 생체에서 이용되기 쉽다.

과도한 양의 마그네슘을 섭취하면 설사를 일으킬 수 있다. 보통 성인에서 사용되는 용량은 하루 500~800 mg정도이다. 하루 400 mg정도에서 시작할 수 있고 적어도 하루 2번 이상으로 나누어 복용하는 것이 좋다. 며칠에 걸쳐서 100씩 증량해보고 800 mg까지 늘려보는데 설사를 할 경우는 조금 낮춘다. 더 적은 양에서 시작할 수도 있다.

오메가3 오일(Omega3 oil)

수은에 중독이 된 대부분의 사람들은 자신의 인지기능에 문제가 생긴 것을 알게 된다. 기억력과 장소, 시간, 사람들에 대한 지남력, 일처리의 속도, 일에 대한 집중력 등에 점점 문제가 생기고 있음을 느끼게 된다.

수은은 지방(fat)을 산화(oxidation)시킨다. 뇌세포뿐만 아니라 다른 곳들도 마찬가지로 세포막에 있는 지방산(fatty acid)은 수은에 의해 산화된다. 연구들에 따르면 오메가3오일의 섭취는 기억력과 학습능력의 향상을 가져오는 것으로 확인되었다.

오메가3 오일은 눈의 망막 부분과 뇌의 많은 부분을 구성한다. 그리고 그 부위의 기능에 필수적인 역할을 하는 것으로 생각되고 있다. 오메가3 오일 중에 DHA (docosahexaenoic acid)는 어린 포유류의 뇌에서 새로운 뇌세포를 형성하는 것을 촉진시켜 주는 것으로 보인다. 그리고 나이 든 뇌세포를 보호하는 역할을 한다. 뇌의 인지장애를 보이는 나이 든 사람들에게 오메가3를 섭취시킨 연구에서 인지기능의 향상을 확인하였다. 하루에 3그램 정도의 용량은 일반적으로 안전한 것으로 인정되고 있다. 고용량을 복용한 경우 개인에 따라서는 혈액이 묽어지는 효과가 나타나는 경우가 있다. 연어나 정어리류 같은 생선을 먹는 것은 풍부한 오메가3를 공급해줄 것이다. 오메가3는 불포화되어있는 상태이기 때문에 그것이 스스로 쉽게 산화되는 경향이 있다. 이미 산화되어 있는 상태일 수 있기 때문에 좋은 브랜드를 사용해야 하며 자체 산화되는 것을 막기 위해서 비타민E가 첨가된 것들도 있다. 그리고 비타민 C도 함께 복용하면 좋다.

앤드류 커틀러 박사는 오메가3 생선 기름은 일명 " 만병통치약?"이라 말하기도 했다. 오메가3가 다양한 증상을 해결해 줄 수 있다는 의미를 가지고 있는 것같다. 예를 들면 GABA가 불안을 낮추고, Inositol이 강박에 효과가 있고, 엽산이 눈물이 마구 흐를 정도의 우울증에 효과가 좋다면, 오메가3는 위에서 말한 효과

를 모두 가지고 있다고 언급을 한 적이 있을 정도이다,

그리고 먹이사슬의 최상위에 있는 참치나 상어류는 되도록이면 피하는 것이 좋다. 이것들은 대부분 수은이 축적되어 있는 경우가 많다(자세한 정보는 부록을 참조할 것).

비타민 A (Vitamin A)

비타민 A는 자연 살해 세포(natural killer cell, NK cell)의 수와 활동을 증가시킨다. 자연 살해 세포의 수가 수은의 노출에 의해 감소되면서 바이러스 감염과 종양에 취약성을 보이게 된다. 비타민 A는 비타민 D(경구이든, 또는 햇볕에 의해 체내에서 합성이 되든)와 함께하면 훨씬 시너지 효과를 가져온다. 그리고 염증성 사이토카인(cytokine, 염증반응에 관여하는 화학적 전달자)의 생성을 낮춘다.

비타민 A의 자연형태가 합성 형태보다 생체 내에서 생물학적으로 더 활성 형태이며 안전하다. 비타민 A의 자연형태는 비타민 E의 자연형태처럼 합성 형태와는 다르게 작용하는 화합물이다. 나는 비타민 A와 비타민 D를 함유하고 있는 대구간유(cod liver oil)를 먹는 것을 선호한다.

Weston Price Foundation은 다음과 같이 복용량을 권장하고 있다.

3. 3개월에서 12세까지의 아동: 대구 간유 복용량 :매일 약 5,000 IU 비타민 A 복용
   : 일반대구간유 약 1 티스푼, 고함량의 대구간유의 경우는 1/2 티스푼

4. 12세 이상의 어린이 및 성인: 매일 약 10,000 IU의 비타민 A 복용
   : 일반 대구 간유 약 2 티스푼, 고함량의 대구 간유의 경우는 1 티스푼

5. 임산부 및 수유자: 매일 20,000 IU 비타민 A 복용
   : 일반 대구 간유 약 4 티스푼, 고함량의 대구 간유의 경우는 2 티스푼(우리나라에서는 임산부와 수유자가 비타민 A를 복용할때는 반드시 의사와 상의가 필요하다. 보충제 등으로 vitamin A 를 과량복용할 경우 태아에 기형을 만드는 경우가 있는 것으로 알려져 있다.)

프로바이오틱스(Probiotics, 유익 세균)

파리-디데로 대학(The Universuty of Paris-Didero)의 데이비드 셔닉(David

Shurnik)과 그의 동료들은 수은에 노출이 되면 사람의 장내에서 항생제 내성균이 자라게 되는 것을 확인하였다. 실제로 프랑스 가이아나(Guyana) 지역의 웨이얌피 인디언들은(Wayampi Indians)은 아주 약간의 항생제에 노출이 되어도 항생제에 많이 노출이 되었던 프랑스 돼지농장의 농부들보다 항생제 내성 수준이 아주 높게 나타났다. 그것은 이 인디언들이 그 지역의 금광으로부터 나온 수은의 영향을 받았기 때문으로 추정한다.

2008년에 시행된 또 다른 연구는 LD50의 1/960 정도의 용량에 해당하는 납을 쥐에게 먹인 결과 E. coli(대장균)이 수적으로 10배가 증가하고, 장벽에 들러붙는 능력이 훨씬 증가하는 것을 확인하였다.

장내세균은 대변의 건조 중량의 50%를 차지한다. 그리고 음식의 소화와 비타민B의 합성, 다양한 화합물의 대사에 관여한다.

장내 세균은 또한 면역력을 조절한다. 그래서 장내 세균총의 변화는 항원(항체의 생산을 유발하는 물질)에 대한 감수성에 영향을 미칠 수 있다. 그래서 알러지나 자가 면역 질환을 일으키는 데 영향을 줄 수 있다.

여러 가지의 균주가 들어있는 혼합형의 프로바이오틱스를 복용하는 것이 좋다. 나는 8가지의 균주를 가진 Jarrow-Dophilus EPS를 사용한다. 제조사가 권장하는 양보다도 몇 배의 양을 복용하는 것도 효과를 높일 수 있다(적절히 조절한다).

Betaine Hydrochloride(베타인 염화수소)

베타인은 위액의 산도를 증가시킨다. 만약에 변이 무른 편이고 형태가 잘 없거나 잦은 설사를 겪는 편이라면 효과가 좋을 것이다.

갑상샘 기능 저하의 경우에는 보통 가스트린(gastrin, 위산의 분비를 높이도록 자극하는 호르몬)의 레벨이 낮다. 그래서 위에서 위산이 덜 분비가 된다.

베타인의 복용이 필요한지 아닌지에 대한 여부를 테스트해 볼 수 있다. 식사를 하는 중간에 반 알 정도를 복용해 본다(빈속에는 복용하지 말 것). 만약에 불편하게 타는 듯한 느낌을 받지 않는다면 다음에는 반 알을 더 복용해 본다. 불편감을 겪을 때까지 복용량을 늘려본다. 만약 불편감을 느낀다면 bicarbonate soda(중탄산소다, 중조) 한 티스푼을 먹는다. 이것은 산을 중성화시킬 수 있다.

만약 산을 생산하는 능력이 낮다면 베타인의 복용은 미네랄들의 흡수를 높일 것이다. 만약 위궤양을 가지고 있다면 그런 경우에는 베타인을 복용해서는 안 된다.

밀크 씨슬(Milk thistle, silymarin)

간 기능이 정상범위에 있다고 하더라도 수은중독이 있는 많은 사람들은 최적의 간 기능에는 미치지 못한다.

0.3~0.5 ppm의 수은을 포함한 참치를 먹는 고양이들은 7달 정도 이후면 신경학적 증상이 나타났다. 부검하여 조직검사를 나간 결과 간 세포에 있는 미토콘드리아(세포의 에너지를 생성하는 세포의 기관)가 퇴화된 것을 보여주었다.

다른 연구에서는 수은의 중독은 간에서 환원형 글루타치온(reduced glutathione, 항산화제인 글루타치온의 활성 형태)의 감소를 일으키는 것을 확인하였다. 그러나 수은의 노출 전에 밀크씨슬의 치료가 먼저 이뤄진 경우는 정상적인 글루타치온의 레벨을 보여주었고, 신장과 간 기능의 생화학적 마커들이 향상되는 것을 확인하였다.

많은 연구들이 밀크씨슬이 독성물질로부터 간을 보호하고 간 기능을 향상시키는 것을 확인하고 있다.

구리(Copper)

수은에 중독이 된 사람들은 중독이 없는 사람들에 비해 아연은 부족하고 구리는 과도하게 나타난다.

구리와 아연을 같이 섭취하는 것은 아연의 흡수를 감소시킬 것이다. 아연이 부족한 경우라면 이것은 피해야 할 것이다.

Alpha lipoic acid는 구리의 배출을 감소시킨다. 그래서 ALA를 복용한 경우는 그것 자체만으로 구리가 높게 나타날 수 있다. 이것은 DMSA나 DMPS가 상쇄시킬 수 있는데 이것들은 구리의 배출을 증가시키고 특히 DMPS가 더 구리의 배출력이 좋다.

그리고 주의할 것은 적혈구 검사에서도 구리의 레벨이 낮은 정도의 수준이 아니라면 구리를 함유한 보충제는 먹지 않는 것이 좋다. 만약 적혈구 검사에서도 아주 낮은 수준의 구리 레벨이 확인될 경우에는 권장 복용량은 2 mg/day이다.

부신 호르몬(Adrenal hormones)

부신은 코티졸을 포함해서 많은 스테로이드 호르몬을 생산한다. 수은의 중독은 아래의 표에서 보이는 호르몬들의 경로에 영향을 미쳐 호르몬들의 생산을 낮춘다. 그래서 적절한 보충제의 복용은 좋은 효과를 가져올 수 있다. 그러나 호르몬의 보충치료는 아주 가볍게 생각할 문제가 아니다. 이런 호르몬제의 복용은 예상치 못한 심각한 영향을 가져올 수도 있고, 만약 너무 높은 용량을 복용하게 될 경우는 아주 좋지 않은 부작용을 가져올 수 있다. 예를 들면, 불안 초초, 분노, 두근거림, 혈압의 상승, 여드름, 탈모 그리고 생리 불순 등의 이상 증상들을 겪을 수 있다.

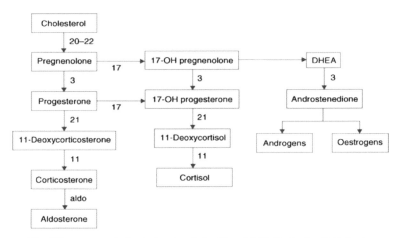

Steroid hormone production in the adrenal gland from Muir's Textbook of Pathology, 14th edition, 2008. Edward Arnold (publishers) Ltd.

알도스테론(Aldosterone)

알도스테론의 생산이 부족하면 혈압이 낮고, 일어설 때 현기증이 있어날 수 있으며, 목마름 증상과 소금에 대한 강한 갈망과 과도한 배뇨증상이 있을 수 있다. 위의 차트에서 보면 프레그네놀론(pregnenolone)은 몇 개의 중간단계를 거쳐서 알도스테론(aldosterone)으로 전환이 된다. 이런 알도스테론이 부족한 경우는 플루드로코티손(fludrocortisone)이라는 합성형태의 옵션을 생각해 볼 수 있다.

DHEA (Dehydroepiandrosterone)

고베 제약 대학(the Kobe Pharmaceutical university)의 노리코 타가와(Noriko Tagawa)에 의한 연구는 갑상샘 기능 저하와 갑상샘 기능 항진이 있는 환자들에서 DHEA와 cortisol레벨을 확인하였다. 그는 갑상샘 기능 저하가 있는 사람들은 대조군에 비해서 DHEA가 3분의 1 정도로 혈류 내 농도가 낮은 것을 확인하였다. 네일 나탄(Neil Nathan)박사는 그의 환자들 중에 만성적인 피로와 섬유근육통을 호소하는 사람들의 90%가 DHEA가 감소되어 있었다고 말했다. DHEA는 테스토스테론과 에스트로겐과 같은 호르몬으로 전환된다. 그래서 DHEA는 성욕을 증가 시킬 수 있다. 어떤 이들은 하루에 몇 백 밀리그램을 추천하기도 하는데, 이것은 현명한 방법이 아니다. 코티졸이나 다른 호르몬처럼 생리학적 양이 복용 되어야 한다. 나는 아침에 12.5 mg의 DHEA를 복용하고 정오쯤에 12.5 mg의 DHEA를 복용한다.

몇몇 사람들은 여드름이나 머리카락이 얇아지는 현상, 공격적 성향, 유방의 통증, 복부팽만감, 심장의 두근거림이나 부정맥 등의 부작용을 겪게 되어 복용하기 어려운 경우도 있다. 나는 하루 20 mg을 복용하면서 분노감이 올라오는 것을 느꼈으며, 후에 다시 시작해야 했다. 2주간은 2.5 mg을 하루 두 번 복용하다가 그 다음 2주는 5 mg을 하루 두 번 그 다음은 12.5 mg을 하루 두 번 복용하면서 용량을 늘려나갔다. DHEA는 간에서 황화경로(sulfation pathway)를 통해 대사가 진행된다. 그렇게 때문에 황산마그네슘(magnesium sulfate)나 황산 콘드로이틴(chondroitin sulfate)를 복용하면 DHEA 대사에 도움이 될 수 있다. 종종 도저히 DHEA를 견디지 못하는 사람들이 있는데 이런 경우는 7-Keto DHEA인 DHEA의 대사물의 형태를 복용할 수 있다.

프레그네놀론(Pregnenolone)

수은의 중독은 콜레스테롤이 알도스테론과 DHEA, 다른 호르몬들의 전구물질인 프레그네놀론으로 전환되는 것을 감소시킨다. 연구들에서 임상적으로 프레그네놀론이 낮은 레벨을 가질 경우 대조군에 비하여 우울증을 더 겪고 있었다. 안전한 복용량은 하루 5~10 mg 정도이다. 부작용으로는 불면증, 불안초조, 공격적인 성향, 여드름, 생리불순, 심장의 두근거림 증상이나 부정맥 등을 겪을 수 있다.

정신과적 또는 신경과적인 증상을 겪는 사람들에게 도움이 되는 보충제
(Supplements for those with psychological/neurological symptoms)

커틀러는 수십 년간 수은으로 인한 다양한 신경학적인 증상을 겪는 경우들을 보아왔다. 때때로 이런 증상들은 킬레이션을 하면서 일시적으로 고조될 수도 있다. 그래서 커틀러는 이런 증상들을 컨트롤하거나 또는 줄이는데 필요한 보충제에 대한 경험을 많이 가지고 있었다. 이런 수은중독을 겪고 있는 사람들을 위한 "psychological nutrients"에 대한 커틀러의 연구들과 토론들을 다음에서 찾아볼 수 있다.

http://livingnetwork.co.za/chelationnetwork/depression/

다음은 이 주제에 대한 커틀러의 다양한 글들을 요약한 것이다. 우울증과 불안감등의 증상들을 다양한 생화학적 타입에 따라 분류하여 어떤 것들이 그와 같은 증상들을 낮추어줄 수 있는지 열거하고 있다.

1. 낮은 GABA의 문제를 갖고 있는 경우(불안함, 두려움, 불안):
GABA(용량 500-750 mg). 테아닌(Theanine), 매 식사마다 단백질을 섭취한다.
불안/공포는 부신 기능의 저하에 의한 것일 수 있다.
DHEA, 프레그네놀론, licorice(감초), hydrocortisone (5 mg 하루 3~4번).
hydrocortisone은 소아의 경우는 사용되어서는 안 된다.
2. 낮은 세로토닌 문제(강박적인 사고, 나쁜 생각, 자해, 고통스러움):
이노시톨(하루 1-3티스푼) 적당치 않다면 tryptophan(트립토판) 또는 5-HTP를 추가한다.
부신기능을 보충한다(MAO 억제제를 복용하는 경우에는 트립토판을 복용하지 말 것).

3. 1번 문제와 2번 문제를 모두 가지고 있다면 부신에 문제가 있는 것 일 수 있다.: 부신기능의 보충이 필요하다(부신피질 추출물, licorice).

DHEA와 프레그네롤론이 도움이 될 수 있다.

갈피를 잡을 수 없을 정도의 불안감이 있다면 타우린(500-1,000 mg)과 마그네슘(100~200 mg)

4. Limbic(변연계) 문제(희망이 없는 것 같고, 울음이 그치지 않는 우울증): 갑상샘 호르몬과 성호르몬이 충분한지 확인해 보아야한다.

B12와 엽산을 충분히 복용; 포스콜린(foskolin 10-30 mg씩 하루 세 번 또는 30 mg씩 하루 두 번), dl-phenylalanine(dl-페닐알라닌, 하루 500 mg씩 3~4번), l-tyrosine(L-타이로신, 1-3 g).

5. 낮은 히스타민 우울증(동기나 에너지 없음, 아무것도 즐기지 않음, 자극되지도 않고, 잘 알지도 못하고, 아무것도 느낌이 없는 듯한): L-histidine(L- 히스티딘, 1일 3 g). 알러지가 없고 체내 염증반응이 없는 경우에만 사용한다.

6. 카테콜아민 우울증(기분 저하, 주의력 결핍, 감정적으로 밋밋한 상태, 뭔가 하려는 의도도 생기기 않고 집중이 되지 않는): L-tyrosine(하루 500-3,000 mg), 포스콜린(하루 10-30 mg, 1-3회). 만약 저혈압이라면 부신기능을 보충해준다.

그리고 이 모든 증상에 오메가3 오일은 다 효과를 줄 수 있다.

모발검사에서 리튬이 낮은 사람은 lithium orotate를 복용한다. 몇 주간 매일 5 mg을 복용하고 리튬 수치가 한꺼번에 갑자기 상승할 수 있기 때문에 이후 일주일에 한두 번으로 낮추는 것이 좋다(lithium 도 부작용이 상당히 많은 약물이라 반드시 의사와 상의가 필요한 약물에 해당한다).

Brain fog(뇌에 안개가 낀 듯이 혼란스러워 분명하게 생각을 하거나 표현하지 못하는 상태)에는 커틀러는 Alka Seltzer Gold(알카 셀처 골드- 전해질과 미네랄이 들어있는 물에 녹여서 음료로 마시는 제재)를 추천하였다.

만약 인지문제, 집중력, 기억력 문제 또는 사회적 문제(social phobia)가 있는 경우에는 phosphatidyl choline 과 serine, 그리고 acetyl L-carnitine도 도움이 될 수 있다.

(한국에서는 정신과 약물에 대해서는 정신과 의사와 상의하게 되어 있으므로 추가적인 보충제를 사용할 때는 상의가 필요할 수 있음)

알아야 할 점(In a nutshell)

수은에 중독된 사람들은 아연의 결핍증상이 있다. 아연은 중금속을 해독하고 제거하는 역할을 하는 효소인 메탈로티오네인(metallothionein 금속 단백질)의 필수 성분이다. 그래서 아연을 보충하는 것만으로도 큰 변화를 가져올 수 있다.

부신은 비타민 C가 풍부한 장기이다. 과학자들이 왜 비타민 C가 그 장기에 많이 분포하고 있는지는 밝혀내지 못했다. 수은에 중독이 된 사람들이 가장 흔히 큰 영향을 받는 장기 중의 하나인 부신이 제 기능을 하는데 비타민 C가 필수적일 것이 분명하다는 예측이 된다.

셀레늄은 수은에 의해 감소된다. 셀레늄은 중금속의 배출에 관여하는 항산화제인 글루타치온의 합성에 필수적이다.

오메가3 오일은 신경세포를 보호한다. 수은에 의해 손상 받은 신경세포를 다시 재건하는 데 필수적이다.

비타민 C와 비타민 E는 간 기능을 보강하는 항산화제이다. 간은 중금속을 배출하는데 특히 중요한 장기이다.

마그네슘은 근육의 기능과 탄수화물 대사에 필수적이다. 또한 불안과 설탕에 대한 갈망을 낮출 수 있다.

마지막으로 킬레이션을 하는 동안 복용하는 보충제의 일기를 쓰는 것이 좋다. 킬레이션을 하면서 생기는 이상 증상이나 호전되는 증상들을 기록해야 한다. 그래야 킬레이션을 하는 동안 어떤 보충제를 사용하는 것이 도움이 되고, 도움이 되지 않는지를 알 수 있고 좋은 것만을 선택하여 취할 수 있을 것이다.

기록은 또한 킬레이션을 하는 동안 적어도 한번은 생길 수밖에 없는 진척이 별로 없는 상황일 때, 용기를 내도록 도와줄 것이다. 대개 그런 상황은 stall phase(정체기, dump phase 덤프기)때는 반드시 생기게 된다.

Footnotes

1. Kiremidjian-Schumacher L, Roy M, Wishe HI, Cohen MW, Stotzky G. Supplementation with selenium and human immune cell functions. II. Effect on cytotoxic lymphocytes and natural killer cells. Biol Trace Elem Res. 1994 Apr;41(1-2):115-27.

2. David Skurnik, Raymond Ruimy, Derren Ready, Etienne Ruppe, Claire Berne deBauduin, Felix Djossou, Didier Guillemot, Gerald B. Pier and Antoine Andremont. Is exposure to mercury a driving force for the carriage of antibiotic resistance genes? Journal of Medical Microbiology (2010), 59, 804-807.

3. Sadykov R, Digel I, Artmann AT, Porst D, Linder P, Kayser P, Artmann G, Savitskaya I Zhubanova A Oral lead exposure induces dysbacteriosis in rats. J Occup Health. 2009;51(1):64-73. Epub 2008 Dec 19.

4. Louis W. Chang Ultrastructural changes in the liver after long-term diet of mercury-con-taminat- tuna. Environmental Research Volume 7, Issue 2, April 1974, Pages 133-148.

5. Samah S. Oda and Ibrahim M. El-Ashmawy. Protective Effect of Silymarin on Mercury-Induced Acute Nephro-Hepatotoxicity in Rats. Global Verterinaria 9 (4): 376-383, 2012.

6. Noriko Tagawa Junko Tamanaka, Aya Fujinami Yoshiharu Kobayashi, Toru Takano, Shuji Fukata, Kanji Kuma, Hisato Tada and Nobuyuki Amino Serum Dehy- droepiandrosterone, Dehydroepiandrosterone Sulfate, and Pregnenolone Sulfate Concentrations in Patients with Hyperthyroidism and Hypothyroidism. Clinical Chemistry April 2000 vol. 46 no. 4 523-528.

7. Neil Nathan, (2010) On Hope and Healing. Little Rock, Arkansas. Et Alia Press.

Chapter 45

식이요법과 킬레이션

Diet and Chelation

35장에서 설명한 것처럼 이 책에서 거론되는 킬레이터는 모두 "dithiol(다이씨올)"이다. - 두 개의 thiol기를 가지고 있는데 thiol기는 황분자 하나에 수소분자 하나가 결합된 형태이다. 이 thiol기는 수은과 다른 금속들에 강한 결합력을 가지고 있어 결합후 그것을 체외로 배출할 수 있도록 한다.

Thiol을 두 개가 아닌 한 개를 가진 형태의 음식들도 있는데, 이것 또한 체내 수은을 옮길 수 있다. 그러나 두 개가 아니고 한 개를 가지고 있어 수은과 결합 능이 충분하지 못하기 때문에 결합 후 그것을 제거할 수 있는 정도는 되지 않는다. 그래서 체내 수은을 가지고 있는 사람은 그 음식으로 인해 수은이 끌어내어 지다가 떨어져 다시 조직 내 침착이 되는 작업이 반복이 되는 경우가 생긴다. 조직에서 떨어졌다 붙었다는 반복하게 되면 심한 부작용을 겪게 되는 경우가 있다(마치 킬레이션을 하는 사람들이 오프라운드에 redistribution이 될 때 겪는 부작용을 느낄 때와 같은 증상이 반복될 수 있다).

커틀러(Cutler)는 수은중독인 사람들의 3분의 1에서 절반가량은 thiol기를 포함하고 있는 cystein(시스테인-thiol기를 가진 아미노산)이 혈액내 높아져 있다고 했다. 그들의 경우에 thiol기가 포함된 음식을 먹게 될 경우, thiol의 농도가 더욱 높아지면서 수은이 조직에서 떨어졌다 붙었다 반복하게 되면서 몸이 힘들고, 심지어 아프기도 하고, brain fog(머리 속에 안개가 낀 듯이 명확하지 않게 작동하는 경우)가 심해지는 경우가 생긴다.

Thiol의 레벨이 높아지면 무기력감과 우울증, 감정적으로 불안정감이 생기고, 면역반응이 과민해지는 증상이 생길 수 있다. 나는 양배추를 많이 먹게 되면 그

날 밤 머리가 당기는 듯한 느낌이 있고, 잠을 잘 자기 못하고 소변을 많이 보게 된다. 그래서 다음날이면 굉장히 피곤함을 느끼게 된다. 그리고 집중하기가 어렵고 책을 읽을 때 눈에 포커스를 맞출 수가 없다.

그래서 시스테인이 높은 사람의 경우는 thiol기를 가진 음식을 제한하는 것이 좋다.

Thiol에 본인이 민감한지 아닌지를 알기 위해서는 일주일 동안 thiol을 가진 음식이나 보충제를 모두 끊어본다. 그리고 본인이 어떻게 느끼는지를 메모해둔다. 그리고 다시 일주일간 thiol이 있는 음식을 시작해본다. 만약 즉각적으로 thiol을 다시 시작하자마자 나쁜 반응을 본인이 느낀다면 일주일을 지속할 필요도 없다.

많은 사람들은 다시 thiol 음식을 시작하는 경우 오히려 며칠간은 더 좋은 상태를 느낀다. 그러나 잠깐의 시간이 지나고 나면 매우 피곤함과 우울감에 빠진 본인을 확인하게 된다.

글루타민(glutamine)과 글리신(glycine)을 2:1(예를 들면 글루타민 1000 mg에 글리신 500 mg)로 복용함으로써 혈장 내 시스테인의 레벨을 낮출 수도 있다. 이 아미노산들을 이용해서 인체는 시스테인을 글루타치온으로 전환시킬 것이다. 시스테인을 낮추고 글루타치온을 높이게 된다.

몰리브덴(molybdenum)은 즉각적인 thiol의 증상을 낮출 수 있다. 그래서 증상이 느껴지면 몰리브덴을 복용한다.

어떤 이들은 메틸레이션 과정을 조절해서 thiol의 민감성을 개선시키기도 한다. 이것의 기본적인 접근법은 리치 본 코니넨버그(Rich von konynenburg)박사의 "simplified methylation protocol, 단순화한 메틸레이션 프로토콜" 마지막 버전을 온라인에서 검색해보면 2012년 8월 개정판으로 검색 가능할 것이다.

다음과 같은 음식이 thiol을 많이 포함하고 있다. (The following foods are high in thiols)

- 아티초크(artichokes, Jerusalem)
- 아스파라거스
- 달걀이 들어있는 제과 제품
- 두부/두유

- 콩나물
- 모든 종류의 콩
- 청경채
- 브로콜리
- 미니 양배추(brussels sprouts)
- 메밀
- 양배추
- 캐러브
- 콜리플라워
- 모든 종류의 치즈
- 쪽파(chives)
- 초콜릿
- 커피
- 콜라드 그린
- 크림
- 무(daikon/radishes/rutabaga/turnip)
- 유제품
- 계란
- 마늘
- 푸른 채소
- 고추냉이(horseradish)
- 히카마(jicama- 콩과에 속함)
- 케일
- 부추
- 렌틸콩
- 모든 동물의 우유
- 미소국
- 양파

- 파파야(약간)
- 땅콩
- 파인애플(약간)
- 퀴노아
- 사우어크림
- 샬롯
- 사워 크림
- 콩 치즈
- 시금치
- 템페(tempeh, 인도네시아 음식)
- 울금, 강황(thiol은 높지 않지만, thiol 레벨을 상승시킨다.)
- 유청(whey)
- 효모 추출물

Thiol을 포함하고 있는 보충제
(Supplements which contain thiols include)

- 알파 리포산(alpha lipoic acid)
- 브로멜레인 및 파파인(bromelain and papain)
- 클로렐라
- 시스테인(cystein)
- 에시도필루스 유산균(dairy source acidophilus)
- DMSO
- DMSA
- 고황 식품 추출물
- 글루타치온
- N-아세틸 L-시스테인
- MSM (Methylsulfonylmethane)
- 메티오닌(methyonine, 시스테인으로 전환됨)

Thiol이 낮은 식품(Food low in thiol include)

- 전복
- 도토리묵
- 아몬드 우유
- 멸치
- 아티초크(프랑스산)
- 아보카도
- 베이컨
- 죽순
- 보리
- 쇠고기
- 소고기 간
- 비트
- 베리 추출물
- 볼로냐
- 빵나무 열매
- 흑설탕
- 쪄서 말린 밀
- 버터
- 버터너트 스쿼시
- 칸탈루프(cantaloupe, 멜론과)
- 캐러웨이
- 잉어
- 당근
- 카사바 멜론
- 셀러리
- 닭고기 다크 고기
- 닭 간

- 계피
- 가지
- 발효 생선
- 무화과
- 가자미류
- 수렵 육
- 젤라틴
- 생강
- 거위
- 자몽
- 구아바
- 넙치류
- 햄
- 신선한 허브 - 바질 백리향, 로즈마리
- 꿀
- 육포
- 킹 고등어
- 키위
- 귤
- 양
- 레몬
- 상추
- 감자
- 메추라기
- 토끼
- 쌀
- 쌀유(쌀의 글루텐으로 만든)
- 호밀 살라미

- 연어
- 소금
- 정어리
- 씨앗 - 해바라기, 호박씨, 아마씨
- 푸딩
- 참기름, 하지만 참깨 자체는 thiol 함량이 높다.
- 상어
- 갑각류
- 새우
- 새우 페이스트
- 훈제 어류
- 훈제 청어
- 달팽이
- 콩기름
- 스파게티 스쿼시
- 스쿼시 - 도토리, 버터넛, 스파게티, 애호박
- 고구마

이 책을 쓰기 시작했을 때 나는 미미한 양이라도 수은에 노출되면 우리 몸이 얼마나 나쁜 영향을 받을 수 있는지 확실히 느끼고 있었다. 좀 더 깊이 알아보고 실제로 그것의 증거들을 보게 되었을 때, 나는 사람에게 수은은 그 어떤 형태로든지 사용이 되어서는 안 되는 것이라는 생각에서 벗어날 수 없었다. 믿기 힘들겠지만 관계자들은 수은의 독성에 관한 정보를 이미 충분히 많이 가지고 있는데도 백신에서 수은을 사용하는 것이나 아말감에 수은을 사용하는 것에 대해서 묵인하고 있다.

내가 킬레이션을 시작하기 전까지는 도대체 나한테 무슨 일이 생긴 것인지 이해할 수가 없었다. 일일이 열거하기도 어려운 그 수많은 증상들이 단지 한 가지 문제 때문에 생긴 것이라고는 생각지도 못했다. 그저 내가 나이가 들면서 정말 신경이 과민해지고 있는 것이라고 스스로 생각하고 있었다. 때때로 나는 책을 읽을 때 내 눈의 초점을 맞추기가 어려웠다. 내 눈 주위의 근육들이 경련을 하고, 나의 피부는 극도로 건조하고 가려웠다. 밤에 잠을 자기 위해서는 전신에 크림을 발라야 했다. 위의 통증이 심했고 잦은 설사를 했다. 그리고 의사가 봐도 원인을 알 수 없다는 귀의 통증과 부비동염이 계속 있었다. 밸런스도 무너져갔는데, 한 발로 서기는 무리였고 주의를 기울여 걷지 않으면 넘어질 것만 같았다.

나는 열대기후에 살았는데도 발이 너무 차가워 밤이면 양말을 신어야 했다. 아침이면 저녁에 자러 갈 때보다도 피곤함을 느꼈고, 밤에 자는 동안에도 소변을 보기 위해 여러 번 일어나야 했다. 심한 경우는 대여섯 번을 일어나야 하기도 했다. 기본적으로 나는 굉장히 약해져 있었고, 항상 지치고 피곤한 상태였다.

나의 이런 증상들이 갑자기 좋아지지는 않았다. 지난 3년 반에 걸쳐서 킬레이션을 하면서 모두 점차적으로 그리고 정말 놀랍게도 하나씩 하나씩 모두 줄어나갔다. 지금 나의 얼굴은 더 이상 부비동염이 계속되어 아픈 일도 없고 극도의 목마름으로 하루에 4~5 L의 물을 마시던 증상도 드라마틱하게 좋아졌다.

이제 나에게 인생은 더 이상 힘들게 싸워나가야 하는 전쟁터가 아니다.

내 수면 패턴도 많이 좋아졌다. 그러나 완전하지는 않다. 운동 후에 밀려오는 피로감은 여전히 계속되고 있다. 그러나 나는 스틸 공장에서 일하던 시절에 수은에 다량 노출이 되었고 아말감도 아주 많이 가지고 있었기 때문에 다른 사람보다도 아마 양적으로도 많은 수은에 노출이 있었을 것으로 추정한다.

2013년 후반 즈음 나는 ALA 150 mg과 DMPS 50 mg을 매 세 시간마다 라운드중에 복용하고 있었다. 그리고 한 달에 한 번 납을 제거할 목적으로 DMSA를 125 mg 용량으로 사용하였다. 지금도 나는 몇 년 더 킬레이션을 생각하고 있다.

2009년 2월, 유엔 환경프로그램(United Nations Environmental Programme, UNEP) 개발위원회는 수은의 환경적 문제에 대한 세계적인 접근의 필요성에대해 동의를 하였다. 2013년에 회원국들은 배터리, 램프, 스위치, 피부 화이트닝 제품들, 살충제와 체온계 등에 수은을 사용하는 것을 금지하자고 서명하였다. 그리고 채굴하는 곳과 산업현장에서 수은을 대체할만한 대체 기술들을 개발할 계획을 가지고 있다. 또한 치과용 아말감의 사용도 점차 퇴출되어가고 있다. 불행하게도 백신 제조회사의 로비에 의해 백신에 사용되는 씨메로살은 예외적으로 계속해서 사용되고 있다.

의학은 광범위하고 복잡한 수련이 필요하기 때문에 의사들의 영역으로 한정되어 그들만이 전문적으로 그것을 다루고 있다. 그것은 불가피한 일이다. 그러나 소아과의사나 면역학자들은 일반적으로 중금속의 독성에 대한 이해가 없고, 어떤 물질의 안정성을 결정할만한 자격을 갖추고 있지도 않다. 아마도 의사들의 생각과는 다르게 신생아들에게 수은을 주사하는 것과 사람의 입안에 수은을 함유한 아말감을 넣어두는 것에 대해 권할 만한 독성학자는 거의 없을 것이다.

각 장에서 논의된 질병들은 한 가지 이상의 원인들을 가지고 있다. 중금속에 의해 야기된 비중이 어느 정도인지는 알려져 있지도 않고 현재로서는 알 수도 없다. 나는 이 책이 질병을 앓고 있는 사람들과 그들의 의사들이 용기를 얻고 그들의 질병이 수은이나 다른 중금속에 의한 결과는 아닌지에 대한 가능성을 생각해 보고, 킬레이션이 그들의 건강을 되돌려 줄 수 있지 않을까 고민해 볼 수 있기를 바란다.

의견이나 질문이 있거나, 또는 본인의 경험을 함께 나누고 싶다면 언제든지 연락주기를 바란다.

theundiagnosedepidemic@gmail.com

감사한 분들

나는 글을 쓰는 사람이 아니었지만 친구이자 뉴욕 타임즈, 훌륭한 언론인인 존 맥그리거(John Macgregor)에게 운이 좋게도 이 책의 집필과 편집에 대해 많은 조언을 받을 수 있었다. 그는 뉴욕타임즈, Gardian, 호주의 여러 뉴스에 다양한 기고를 해왔다. 그는 또한 소설 "propinquity"로 상을 받았던 작가이기도 하다. 그가 질문도 하고, 편집, 수정 등에 도움을 준 덕분에 최종 초안을 쉽게 만들수 있었다.

브라이언 맥블레인(Brian McBlain)에게도 감사드린다. 그의 코멘트와 제안들이 책에 많이 언급되고 있다. 그는 ACC (Andy Cutler Chelation)그룹의 관리자 중 한 사람으로, 그룹에서 많은 사람들이 킬레이션 과정을 잘 이해할 수 있도록 돕고있다. 나는 그가 이 책을 리뷰하는 데 시간을 할애해 준 것도 너무 감사하게 생각한다. ACC의 또 다른 관리자인 조 그래인(Joe Grane)에게도 감사의 말씀 전한다.

사례는 수은 중독에 대해 현실감을 더해준다. 그리고 킬레이션의 명확한 이점들을 보여준다. 사례의 주인공들인 Dee, Tara, Armstrong, Jhon Masson, Brad and Brian McBlain, 그리고 익명으로 사례를 제공해준 이들에게도 자신의 경험을 공유해준 것에 대해 감사를 드린다.

Lerluck Mekpongsaton과 Khun Seri는 그래픽과 레이아웃을 훌륭하게 만들어 주었다.

James Gadberry, Hugh O'Connell과 Mina Eaves는 전문가가 아닌 입장에서 나에게 피드백을 주었는데 많은 도움이 되었다. Phillip Wilson은 실제로 많은 챕터에 수정을 요구하기도 했다.

나는 Renee Dufault에게 큰 빚을 졌다. 그녀의 피드백은 18장에 고 과당 시럽과 자폐 챕터에서 언급되고 있다.

그리고 나는 수은의 독성연구에 그들의 전문적인 삶을 헌신한 수많은 연구자들에게도 감사를 전하고 싶다. Boyd Haley, Gorge mutter, Maria Elena Ferrero,

그리고 이 문제에 대한 기초가 되는 고된 연구를 해온 수많은 과학자들에게 진심으로 감사의 말씀을 전한다.

그리고 마지막으로 앤디 커틀러(Andy Cutler) 없이는 나는 이 책을 쓰지 못했을 것이다. 십 년 이상 앤디는 그의 지식과 킬레이션에 대한 이해를 다른 사람들과 계속해서 공유해왔고, 그러는 과정에서 그는 수천 명의 사람들이 킬레이션을 통해 스스로를 치료할 수 있도록 도움을 주었다.

부록 - 공급업체:

Hair testing(모발검사)

나는 Doctors Data를 추천한다. 거의 모든 ACC (Andy Cutler Chelation)그룹의 멤버들은 이 모발검사를 이용한다. 그것은 정확하고, 그래픽으로 표현되어 있어 해석하기에 용이하다. Doctors Data에 직접 검사를 의뢰하려면 의사의 처방이 필요하다. 그러나 Directlabs.com을 이용하면 의사의 처방을 따로 받을 필요가 없다. 반드시 Hair toxic and essential elements-DD kit를 신청해야한다. Hair toxic element exposure-DD kit가 아니다. 만약 머리카락이 없거나 머리를 염색하였을 경우는 음모나 겨드랑이털을 이용할 수 있다.

모발검사를 게시하는 방법(Posting your hair test)

관련 온라인 그룹에 본인의 모발검사를 게시하고 질문을 할 때 아래와 같은 내용을 같이 포스팅하는 것이 좋다.

- 현재 증상 및 건강상의 특별한 이력이 있는가?
- 치과 이력(사랑니는 제거하였는지. 처음 치아의 신경치료를 한 것은 언제인지. 처음 아말감을 한 것은 언제인지. 틀니를 사용하는지.. 등등)
- 최근 치과 치료로 아말감을 제거하였는지, 제거하였다면 어느 쪽인지, 완전히 제거된 것이 확실한지..?
- 당신의 어머니가 당신을 임신하기 전이나 임신 중에 시행한 치과적인 치료는 어떤 것인가?
- 어떤 예방 접종을 받았는가, 언제 받았는가(독감과 특히 외국 여행을 위해 시행한 백신포함)?
- 모발 검사 시(샘플 채취 전 3~6개월 전까지도) 복용 중이었던 보충제 및 약물(용량 포함)은?
- 기타 관련성이 있다고 생각되는 정보
- 살고 있는 지역 - 도시 및 국가(특정 독소가 있는 곳인지 알 수 있도록)

킬레이션 그룹에서는 posting이 되면 그룹 관계자들이 그에 대한 답변을 제공한다.

Andrew Cutler의 저서(Books by Andrew Cutler)

Amalgam Illness Diagnosis And Treatment 아말감에 의한 질병의 진단 및 치료

Hair Test Interpretation: Finding Hidden toxicities 모발검사의 해석: 그 숨겨진 독성

The Mercury Detoxification Manual: A Guide To Mercury Chelation. 수은해독 매뉴얼: 킬레이션의 가이드라인(Rebecca Rust Lee 와 함께 작업한 저서)

모두 http://www.noamalgam.com에서 구입 가능

타액 코티졸 검사(Saliva Cortisol Test)

나는 에스트로겐, 프로게스테론, 테스토스테론, DHEA 와 4번의 타액 코티졸 검사를 한꺼번에 할 수 있는 Advanced Saliva Hormone Profile을 canaryclub. org 애서 주문하였다. 검사는 ZRT laboratory에서 수행한다.

DMSA, DMPS

www.livingsupplements.com에서 구매 가능하다.

부신피질 추출물(Dessicated adrenal cortex)

아이허브를 포함해서 많은 건강 기능성 제품들을 판매하는 공급업체에서 구매가능하다. 나는 Nutricology adrenal cortex를 사용하였다.

알파리포산(Alpha lipoic acid, ALA)

ALA는 비타민 등을 판매하는 곳이면 거의 어디서나 구매 가능한 보충제이다. 커틀러는 일부 사람들은 특정 브랜드에 다르게 반응한다고 말한다. 그는 특별히 Solaray 제품을 언급하기는 했으나 아마 알러지 반응이 있는 사람들의 경우이었던 것으로 보인다.

livingsupplements.com 에서는 ALA를 1 mg, 3 mg, 6.25 mg, 12.5 mg, 25 mg, 50 mg 등의 작은 단위의 용량으로 판매한다. https://www.everythingspectrum.com/ 에서도 작은 단위의 ALA를 구매 가능하다.

갑상샘 추출물(Dessicated thyroid)

갑상샘 추출물에는 여러 가지 브랜드가 있다. 대표적으로 잘 알려진 브랜드가 Armour인데 2009년 다시 성분이 재조정되면서 많은 사람들이 이후 많이 만족스러워하지는 않았다. 아이허브 등의 건강기능제품들을 판매하는 곳에서 찾을 수 있다.

관련, 페이스북 그룹, 킬레이션 프로토콜에 대한 정보

https://www.facebook.com/groups/acfanatics/

https://www.facebook.com/groups/ACCforParents/

현재 성인과 소아에서 킬레이션을 하는 프로토콜을 소개하고 있는 온라인상의 포럼이다.

Andy cutler 박사의 킬레이션 방법을 구체적으로 설명하고 있다. 킬레이션을 시작하게 될 경우 가장 정확하고 구체적으로 도움을 받을수 있는 곳이다.

유출된 수은을 정리하는 방법 (How to clean up mercury spills)
만약 실수로 집의 형광등을 깼다면?
(What if accidentally break a fluorescent lamp in my home?)

형광등 램프에는 수은이 소량 들어있다. 만약 램프가 깨졌다면 다음과 같이 청소를 한다.

- 파손된 형광등을 청소하기 위해 진공청소기를 사용해선 안 된다. 그렇게 되면 수은증기와 먼지들이 공기 중에 퍼질 수 있고, 또한 청소기를 오염시키게 되어 잠재적으로 오염을 가중시킬 수 있다.
- 청소가 완료될 때까지 사람들과 애완동물이 가까지 오지 못하게 막는다.
- 일단 창문을 열어 환기를 하고 15분 동안 그 자리를 비운다. 그렇게 하면 일

단 수은 증기의 레벨을 낮출 수 있다.

- 치울 때는 최대한 보호를 하고 유리 조각에 다치지 않도록 고무장갑을 착용한다.

- 큰 조각들을 조심스럽게 치우고 밀폐된 용기에 넣는다. 가급적이면 안전하게 밀봉이 가능한 유리용기가 좋겠다. 유리로 된 용기가 수은 증기가 안에서 발생되더라도 안전하다.

- 다음은 작은 조각들과 먼지를 모아야 하는데, 명함의 종이처럼 조금 두꺼운 카드와 같은 종이로 작은 조각들을 모아서 제거한다.

- 아주 미세한 조각들을 제거하기 위해 박스 테이프 같은 테이프의 끈적이는 면을 이용한다. 끈끈이로 미세한 조각들을 제거한 이후 젖은 수건이나 타월로 주변을 닦아내서 좀 더 미세한 입자까지 제거한다.

- 사용된 종이와 고무장갑, 박스테이프, 수건 등의 모든 폐기물을 모두 유리용기에 담아서 라벨링 한다. - "범용 폐기물-부서진 램프조각"이라 적고 따로 폐기물로 처분한다.

- 이 폐기물은 집안에서 빠르게 없애는 것이 좋은데 특히 폐기물을 유리용기에 담지 못했다면 더욱더 빠르게 집안에서 제거하는 것이 좋다.

- 이후 몇 시간 동안 계속 환기를 시킨다.

- 그리고 몸을 씻는다.

- 미국 내에서는 이런 종류의 폐기물을 처리하는 시설이나 관계 지방자치제 사무국들이 있다.

한국에서는 형광등이 깨지지 않은 경우 분리수거를 하고 있지만, 깨진 형광등의 경우는 종량제 쓰레기봉투에 버리게 되어있다.

- 만약 카펫 위에서 형광등이 깨진 경우는 카펫의 제거를 고려해야 할지도 모른다. 특히 유아나 소아, 어린이, 또는 임산부가 있는 경우는 더욱 더 신중하게 고려를 해야 한다.

- 마지막으로, 카펫을 제거하지 않은 경우라면 일단 환기를 시키고 카펫을(어쩔 수 없이) 진공청소기로 청소한다. 카펫을 제거할 수 없다면 이 경우에는 진공청소기라도 이용한다.

다음 형광등을 교체할 때는 혹시 생길지 모르는 상황을 위해 바닥에 천을 깔고 사고 발생 시 쉽게 청소가 가능하도록 한 뒤 작업한다. 그리고 안전상 쉽게 깨질 수 있는 곳이라면 되도록 형광등을 사용하지 않는 것을 권장한다. 그리고 임산부가 있거나 아이들이 있는 곳의 침실의 경우는 형광등을 사용하지 않는 것을 고려하는 것이 좋겠다. 그리고 재활용하는 장소에 너무 많은 형광등이 쌓이지 않게 하는 것이 좋다. 너무 많은 형광등이 쌓인 경우 파손의 우려가 있기 때문에 적당양이 쌓이면 빨리 치우도록 한다. 적절히 재활용하지 못하고 파손이 되면 우리의 주변 환경이 또한 오염될 수 있다.

Footnotes

1. 유리용기는 피클이나 피넛버터, 애플 소스 등이 담겨있는 유지단지 같은 것이면 알맞다. 완벽하진 않아도 파손이 발생할 경우 돌려서 뚜껑을 여는 형태나 눌러서 닫는 마개가 있는 형태의 경우는 좋은 선택일 수 있다.
2. 용기에 음식물이 담겨있다면 일단 음식물을 비우고 폐기물을 담는 것이 좋겠다.

Information from Appendix E, Maine Department of Environmental Protection Maine Compact Fluorescent Lamp Breakage Study Report, February 2008.

우리가 소비하는 생선과 조개류의 수은함량
Mercury Levels in Commercial Fish and Shellfish (1990-2010)

Table 1. 가장 높은 함량의 수은을 가진 생선과 조개류

Fish and Shellfish With Highest Levels of Mercury

평균 수은 레벨을 ppm 으로 표기한다.

MACKEREL KING(왕고등어)	0.730
SHARK(상어)	0.979
SWORDFISH(황새치)	0.995
TILEFISH(옥돔, 멕시코만산)	1.450

표 2. 수은함량이 낮은 생선과 조개류

Fish and Shellfish with Lower Level of Mercury

평균 수은 레벨을 ppm 으로 표기한다.

ANCHOVIES(멸치)	0.014
BUTTERFISH	0.058
CATFISH(메기)	0.025
CLAM*(조개)	0.009
COD(대구)	0.111
CRAB 1(꽃게)	0.065
CRAWFISH(랍스터 종류)	0.033
CROAKER ATLANTIC	0.065
FLATFISH 2*(광어)	0.056
HADDOCK(대서양, 대구류)	0.055
HAKE(대구류)	0.079
HARRING(청어)	0.084
JACKSMELT(캘리포니아연안의 대형 식용어)	0.081

LOBSTER(랍스터)	0.093
MACKEREL ATLANTIC(대서양 고등어)	0.050
MACKEREL CHUB(태평양 고등어)	0.088
MULLET(숭어과 어류)	0.050
OYSTER(굴)	0.012
PERCH OCEAN*(농어과)	0.121
POLLACK (대구류)	0.031
SALMON(CANNED, 통조림 연어) *	0.008
SALMON(FRESH/FROZEN 생물이나 냉동 연어) *	0.022
SARDINE(정어리)	0.013
SCALLOP(가리비)	0.003
SHAD AMERICAN(청어 미국산)	0.045
SHRIMP*(새우) *	0.009
SQUID(오징어)	0.023
TILAPIA*(열대생선)	0.013
TROUT(FRESHWATER, 송어)	0.071
TUNA(통조림참치, 참다랑어)	0.128
WHITEFISH(북미쪽 생선)	0.089
WHITING	0.051

표 3. 다른 물고기와 조개류의 수은 수준
Mercury levels of other Fish and Shellfish

평균 수은 레벨을 ppm 으로 표기한다.

BASS (SALTWATER, BLACK, STRIPED, 배스) 3	0.152
BASS CHILEAN(칠레산 배스)	0.354

BLUEFISH	0.368
BUFFALOFISH	0.137
CARP(잉어)	0.110
CROAKER WHITE(태평양산)	0.287
GROUPER(모든 종의 농어)	0.448
HALIBUT(넙치)	0.241
LOBSTER(랍스터 북아메리카산)	0.107
LOBSTER(랍스터종)	0.166
MACKEREL SPANISH(멕시코만산 고등어)	0.454
MACKEREL SPANISH(남대서양산 고등어)	0.182
MARLIN * (청새치)	0.485
MONKFISH(아귀)	0.181
ORANGE ROUGHY	0.571
PERCH (FRESHWATER, 농어)	0.150
SABLEFISH(은대구)	0.361
SCORPIONFISH(쏨뱅이)	0.233
SHEEPSHEAD(도미류)	0.093

SKATE(홍어, 가오리류)	0.137
SNAPPER(도미류)	0.166
TILEFISH(옥돔, 대서양산)	0.144
TUNA(통조림, ALBACORE 날개다랑어)	0.350
TUNA (FRESH/FROZEN, 모든 종)	0.391
TUNA (FRESH/FROZEN, ALBACORE 날개다랑어)	0.358
TUNA (FRESH/FROZEN, BIGEYE 큰눈다랑어)	0.689
TUNA (FRESH/FROZEN, SKIPJACK 가다랑어)	0.144
TUNA (FRESH/FROZEN, YELLOWFIN 황다랑어)	0.354

TUNA (FRESH/FROZEN, 알 수 없는 종)	0.415
WEAKFISH (SEA TROUT, 바다송어)	0.235

데이터출처

FDA 1990-2012, "National Marine Fisheries Service Survey of Trace Elements in the Fishery Resource" Report 1978,

"The Occurrence of Mercury in the Fishery Resources of the Gulf of Mexico" Report 2000.

수은은 *표기된 종만 제외하고는 총 수은양이 측정된 것이고, 메틸수은만을 측정한 결과이다.

http://www.fda.gov/Food/FoodborneIllnessContaminants/Metals/ucm115644.htm

INDEX

영문

[A]

[B]

[Z]